Erster Unterricht

des

jungen Drogisten

von

Franz Hoffschildt,

Apotheker, Inhaber der Drogenhandlung E. Stoermer's Nachf., Breslau,
Lehrer a. d. Drogistenfachschule.

Mit in den Text gedruckten Abbildungen.

Springer-Verlag Berlin Heidelberg GmbH

ISBN 978-3-662-01837-8   ISBN 978-3-662-02132-3 (eBook)
DOI 10.1007/978-3-662-02132-3

Softcover reprint of the hardcover 1st edition 1901

Einleitung.

Nachdem durch Einführung einer, bisher leider fakultativ gebliebenen, Drogisten-Gehilfen-Prüfung der Vorstand des deutschen Drogisten-Verbandes die Grundlage zu einer wirksamen Abgrenzung des wirklichen Drogistenstandes gelegt hat, hat sich in ungeahnter Weise das Bestreben nach tüchtiger, fachmännischer Ausbildung unserer jungen und alten Fachgenossen bemächtigt. Eine ganze Reihe von Fachschulen hat sich in grösseren Städten aufgethan und bietet den jungen Fachgenossen ausreichende und gern benützte Gelegenheit, ihr fachmännisches Wissen zu erweitern und diejenigen Kenntnisse zu erwerben, welche dieselben zur erfolgreichen Konkurrenz in dem hart entbrannten Wettkampfe um die immer schwerer werdende Existenz befähigen. Bedeutend schwerer wird die Erreichung dieses Zieles den Fachangehörigen der kleineren Städte, welche der Wohlthat einer Fachschule leider entraten und den Lehrstoff aus Büchern sich herbeiholen müssen. Wir besitzen nun zwar in Buchheisters vortrefflicher Drogisten-Praxis mit ihrem reichen Wissensmaterial, sowie in Königs altbewährtem Waren-Lexikon, welches ein Kompendium der wichtigsten Daten über die vom Drogisten geführten Waren in kurzer und prägnanter Form darbietet, sehr gute fachliche Lehr-

bücher, aber als Anleitung zum Unterrichte sind diese Lehr-
und Nachschlagebücher immerhin zu umfangreich, und wird
deshalb von den meisten Lehrlingen der Provinz als Lehr-
buch der vom deutschen Drogisten-Verband herausgegebene
Leitfaden I (ev. auch II) benützt zu einem leider meist ge-
dankenlosen Auswendiglernen der in denselben gegebenen
Fragen und Antworten. Der Mangel eines wirklichen Leitfadens sowohl zum Unterrichten des Lehrlings, wie auch
zum Selbststudium desselben, hat mich im Jahre 1895 veranlasst, unter Zugrundelegung der von mir als Lehrer gesammelten Erfahrungen und der in dem Prüfungsleitfaden
gemachten Anforderungen eine „Anleitung zum Unterricht junger Drogisten" herauszugeben, welche dem
Bildungsniveau der Mehrzahl unserer jungen Fachgenossen
sich anpasst. In möglichst populärer Darstellungsweise,
unter Innehaltung einer möglichst elementaren Anschau-
ungs-Unterrichtsmethode habe ich darin die für unser Fach
notwendigen wissenschaftlichen Theorien erläutert, sowie
die wichtigsten Daten der Warenkunde in systematischer
Anordnung darin aufgeführt. Dass die gewählte Form und
Art eine glückliche war, beweist wohl am besten der trotz
des schwierigen Selbstverlages immerhin schnelle Absatz
der ersten Auflage, und habe ich mich bemüht, bei der
jetzt notwendig gewordenen Neubearbeitung die Anleitung
auf Grund der inzwischen gesammelten weiteren Erfahrungen
nach Möglichkeit zu verbessern und zu vervollständigen.
Namentlich glaube ich mit der getroffenen Neuerung der Einteilung des Stoffes in einzelne Lektionen einen glücklichen
Griff gethan zu haben, da ich aus eigener Erfahrung den
mir als Muster vorschwebenden Hagerschen „Ersten Unterricht des Pharmazeuten" als einen vortrefflichen Führer und
Leiter des Selbstunterrichts gerade durch diese Einteilung

in Lektionen schätzen gelernt habe. Man wolle es freundlichst nicht als Selbstüberhebung, sondern als eine gewisse Pietät gegen den leider längst ruhenden oben citierten Autor auffassen, wenn ich, seinem Beispiele folgend, nun auch meine Anleitung als „Ersten Unterricht des jungen Drogisten" bezeichnet habe und hoffe und wünsche ich, dass derselbe auch in dem neuen Kleide des Beifalls und Wohlwollens der lernenden wie der lehrenden Fachgenossen sich erfreuen möge.

Breslau, September 1901.

Der Verfasser.

Inhalts-Verzeichnis.

Seite

Lektion 1.

Was wir wollen!

Bevor wir unseren in Lektionen eingeteilten Unterricht beginnen, wollen wir uns über den Umfang dieses Unterrichtes orientieren. Neben der Erwerbung gründlicher Warenkenntnisse, wozu vor allem auch die Erlernung der Bezeichnung oder Nomenklatur der einzelnen Drogen und Präparate gehört, werden wir die Aneignung geschäftlicher Handgriffe, sowie elementarer Kenntnisse der Naturvorgänge zuerst ins Auge fassen müssen. Die Erklärung der Naturvorgänge bedarf einer belehrenden Beschreibung derselben, und teilen wir diese Naturlehre ein in die Lehre der Physik, d. i. ist die Wissenschaft, welche sich mit der Erklärung der äusseren Merkmale oder der äusseren Veränderungen der Körper beschäftigt, und in die Lehre der Chemie, welche die stofflichen oder inneren Eigenschaften und Veränderungen der Körper uns erklärt und schliessen daran die Botanik, als Lehre von dem Leben, dem Wesen, der Fortpflanzung und der Einteilung der Pflanzen an. Die Abteilung Physik führt uns zur Erklärung der geschäftlichen Handgriffe im Laboratorium, zur Besprechung der Wärme, der Schwerkraft und des Luftdruckes, während die Abteilung Chemie uns den Begriff des chemischen Vorganges, die Einteilung der Elemente in Metalle und Metalloide, sowie deren Umwandlung in Basen und Säuren und endlich deren Verbindung zu Salzen kennen lehrt. Zum Schluss wird in der Abteilung „organische Chemie" die Umbildung der pflanzlichen und tierischen Stoffe in sogenannte organische Verbindungen ins Auge zu fassen sein.

Auf Grund der solchergestalt erworbenen theoretischen Kenntnisse können wir dann zur Erlernung der richtigen Bezeichnungen der Drogen und Chemikalien übergehen, und deren Ursprung, Merkmale und Eigenschaften durch Eintragung in ein Merkbüchlein unserem Gedächtnis einverleiben. Die Arbeit des Lernens will aber auch erlernt sein und wird der junge Anfänger gut thun, wenn er abends statt eines schlechten Schmökers diese kleine Anleitung zur Hand nimmt und am Schlusse der Woche stets das in einer Lektion Enthaltene in kurzen Auszügen zu Papier bringt. Mit jeder anreihenden Woche hat er da eine neue Lektion hinter sich, nnd es wird ihm bei eiserner Konsequenz die ganze Lernarbeit mühelos und gering erscheinen gegenüber dem erhebenden Gefühl, sich nützlich und gewinnbringend beschäftigt zu haben.

Lektion 2.

Nomenklatur.

In einem vor langen Jahren mir zu Gesicht gekommenen „kaufmännischen Merkbüchlein" aus dem 17. Jahrhundert fand ich als Einleitung folgenden guten Ratschlag:

„So der Junge in die Lehr' kummt bei die Krämerey, so fihre ihn von einer Schachtel zur andern, schreibe Sissholz auf die Sissholzschachtel, Hibiskus auf die Eibischschachtel, auf die andre Juniprix (Wachholder) und so weiter, bis dass der Bengel lesen kann."

Entsprechen nun auch unsere Lehrlinge von heute nicht mehr den „Bengels" von damals, so ist doch die in obigem Merkbüchlein gegebene Anleitung auch heute noch nutzbringend zu verwerten, insofern trotz der seitens vieler Regierungen beabsichtigten, und zum grossen Teil schon beschlossenen Einführung der deutschen Signierung der Arzneimittelbehälter die Erlernung der lateinischen Warenbezeichnung (Nomenklatur) eine der ersten Lehraufgaben für den neueintretenden Lehrling bilden wird. Wir wollen deshalb vor allem die kuranten lateinischen Gattungsnamen von Drogen und Präparaten hier voranstellen und dieselben unserem Gedächtnisse einprägen. Danach werden wir Tag für Tag ein bestimmtes Pensum der lateinischen Bezeichnungen, wie solche in alphabetischer Reihenfolge in dem hinten angehängten Repetitorium enthalten sind, kurz niederschreiben unter Beifügung des deutschen Namens. In Geschäften, welche die deutsche Nomenklatur schon eingeführt haben, wird es sich empfehlen, dass der neueintretende Lehrling die auf den im Geschäft vorhandenen Behältern befindlichen

Signaturen (Bezeichnungen) auf einem halb gebrochenen Bogen links notiert und die lateinische Bezeichnung dafür im Sachregister von „Buchheister" oder „König" aufsucht und dieselbe rechts dazuschreibt. Zugleich mag er die Gelegenheit benutzen, die betreffende Ware selbst dabei sich anzusehen, damit er selbige schon kennen lernt.

Lateinische Bezeichnungen. Nomenklatur.

Acetum, Essig
Acidum, Säure
Äther, Äther
Aqua, Wasser
Baccae, Beeren
Balsamum, Balsam
Bulbus, Zwiebel
Butyrum, Butter
Confectio, überzuckerte Frucht
Emplastrum, Pflaster
Extractum, Extrakt
Fabae, Bohnen
Flores, Blüten
Folia, Blätter
Fructus, Früchte
Fucus, Alge

Fungus, Pilz
Herba, Kraut
Lapis, Stein
Lignum, Holz
Liquor, Flüssigkeit
Oleum, Öl
Pulvis, Pulver
Radix, Wurzel
Rhizoma, Wurzelstock
Resina, Harz
Sal, Salz
Semen, Same
Sirupus, Sirup
Stipites, Stiele
Succus, Saft
Tubera, Knollen

Unguentum, Salbe

Lektion 3.

Einteilung der Waren.

Nachdem wir im vorhergehenden die Bezeichnung der verschiedenen Waren unseres Handelsbetriebes besprochen haben, wenden wir uns nunmehr diesen Warensorten selbst zu. Im wesentlichen können wir die Waren unserer Branche einteilen in: Rohdrogen pflanzlicher, tierischer und mineralischer Herkunft, ferner in Chemikalien teils mineralischen, teils pflanzlichen Ursprungs und endlich in Präparate zu Heilzwecken und solche zu technischen Zwecken. Bezüglich all dieser angeführten Waren haben wir zu unterscheiden: Indifferente Stoffe, welche die menschliche Gesundheit nicht zu schädigen vermögen, und starkwirkende Stoffe, gemeinhin Gifte genannt, die der menschlichen Gesundheit schädlich sind, bei deren Aufbewahrung und Abgabe die grösste Vorsicht geboten und nie ausser Acht zu lassen ist. Deshalb werden auch beide Arten von Waren laut Gesetzesvorschrift in der äusseren Aufschrift von einander unterschieden. Die Aufschrift der indifferenten Stoffe ist schwarz auf weiss, während die starkwirkenden, giftigen Stoffe, in drei besonderen Abteilungen untergebracht, verschiedene Aufschriften tragen, und zwar müssen die sehr stark wirkenden Gifte der Abteilung I weiss auf schwarz, die der weniger stark wirkenden Gifte der Abteilung II und III rot auf weiss signiert werden. Erwähnen wollen wir hier schon, dass alle die sogenannten Gifte von allen übrigen Warengattungen getrennt aufbewahrt werden müssen; daher die frühere Bezeichnung als „Separanda". Aus diesen Vorsichtsmassregeln ergiebt sich von selbst, dass der Umgang mit giftigen Stoffen grosser Vorsicht und Akuratesse bedarf, wie überhaupt Zuverlässigkeit und peinliche Ordnungsliebe und Sauberkeit das Grundprinzip eines jeden Drogisten sein muss. Zu den giftigen, resp. stark wirkenden Stoffen gehören auch die ätzenden Säuren und Laugen, die ebenfalls nur mit grosser Vorsicht eingefasst und abgegeben werden dürfen. Besonderer Vorsicht mag sich der junge Fachgenosse aber auch befleissigen beim Umgehen mit leichtbrennbaren Stoffen, wie Äther, Benzin, Schwefelkohlenstoff u. s. w. Niemals soll er sich in der ersten Zeit beikommen lassen, diese Artikel allein abzufüllen und niemals ein offenes Licht beim Abfüllen benutzen oder auch nur in einiger Entfernung brennen lassen! Die ungeheuer flüchtigen Dämpfe dieser feuergefährlichen Stoffe verbreiten sich mit rasender Schnelligkeit und veranlassen, zum offenen Licht gelangt, sofortige Explosion! Wie viel Unglück ist schon durch eine kleine Unaufmerksamkeit veranlasst worden, die durch peinliche Sorgfalt vermieden wäre! Also Vorsicht! und nochmals Vorsicht!!

Lektion 4.

Die Aufbewahrung der Waren.

Die Aufbewahrung der von uns geführten Waren soll eine möglichst geordnete sein. Der leichteren Orientierung wegen werden die die Waren enthaltenden Gefässe alphabetisch geordnet aufgestellt und zwar, wie wir in der vorangehenden Lektion gesehen haben derart, dass die stark wirkenden Stoffe gesonderte Aufstellung erhalten, getrennt von den indifferenten Stoffen. Die Warenbehältnisse müssen dicht schliessen und sich dem Inhalt anpassen. Flüssigkeiten werden in Glasgefässen mit eingeriebenen Glasstopfen aufbewahrt; (etwa festsitzende Glasstöpfen werden durch leichtes, vorsichtiges Erwärmen des Flaschenhalses oder sanftes Beklopfen des Glasstopfens gelockert.) Feine Pulver werden in weithalsigen Glasgefässen oder Porzellanbüchsen, grobe Pulver eventuell in Holzschüben, aufbewahrt, die in fester Füllung laufen. Ebenso werden für Salben Porzellangefässe zu wählen sein, welche die fettige Masse nicht durchdringen lassen. Thees und Kräuter verwahrt man in Blechgefässen, oder in Holzschüben, die mit Blechkästen ausgefüttert sind, damit der aromatische Geruch nicht verloren geht.

Wo Kräuter und namentlich Blüten selbst eingesammelt werden, achte man darauf, dass namentlich die schön gefärbten und aromatischen Blüten, wie Klatschmohn, Königskerzen, Kamillen, Fliederblüten u. s. w. an sonnigen Tagen gesammelt und weit ausgebreitet auf Horden möglichst schnell zur Trockne gebracht werden, da die Feuchtigkeit die heiklen Blüten leicht durch sich bildenden Schimmel dunkel färbt und dieselben wertlos macht. Farben werden in Krausen, Tönnchen oder Kästen, und zwar die giftigen Farben gesondert, aufbewahrt. Die Gefässe der giftigen Farben müssen neben ihrer Bezeichnung die Aufschrift „Gift“ tragen und mit „Gift“ bezeichnete Löffel im Gefäss enthalten.

Bei Betrachtung der Warenvorräte begegnen wir auch Vorratsgefässen aus Glas, welche durch eine dunkle (hellbraune oder schwarze) Färbung vor den übrigen sich auszeichnen. Der Inhalt dieser Gefässe soll vor dem hellen Tageslicht, welches zersetzend auf manche Stoffe einwirkt, geschützt werden, daher die dunkle Färbung des Glasgefässes. Die Stöpsel wieder anderer Glasgefässe werden mit geschmolzenem Paraffin getränkt und möglichst damit überzogen, weil die in ihnen untergebrachten Stoffe begierig Feuchtigkeit aus der Luft anziehen und dadurch zerfliessen würden. Man bezeichnet diese Art von Stoffen als hygroskopische (wasseranziehende) und schützt dieselben durch den Paraffinüberzug vor dem Eindringen der Feuchtigkeit. Dergleichen hygroskopische Körper müssen bei der Abgabe, wenn nicht in festen Gefässen, so doch mindestens in Pergamentpapier verpackt abgegeben werden, welches ebenfalls den Zutritt der Luftfeuchtigkeit abhält. (Dieses Pergamentpapier wird durch eine eigenartige Behandlung von gutem Papier mit Schwefelsäure gewonnen und dient namentlich als luftabschliessendes Verpackungsmaterial.) Grössere Vorräte von Salben und Tinkturen, sowie von Weinen und Mineralwässern werden im kühlen Keller, und zwar letztere beide Warenarten liegend, aufbewahrt, damit die Korken nicht austrocknen. Benzin und andere leicht entzündliche Präparate werden ebenfalls im Keller an gut vom Tageslicht beleuchteter Stelle gelagert; die Vorratsgefässe davon sollen in einer Vertiefung zu stehen kommen, deren Boden mit Sand bedeckt ist und welche mit einer circa 30 cm hohen Steinmauer umgeben ist, damit bei etwaigem Zertrümmern des Gefässes der leichtflüssige Inhalt in dem kleinen Raume festgehalten wird. Nie darf dieser Geschäftsraum mit einem offenen Licht oder Laterne betreten werden. Auch die sogenannte Davy'sche Sicherheitslampe, bei welcher die Flamme durch ein engmaschiges Drahtnetz vor dem Zutritt der explosiblen Benzindämpfe etc. geschützt werden soll, ist nicht immer ein zuverlässiger Schutz; deshalb nochmals: vor dem Hantieren mit Benzin und anderen feuergefährlichen Stoffen stets jedes brennende Licht entfernen!! Noch von einer anderen Unsitte wolle der junge Fachgenosse sich von vornherein fernhalten, das ist vor dem Aufbewahren von Vorräten in Papierbeuteln, weil dieselben leicht zerreissen und mit ihrem Inhalt andere Waren leicht verunreinigen!

Lektion 5.

Die Defektur.

Diejenige Arbeit, die dem neueintretenden Lehrling wohl in der Regel zuerst aufgetragen wird, ist das Helfen beim Einfassen der Waren aus den Vorratsgefässen des Lagers in die Standgefässe, das Erledigen der sogenannten Defektur. In gut geleiteten Geschäften wird der Lehrling in der ersten Zeit diese Arbeit stets nur unter Beihilfe eines älteren Kollegen oder erfahrenen Arbeiters ausführen dürfen, denn das Wohl und Wehe des ganzen Geschäfts ist damit in seine Hand gelegt, und es gehören nur wirklich zuverlässige Kräfte, die sich durch Peinlichkeit und Akuratesse auszeichnen, in die sogenannte Defektur. Vor allem achte der junge Fachgenosse genau auf die Signatur (Aufschrift) sowohl des Standgefässes wie des Vorratsgefässes; erst wenn er beide als übereinstimmend konstatiert hat, erst dann beginne er mit dem Einfüllen. Bei Flüssigkeiten wird er stets gut thun, sich eines Trichters zu bedienen, der namentlich bei ätzenden, scharfen Flüssigkeiten stets zu benutzen ist. Beim Abfüllen in das Standgefäss muss das Vorratsgefäss stets mit der Signatur nach oben gehalten werden, damit die abtropfende Flüssigkeit nicht die Etiketten lädiert. Ferner sind die Standgefässe mit flüssigem Inhalt nie bis an den Stopfen zu füllen, da die aus dem kühlen Keller kommende Flüssigkeit in den wärmeren Verkaufsräumen sich ausdehnt und bei gutem Schluss des Glasstopfens die Flasche zersprengt. Speziell hat der Defektar bei Aether und Benzin auf diese Thatsache der Ausdehnung der Körper durch Wärme zu achten und deren Gefässe nur bis zu zwei Drittel zu füllen. Säuren und Laugen müssen mit ganz besonderer Vorsicht eingefasst und namentlich ein zu schnelles Eingiessen vermieden werden, damit nicht die schnell vorschiessende ätzende Flüssigkeit Gesicht und Hände, wie auch die Kleidungsstücke bespritzt und verbrennt. Sollte trotz aller Vorsicht doch etwas dieser ätzenden Flüssigkeiten an Körperteile oder Kleidungsstücke geraten, so wird ein sofortiges Waschen mit Salmiakgeist bei Säuren, und mit Essig bei Laugen, die Einwirkung abschwächen.

Bevor die Defekte in den Laden gebracht werden, müssen die Gefässe gut gesäubert und an einer bestimmten Stelle zur nochmaligen Kontrolle aufgestellt werden. Ein sehr wichtiges Hilfsmittel für den Defektar ist die Defektentafel, auf welcher jeder Defekt, jedes Fehlen oder Knappwerden einer Ware, sofort zu notieren ist, da das Vergessen auch nur eines Defektes zu peinlichsten Verlegenheiten führen kann, namentlich in kleineren Städten, die auf den Zeit beanspruchenden Bezug aus der Grossstadt angewiesen sind. Peinliche Sauberkeit, Akkuratesse und Gewissenhaftigkeit sind die Haupttugenden eines jungen Drogisten.

Lektion 6.

Gewichte.

Bevor wir den eigentlichen Laboratoriumsarbeiten, deren Ausführung ebenfalls als Defektur bezeichnet wird, uns zuwenden, müssen wir, um die dort notwendigen Arbeiten ordnungsmässig ausführen zu können uns Kenntnis verschaffen über die zur Innehaltung genauer Mengenverhältnisse notwendigen Apparate und Gerätschaften, über Wagen und Gewichte. Die Erklärung der beim Wägen zu beobachtenden Vorgänge beruht auf einer der Erde eigentümlichen An-ziehungskraft auf alle auf ihr befindlichen Körper, welche man als Schwerkraft bezeichnet. Die Anziehungskraft der Erde geht von ihrem Mittelpunkte aus, nach welchem hinzugelangen jeder auf der Erde befindliche Körper bestrebt ist. Durch dieses Bestreben übt jeder Körper auf seine Unterlage einen Druck aus, dessen Stärke man als sein Gewicht bezeichnet. Um das Gewicht, die Druckmenge, durch bestimmte Zahlen auszu-drücken, hat man eine Gewichtseinheit konstruiert, deren sich die meisten Nationen bedienen, das ist das Gramm. Das Gramm ist als Gewichts-einheit einer Einteilung des heut allgemein gebräuchlichen Längen-masses, dem Meter, entlehnt. Ein Meter ist gleich dem 40 millionsten Teile des Erdumfanges und wird eingeteilt in hundertstel (centimeter) und tausendstel (millimeter) Teile. Wenn man einen Würfel ☐ kon-struiert von 1 Centimeter Höhe, 1 Centimeter Breite und einem Centi-meter Dicke, der also 1 Centimeter im Durchschnitt gross ist, so hat man 1 Kubikcentimeter (cbcm) vor sich; wird dieser hohle Würfel mit Wasser gefüllt, und zwar mit solchem von einer Temperatur von $4\,^{0}$ Celsius, wo das Wasser seine grösste Dichtigkeit hat, so wiegt der Inhalt genau 1 g. Diese Gewichtsgrösse, als das Gramm (g) be-zeichnet, dient also als Gewichtseinheit, und mit ihm wird das Gewicht von Körpern (Waren etc.) festgestellt, und zwar das absolute Gewicht, welches angiebt, wie viel Gramm der Körper wiegt. Die Teilungen des Gramms bezeichnet man durch lateinische Zahlwörter, z. B. $^{1}/_{100}$ g als 1 Centigramm (cg) $^{1}/_{1000}$ g als 1 Milli-gramm (mg); dagegen werden die Vervielfältigungen des Gramms durch griechische Zahlwörter bezeichnet z. B. 10 Gramm als ein Deka-gramm (Dg), 100 Gramm als ein Hektogramm (hg) 1000 Gramm als 1 Kilogramm (1 kg), 100 Kilogramm gelten als 1 Metercentner, 1000 Kilogramm als 1 Tonne. Zur Vereinfachung der Schreibweise bedient man sich bei den Gewichtsangaben der decimalen Zahlen-stellung, und setzt die Zahl der Kilogramme vor das Komma, während die erste Stelle nach dem Komma die Decigramme, die zweite Stelle die Centigramme, die dritte die Milligramme angiebt. So ist z. B. die Auflösung für die Zahl 1,234 kg = 1 kg, 2 dg, 3 cg, 4 mg oder 1 kg 234 Milligramm.

Lektion 7.

Die Wage.

Die Gewichtsmenge eines Körpers wird nach der vorhergehenden Lektion in Grammen ausgedrückt. Um festzustellen, wie viele solcher Gewichtseinheiten dem zu wiegenden Körper gleich kommen oder ihm das Gleichgewicht halten, mit anderen Worten, wie viel der betr. Körper wiegt, bedient man sich der Wage. Unsere gebräuchlichen Wagen sind: Säulen- oder Tafelwagen. Die Anwendung beider Wagenarten beruht auf dem Prinzip des gleicharmigen Hebels. Der Wagebalken, welcher den gleicharmigen Hebel vorstellt, ist nämlich in 2 gleiche Teile eingeteilt, welche beide als sogenannte Arme vom Mittelpunkt oder Drehpunkt gleichweit entfernt sind und welche vor allem gleiche Schwere haben, so dass der Wagebalken auf dem Drehpunkt wagerecht balanciert. An den Enden beider Arme befinden sich 2 gleich schwere hängende oder schwebende Schalen angebracht, deren eine zur Aufnahme des zu wiegenden Körpers dient, während die andere mit den zur Bestimmung der Gewichtsmenge nötigen Gewichten so lange beschwert wird, bis ein Gleichgewicht beider Schalen eintrifft, welcher Zeitpunkt durch die genaue Einstellung der sogenannten Zunge erkannt wird. Die zur Herstellung des Gleichgewichts benötigte Gewichtsmenge an Grammen bezeichnet man als das Gewicht des betr. Körpers und zwar als sein absolutes oder Nettogewicht. Haben wir Gefässe zur Abgabe von Substanzen notwendig, die wir nach dem Gewicht verkaufen wollen, so müssen wir zuerst das Gewicht des leeren Gefässes feststellen oder dasselbe tarieren, um danach die Nettogewichtsmenge an Substanz hineinzuthun. Beim Einwägen der Substanz, die am praktischsten auf der rechten Wageschale vorgenommen wird, wird man gut thun, gegen Ende der Wägearbeit mit dem Daumen der linken Hand sanft auf die mit dem Gefäss belastete rechte Wageschale zu drücken, um durch das Gefühl das bald eintretende Gleichgewicht zu konstatieren, und recht vorsichtig das letzte notwendige Quantum zuzuthun, um so ein genaues Wiegen zu ermöglichen. Unter Bruttogewicht versteht man das Rohgewicht, das ist das Gesamtgewicht von Ware und Umhüllung, unter Tara das Gewicht der Umhüllung, unter Netto das Reingewicht der Ware. Eine genaue Wage soll gut ziehen, d. h. sie soll es ermöglichen, dass eine möglichst kleine Gewichtsmenge auf eine der Schalen gelegt genügt, um die Wage aus dem Gleichgewicht zu bringen. Die Wagen dürfen nie zu stark

belastet werden, da dadurch eine Ungenauigkeit, ein schlechtes Ziehen
bedingt wird.

Wagen sowohl wie Gewichte unterliegen dem A i c h g e s e t z und

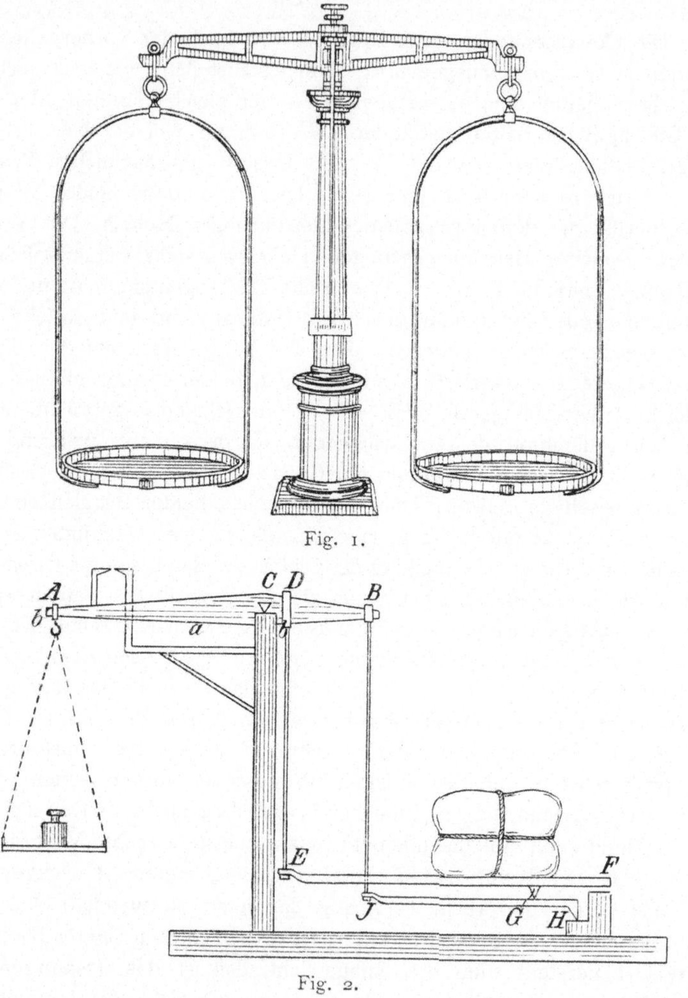

Fig. 1.

Fig. 2.

werden von Zeit zu Zeit durch den A i c h u n g s b e a m t e n auf ihre
Richtigkeit und Genauigkeit hin revidiert. Eine eigene Art von Wage
ist die D e z i m a l w a g e; bei dieser haben wir es mit einem u n g l e i c h -
armigen Hebel zu thun, da der Hebelarm a, an welchem die Gewichts-

schale befestigt ist, zehnmal so weit vom Unterstützungspunkt c entfernt ist als der andere Hebelarm b, woran die Last mit ihrer Kraft wirkt. Die angewandte Kraft am längeren Hebelarm (Gewichtsarm) wirkt dadurch zehnmal stärker, als die Kraft am kürzeren Hebelarm (Lastarm) wirken kann, daher bedürfen wir bei der Dezimalwage nur des zehnten Teiles an Gewichten.

Flüssigkeiten werden häufig nicht nach Gewicht eingekauft und verkauft, sondern gemessen und hat man hierzu Hohlmasse konstruiert, denen das Liter als Einheit zu Grunde gelegt ist. Das Liter stellt ein Mass vor, welches genau 1000 Gramm Wasser bei 4° Celsius enthält. Die Teilungen des Liters werden durch deutsche Zahlwörter (einviertel Liter), die Vervielfältungen durch griechische Zahlwörter bezeichnet 100 Liter = 1 Hektoliter. Nicht alle Flüssigkeiten erfüllen z. B. das Litermass mit 1000 Gramm derselben; es giebt Flüssigkeiten, von denen mehr als 1000 Gramm, und solche, von denen weniger als 1000 Gramm auf 1 Liter gehen, je nachdem die betr. Flüssigkeit schwerer oder leichter, als Wasser ist, und werden wir bei dem Kapitel „Spezifisches Gewicht" die Erklärung für diese Erscheinungen verzeichnet finden. Auch die Hohlmasse unterliegen der Aichkontrolle. Wagen, Gewichte und Masse sind stets sauber zu halten, doch muss man darauf achten, dass namentlich die Gewichte nicht zu stark geputzt werden, da dieselben sonst mit der Zeit an Gewicht verlieren und von dem revidierenden Beamten als unrichtig eingezogen werden.

Lektion 8.

Wärme. Thermometer.

In den sonnigen Tagen des Hochsommers klagen wir über grosse Hitze, an hellen Wintertagen über Kälte. Hitze wie Kälte sind Produkte der Wärmekraft und entstehen durch vermehrte oder verminderte Thätigkeit der Sonnenstrahlen. Aber auch durch Stoss, namentlich aber durch Reibung wird Wärme erzeugt, was wir sehr gut beobachten können, wenn wir einen festsitzenden Glasstopfen durch tüchtiges Reiben des Flaschenhalses mit einem Bindfaden lockern. Dieses Lockern des Glasstopfens beruht auf der durch Reibung erzeugten Wärme und der durch diese Wärme bewirkten Ausdehnung des Flaschenhalses. Wir lernen an diesem Beispiel gleich eine wichtige Eigenschaft der Wärme kennen, nämlich die, dass die Wärme alle Körper ausdehnt. Wenn wir ein Stück Metall stark erwärmen, so werden wir durch Messung bestätigt finden, dass das Stück Metall beim Erwärmen sich ausgedehnt hat, und wir werden finden, dass es nach dem Erkalten wieder auf die ursprüngliche Länge zurückgeht. Ein Kochgefäss, mit Wasser voll gefüllt, kann beim Erwärmen die Wassermenge nicht mehr bei sich behalten, sondern das Wasser läuft beim Erwärmen über den Rand hinweg; es ist durch die Wärme ausgedehnt worden. Eine praktische Anwendung dieser Erfahrung haben wir schon bei dem Kapitel „Defektur" zu verzeichnen gehabt, indem wir dort dem angehenden Defektar die Mahnung zukommen liessen, ja nie die Gefässe mit den flüssigen Vorräten des kühlen Kellers voll zu füllen, da die wärmere Temperatur in den Geschäftsräumen die Flüssigkeit ausdehnt, wodurch die Flaschen leicht zum zerspringen gebracht werden können. Mit dem Ausdruck Temperatur bezeichnen wir die verschiedenen Wärmestufen, welche wir durch ein Wärme-Messinstrument, das Thermometer, näher bestimmen. Die Erfindung des Thermometers wird einem holländischen Landmanne Drebbel, der im Anfang des 17. Jahrhunderts (1639) lebte, zugeschrieben, während der französische Physiker Réaumur und der schwedische Mathematiker Celsius, sowie endlich der in Danzig geborene, später nach Holland verzogene Fahrenheit, sämtlich im Anfang des vorigen Jahrhunderts lebend, die noch heut gebräuchliche Einteilung der Thermometerskala in Grade herbeiführten. Das Thermometer, dessen Herstellung einen ausgedehnten Fabrikationszweig der Glasbläser des Thüringer Waldes ausmacht, besteht aus einer engen, gleichweiten Glasröhre, deren unteres Ende zu einer Kugel erweitert ist; durch Erwärmen der unten geschlossenen, oben offenen Glasröhre wird dieselbe luftleer gemacht, und durch Eintauchen in ein Gefäss mit Quecksilber wird dieses in die Röhre hineingesogen. Durch erneutes Erwärmen wird in der nunmehr mit Quecksilber gefüllten Glasröhre das Quecksilber hochgetrieben bis es überläuft, und darauf schleunigst die Glasröhre zugeschmolzen. Nach dem Erkalten zieht sich das Quecksilber zusammen und es entsteht oberhalb desselben ein luftleerer Raum. Wenn man nun die kugelförmig erweiterte Glasröhre in schmelzenden Schnee eintaucht, so zieht sich das in der Röhre befindliche Quecksilber zusammen und fällt bis zu einem bestimmten Punkte, der an einer hinter der Glasröhre befindlichen Skala als Null- oder Gefrierpunkt bezeichnet wird. Wird die Glasröhre aber in siedendes Wasser gehalten, so dehnt sich das Quecksilber in der Röhre aus und steigt ebenfalls bis zu einem bestimmten Punkte, der als Siedepunkt bezeichnet wird. Den Abstand zwischen

Gefrierpunkt und Siedepunkt teilte C e l s i u s in 100 Teile oder Grade, R é a u m u r in 80 Grade ein, so dass 80° Réaumur gleich 100° Celsius, oder 8° R. = 10° C. sind. Beide Arten von Thermometer sind noch heute in Gebrauch, für wissenschaftliche Zwecke aber wird nur die Einteilung nach Celsius noch verwandt. Fahrenheit schaffte für sein Thermometer den Gefrierpunkt durch Tauchen in eine künstliche Kältemischung, und fällt der 32. Grad Fahrenheit mit dem Nullpunkt 0° C. der 212. Grad mit dem Siedepunkt 100° bei Celsius zusammen. Das Fahrenheit'sche Thermometer ist nur noch in England und Amerika gebräuchlich.

Lektion 9.

Luftdruck. Barometer. Vakuum-Apparat. Heber.

Gewissermassen verwandt mit dem Thermometer ist das B a r o - m e t e r, ein Instrument, mit welchem der L u f t d r u c k gemessen wird. Wir nehmen den Luftdruck nur da wahr, wo er einseitig auftritt und können seine Wirkung beobachten, wenn wir auf hohen Bergen uns befinden. Je höher wir hinaufsteigen, um so dünner wird die atmosphärische Luft und übt infolgedessen einen bedeutend verminderten Druck aus, was wir bei einer Wanderung im Gebirge an dem leichten Gehen und dem durch den inneren Druck erklärlichen lebhaften Arbeiten unserer Pulse wahrnehmen können. Durch ein einfaches Experiment bewies der italienische Physiker T o r r i c e l l i die T h a t s a c h e des L u f t d r u c k e s. Er hielt eine mit Quecksilber gefüllte Glasröhre mit dem offenen Ende in ein mit Quecksilber gefülltes Gefäss; nach Wegziehung des schliessenden Fingers bemerkte er, dass das Quecksilber nicht etwa auslief, sondern dass die Quecksilbersäule in der oben geschlossenen Glasröhre bis auf ein bestimmtes Niveau herabging und dort s t e h e n b l i e b; er folgerte sehr richtig daraus, dass der Luftdruck der atmosphärischen Luft so stark sei, dass er die Quecksilbersäule in der bestimmten Höhe erhalte. Am besten können wir den Unterschied des Luftdruckes bemessen, wenn wir ein bei uns in der Ebene eingestelltes Aneroidbarometer mit nach dem Gebirge nehmen. Bei unserer Ankunft im Gebirge werden wir bemerken, dass das Barometer bedeutend zurückgegangen ist, weil eben der Luftdruck immer mehr abgenommen hat und dadurch die in dem Aneroidbarometer befindliche luftleere Metallröhre sich ausdehnt, während dieselbe, in den

stärkeren Luftdruck der Ebene zurückgebracht, sich mehr krümmt.
Durch ein mit dieser luftleeren Röhre verbundenes Hebelwerk wird ein
Zeiger nach vorn oder nach rückwärts bewegt, und dadurch ein Steigen,
resp. Fallen des Barometers angezeigt. Das gewöhnliche Quecksilber-
barometer ist nach dem Torricelli'schen Vorgange konstruiert. Es besteht aus einer langen, oben zugeschmolzenen engen Glasröhre, deren
unteres Ende nach aufwärts gebogen und zu einem kleinen offenen
Bassin erweitert ist. Die Glasröhre wird mit Quecksilber gefüllt und
läuft beim Umwenden der Röhre das Quecksilber nicht etwa aus,

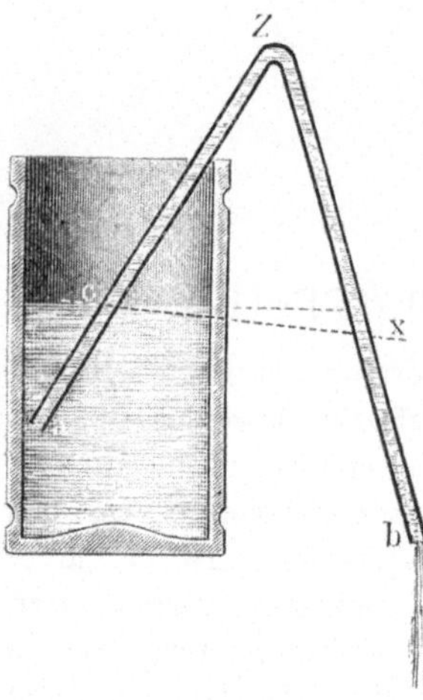

sondern bleibt in einer bestimmten Höhe
in der Röhre stehen und zwar bei nor-
maler Witterung in einer Höhe von
760 mm. Dieses Stehenbleiben beruht
eben auf dem Druck der Luft, welcher
einer Quecksilbersäule von 760 mm Höhe
das Gleichgewicht hält. Das Barometer
dient zur Höhenbestimmung, hauptsächlich aber als Wetterglas und beruht
seine Anwendung auf dem Masse des
Luftdruckes, der um so stärker wirkt,
je ungehinderter durch Wasserdämpfe
und Wolken er auf die Quecksilbersäule
drücken kann. Dagegen fällt die Quecksilbersäule, wenn der Luftdruck durch
Wolken und Wasserdämpfe behindert
wird, welcher Zustand ein baldig ein-

Fig. 3.

tretendes schlechtes Wetter voraussagt; ein Steigen des Quecksilbers
aber verkündet den Eintritt guten Wetters.

Einer anderen Thatsache müssen wir hier noch gedenken, das ist
die, dass in dünner Luft auf hohen Bergen z. B. eine Flüssigkeit leichter
oder schneller kocht, als in der dickeren Luft der Ebene. Im luftleeren
Raume gar kocht das Wasser bereits bei 20° C. und benutzen z. B.
die Zuckerfabriken diese Eigenschaft der Luftleere, indem dieselben in
luftleer gemachten Kesseln, sogenannten Vakuum-Apparaten, den
Zuckersaft zum äusserst schnellen Verdampfen bringen. Die Anwendung
eines auch uns nützlichen Apparates, des Hebers, beruht ebenfalls auf
der Wirkung des Luftdruckes. Der Heber dient zum Abfüllen von
Flüssigkeiten und stellt ein gebogenes Glas- oder Metallrohr dar, dessen
einer Schenkel länger ist als der andere. Beim Gebrauch taucht man
den kürzeren Schenkel in die abzuziehende Flüssigkeit und saugt an
dem längeren Schenkel so lange, bis die Flüssigkeit in dem kürzeren

aufsteigt und im längeren abläuft. Durch das Saugen wird die Luft aus dem Heber entfernt, es entsteht ein luftleerer Raum, in welchen durch den Druck der atmosphärischen Luft die Flüssigkeit hineingedrückt wird und zum Ablaufen kommt. Bei dieser Arbeit ist stets zu beachten, dass der längere Schenkel tiefer zu stehen kommt, als der kürzere, da sonst durch Eintritt des Gleichgewichtes das Abfliessen aufhören würde. Auf demselben Heber-Prinzip beruhen unsere Refraichisseure und die Inhalationsapparate. Bei beiden wird durch einen starken Luftstrom die Flüssigkeit in dem längeren Schenkel heraufgehoben und durch den starken Luftstrom verspreut.

———

Lektion 10.

Laboratoriums - Arbeiten. Filtrieren. Kolieren. Schlämmen. Präcipitieren.

Die vorhergehenden Kapitel haben uns einem sehr wichtigen Zweige des Drogistengewerbes näher geführt, dem der Anfertigung der sogenannten technisch chemischen Präparate, die eine grosse Rolle in unserem Erwerbsleben spielen und deren Kenntnis von jedem tüchtigen Drogisten gefordert werden muss.

Waren es früher nur einzelne hervorragende Fachgenossen, welche die Fabrikation derartiger Präparate sachkundig in die Hand nahmen, so müssen wir heute von allen jungen Fachgenossen die Kenntnis derartiger Artikel voraussetzen und verlangen. Unsere heutige Welt lebt rascher und intensiver, und es würde dem Drogisten der kleinen Stadt schlecht anstehen, wenn er derartige kurante Artikel nicht selbst anfertigen könnte und namentlich nicht darüber sachverständige Auskunft geben könnte. Vorschriften zur Anfertigung der chemisch-technischen Präparate passen nun gar nicht in den Rahmen dieser Anleitung zum Unterricht; wir müssen uns vielmehr hier darauf beschränken, die Anfertigung lege artis, das heisst die kunstgerechte Art der Darstellung der technisch-chemischen Präparate dem jungen angehenden Fachgenossen zu demonstrieren.

Um diese Arbeiten wirklich lege artis ausführen zu können, bedürfen wir der Kenntnis der dabei anzuwendenden Manipulationen und der fachmännischen Ausdrücke für dieselben. In erster Linie wird uns dabei das Filtrieren beschäftigen, dessen wir uns zur Trennung der flüssigen Teile von den ungelösten Teilen einer Flüssigkeit, zur Herstellung klarer oder blanker Lösungen bedienen. Als Filtermaterial benutzen wir ein poröses, nicht geleimtes Filterpapier, welches in engen Falten vom Mittelpunkt ausgehend zu einem Filter zusammengelegt wird. Dieses Filter wird in den Trichter eingelegt und der Trichter auf eine Flasche, welche die durchlaufende Flüssigkeit, das Filtrat aufzunehmen hat, aufgesetzt. Sitzt der dazu benutzte Glas- oder Porzellantrichter zu fest auf dem Hals der Flasche, welche das Filtrat aufnimmt, auf, so werden wir bald merken, dass die Flüssigkeit langsam und immer langsamer abtropft, weil die in der Flasche befindliche atmosphärische Luft nicht entweichen kann, und gegen die von oben herablaufende Flüssigkeit drückt, so dass der Ablauf sich immer mehr und mehr mindert. Wir werden daher gut thun, bei jeder Filtration zwischen die Trichterwand und den Flaschenhals ein Stückchen Bindfaden oder Filtrierpapier einzuklemmen, wodurch der atmosphärischen Luft aus der Flasche der Weg ins Freie gebahnt und ein schnelleres Filtrieren ermöglicht wird. Ätzende Laugen und Säuren würden das Filtrierpapier angreifen, und verwenden wir deshalb zur Filtration derselben feinfadige Glaswolle oder Asbest, welche von den Säuren und Laugen nicht angegriffen werden. Häufig genügt zur Klärung von Flüssigkeiten das sogenannte Kolieren oder Durchseihen, zu welcher Arbeit man Koliertücher oder Kolatorien aus Leinwand oder Flanell benutzt, welche auf ihrer Zeugfaser die ungelösten Körper zurückhalten; das Kolieren geschieht am zweckmässigsten mittels Auflegens des Kolatoriums auf einen Halter, das sogenannte Tenakel, an dessen Stiften das Kolatorium befestigt wird.

Eine andere Art der Klärung geschieht durch das Dekantieren, bei welcher Operation durch Absetzenlassen und Abgiessen der klaren Flüssigkeit eine Scheidung der unlöslichen Teile von flüssigen Bestandteilen erfolgt. Dieses Dekantieren wird namentlich beim Schlämmen und beim Präcipitieren angewandt. Des Schlämmens bedient man sich zur Erzielung sehr fein verteilter, oder fein gepulverter Substanzen; so wird auf der Insel Rügen die dort gewonnene rohe Kreide fein gemahlen, und dann in grossen Bassins mit Wasser geschlämmt; die fein verteilte Kreide setzt sich dabei zu Boden, wird durch Zufluss immer neuen Wassers gewissermassen fein gemahlen, und durch Dekanthieren vom Wasser befreit, um dann als Schlämmkreide ihren weiteren Weg zu uns anzutreten.

Das Präcipitieren wenden wir wohl wenig selbst an; die chemischen Fabriken bedienen sich desselben, um z. B. aus einer Lösung von Marmor in Salzsäure durch Zufügen einr Sodalösung ein hochfeines

Pulver (subtilissime) auszuscheiden, zu präzipitieren, nämlich das Calcaria carbonica praecipitata, oder wie es jetzt richtiger bezeichnet wird, das Calcium carbonicum praecipitatum; den Niederschlag selbst bezeichnet man als Präzipitat, welches von der überstehenden Flüssigkeit durch Dekantieren getrennt und durch wiederholtes Auswaschen mit reinem Wasser gereinigt wird.

Lektion 11.

Krystallisation. Krystallwasser. Mutterlauge. Lösung. Absorption.

Nicht immer stellen die ausfallenden Körper so fein verteilte Pulver, wie das Calcium carbonicum praecipitatum dar, namentlich dann nicht, wenn der betreffende neugebildete Körper eine bestimmte Form anzunehmen bestrebt ist, die man als seine Krystallform bezeichnet. Die Bildung dieser Krystallform ist stets abhängig von dem Vorhandensein von Wasser, mit welchem die Körper sich gleichsam chemisch verbinden. Diesen bei jedem krystallisierbaren Körper in stets konstanter Menge auftretenden Wasseranteil bezeichnen wir als das Krystallwasser des betreffenden Körpers. Das Krystallwasser ist die wesentliche Bedingung zur Ausbildung der Krystallform, denn beim Verlust desselben, durch Wärme z. B., verliert der betreffende krystallisierte Körper vollständig die Form, er zerfällt oder verwittert, ja er verliert sogar, wenn er farbig war, mit dem Krystallwasser seine Farbe, und wir wollen uns schon hier merken, dass wir auf Grund dieser Thatsachen alle krystallinischen Chemikalien wie Soda, Eisenvitriol u. a. gut verschlossen und kühl aufbewahren, damit nicht durch Verwittern ein Zerfall der Krystalle eintritt. Bei einzelnen Chemikalien krystallinischer Form liegt uns daran, ein möglichst feines Krystallmehl, ein krystallinisches Pulver, herzustellen und erreicht man diesen Zweck durch fortwährendes Rühren der die betreffenden Salze gelöst enthaltenden Flüssigkeit, wodurch die Bildung grösserer Krystalle gestört und ein feines Krystallmehl ausgeschieden wird. Dieser Operation bedient man sich namentlich beim Alaun, dessen feines Mehl durch eine derartige gestörte Krystallisation erzielt wird. Ein letzter Teil der Krystalle liefernden Flüssigkeit scheidet keine Krystalle mehr aus, sondern bildet eine Art konzentrierter Sole oder Salzlösung, die man als Mutterlauge bezeichnet; wir begegnen einer solchen in der als Kreuznacher Mutterlauge bekannten Flüssigkeit, die als eine stark salzhaltige Lauge zu Badezwecken vielfach Verwendung findet.

Wird eine salzhaltige Lösung mit einer genügenden Menge des betreffenden Lösungsmittels versetzt, so hört die Fähigkeit des Auskrystallisierens auf und wir haben es dann mit einer einfachen Lösung zu thun, die durch Zusatz von so viel Salz, dass selbiges von der Flüssigkeit nicht weiter gelöst wird, zu einer gesättigten Lösung wird, aus der, namentlich beim Erkalten, wieder Salzkrystalle sich abscheiden.

Hatten wir es hier mit einer Auflösung von festen, krystallisierbaren Substanzen in Flüssigkeiten zu thun, so müssen wir auch der Auflösung von luft- oder gasförmigen Körpern in Flüssigkeiten hier erwähnen. Die ätzende Salzsäure, welche durch Einwirkung von Schwefelsäure auf Kochsalz erzeugt wird, ist ein gasförmiges Produkt. Dasselbe wird in Wasser eingeleitet, von diesem aufgezehrt oder absorbiert und stellt dann in dieser Lösung die vielgebrauchte Salzsäure des Handels dar. Ebenso ist unser Salmiakgeist eine durch Absorption von gasförmigem Ammoniak in Wasser hergestellte Lösung (Liquor Ammonii caustici) und die künstlichen Mineralwässer stellen salzhaltige Lösungen dar, welche mit gasförmiger Kohlensäure gesättigt sind; durch Anwendung von Wärme kann das absorbierte gasförmige Produkt wieder ausgetrieben werden.

Lektion 12.

Farben.

Von wesentlichem Interesse für den modernen Drogisten ist die Anfertigung und der Handel mit Farben jeder Art. Die Verarbeitung derselben wird nun zwar stets weniger aus Büchern, als vielmehr durch praktisches Arbeiten sich erlernen lassen; wir wollen hier aber dem angehenden Fachgenossen doch gewissermassen eine Wissensgrundlage für seinen Verkehr in der Farbenbranche mit auf den Weg geben. Wir unterscheiden: trockene Farben, die als ganz feine, geschlämmte Pulver in den Handel kommen, und als Wasserfarben und Ölfarben unterschieden werden. Zu den Wasserfarben rechnet man: von Schwarz das Frankfurter Schwarz, von Blau das

Ultramarinblau, von Grün die grüne Erde, sowie das Ultramaringrün, von Gelb die sogenannten Erdocker auch gelbe Erden genannt, von Rot das Englisch Rot, Berliner Rot, Pompejanisch Rot und Cochenille Rot, von Braun die Umbra und das Cassler-Braun, von Weiss eine fein geschlämmte Kreide und Zinkweiss. Zu den Ölfarben gehören: von Schwarz das Rebenschwarz, der Russ, das Pariser Schwarz, von Blau das Berliner Blau oder Pariser Blau sowie auch das Ultramarinblau, von Grün die verschiedenen Chromgrüne, von Gelb die verschiedenen Chromgelbs und fein präparierte Ocker, von Rot: echter und imitierter Zinnober, Minium, Englisch Rot, von Braun das Casseler Braun und das Mahagonibraun, von Weiss das Zinkweiss, das Lithoponeweiss, und vor allem das vielgebrauchte Bleiweiss. (Über die Bestandteile respektive die Herstellungsweise all der genannten Farbpräparate findet der Schüler das Notwendigste in dem Repetitorium der Farbwarenkunde verzeichnet.) Von Farbenpräparaten interessieren uns hauptsächlich die angeriebenen Ölfarben, deren Anfertigung wir hier näher beschreiben wollen. Als Bindemittel für die betr. fein gepulverten Farben, dient der Leinölfirnis. Das Leinöl gehört zu den sogenannten trocknenden Ölen und hat die Eigenschaft, beim Anstrich die gestrichene Fläche mit einer Oxydschicht zu überziehen. Um die Trocknenfähigkeit des Leinöles zu erhöhen, wird dasselbe durch Kochen mit verschiedenen Chemikalien, borsaurem Manganoxydul, Bleiglätte u. a. in einen Firnis umgewandelt. Wesentliche Bedingung für Erzielung eines guten Firnisses ist die längere Lagerung des Leinöles, wodurch alle schleimigen, schmierigen Bestandteile zu Boden gehen und durch Dekantieren abgeschieden werden können.

Während früher die präparierten Farben mit dem Firnis auf sogenannten Reibsteinen verrieben wurden, dienen heute eigens konstruierte Farbemühlen, in welchen durch gegeneinander arbeitende Walzen eine feine Verarbeitung der Masse erfolgt, diesem Zwecke. Man rührt zuerst das Pulver mit wenig Firnis an, so dass man eine steife Masse erhält, die durch die Walzen der Mühle fein verteilt und mit der weiteren nötigen Menge Firnis verdünnt wird. Zu weissen Farben bedient man sich eines durch Bleichen an der Sonne bereiteten gebleichten Firnisses, um ein möglichst schönes Weiss zu erhalten. Zum Zwecke des besseren Trocknens, der schnelleren Oxydation, versetzt man die fertige Ölfarbe mit einem gewissen Prozentgehalt (etwa $5^0/_0$), von pulverförmigem oder flüssigem Trockenmittel, einem sogenannten Siccatif; ersteres ist entweder borsaures Manganoxydul oder eine

Mischung von Bleiglätte und Bleizucker, letzteres ist eine Auflösung einer durch Erwärmen von Firnis mit Bleiglätte bis zur entstehenden Bräunung gebildeten Masse in Terpentinöl, und befördern beide Siccatifarten sehr die Trocknenfähigkeit der betr. Ölfarben. Doch auch hier ist ein Zuviel nicht angebracht, da sonst sich schnellstens eine äussere Oxydschicht fest abscheidet, welche das Austrocknen der mittleren Farbenschicht direkt verhindert und dadurch den Anstrich klebrig macht. Aus demselben Grunde soll man dem Farben kaufenden Publikum stets ein tüchtiges, gutes Ausstreichen der Farben anempfehlen, damit nicht eine mittlere weiche, nie trocken werdende Farbenschicht entsteht. Ein grosser Teil der Ölfarben wird fertig gerieben vorrätig gehalten und zwar zumeist in Gefässen, die über der Farbe eine Schicht Wasser enthalten, um das Bilden der sogenannten Trockenhaut zu vermeiden. Das Farbengeschäft soll der Drogist ja poussieren, aber auch recht gründlich studieren, da nur durch gründliche Sachkunde ein gutes lukratives Geschäft sich erzielen lässt. Ich rate jedem, es so zu machen, wie ich es als Lehrling gemacht habe, nämlich selbst einmal den Pinsel zur Hand zu nehmen, und selbst einen Anstrich, namentlich von Fussböden auszuführen; denn Selbsterfahrung ist durchaus notwendig zur Erteilung guter Ratschläge betr. der auszuführenden Arbeiten.

———

Lektion 13.

Lacke.

Um einen feinen, glänzenden Überzug auf Holz, Eisen, Leder etc. zu erhalten, bedient man sich der sogenannten Lacke. Dieselben kann man in drei Abteilungen unterscheiden: in Öl-Lacke, in Spiritus-Lacke und in wässerige Lacke oder Appreturen.

Von Öl-Lacken führen wir vor allem Bernstein-Lacke und Copal-Lacke an. Bernstein wie Copal sind Harze von untergangenen Bäumen, sogenannte fossile Harze. Um aus denselben Lacke herzustellen, müssen dieselben stark erhitzt und darauf in Terpentinöl gelöst werden. Vielfach wird ihnen ein Zusatz von Firnis beigegeben, um eine grössere Geschmeidigkeit zu erzielen. Bernstein- wie Copal-Lacke werden meist als Holz- speziell als Fussboden-Lacke und zwar mit und ohne Farbenzusatz verwendet. Der aus dem Dammarharz durch Lösung in Terpentinöl hergestellte Dammar-Lack, sowie der aus dem Pech ähnlichen Asphalt hergestellte Asphalt-Lack gehören ebenfalls zu den Öl-Lacken; wir wollen uns merken, dass ein Verdünnen all dieser Öl-Lacke mit Terpentinöl zu geschehen hat. Die zweite Kategorie von Lacken sind die Spiritus-Lacke, welche zwar keinen so hohen Glanz wie die Öl-Lacke erzielen, dafür aber durch immens schnelles Trocknen sich auszeichnen. Man verwendet zur Herstellung der Spirituslacke vor allem Schellack, zur Herstellung feinerer Lacke wohl noch Mastix und Sandarak und muss namentlich darauf achten, dass das Ansatzgefäss nicht warm gestellt wird, damit nicht das im Schellack stets enthaltene Pflanzenwachs mit in die Lösung hineingezogen wird, welche dadurch trübe gemacht würde; denn Matt-Lacke sind mit Wachslösung versetzte Spiritus-Lacke. Wir unterscheiden farblose Spiritus-Lacke aus weissem Schellack, Mastix und Sandarak dargestellt, braune Spiritus-Lacke von der natürlichen Farbe des dazu verwendeten Schellacks, und endlich gefärbte Spiritus-Lacke mancherlei Art, deren verschiedene Farbennüancen meist durch Zusatz von spiritus-löslichen Anilinfarben erreicht werden. Die wässerigen Lacke oder Appreturen stellen gefärbte Auflösungen von Schellack in wässerigen Alkalilösungen (Borax, Salmiakgeist etc.) dar; das Schellackharz löst sich vollständig darin auf und giebt nach dem Trocknen einen lack-ähnlichen Anstrich.

Lektion 14.

Bronzen. Brokate. Anilinfarben.

Fein verteilte Metallpulver, so könnte man eine Abart von Farben definieren, die als Bronzen vielfache Verwendung finden. Dieselben stellen Legierungen dar von Kupfer, Zinn, Zink und Aluminium in wechselnden Mengen, und werden an den Stätten des Grossbetriebes der sogenannten Quincaillerien, der billigen Schmucksachen, in Pforzheim, Fürth und Hanau aus den Abfällen der Klein-Bijouterie gewonnen. Der Gehalt an Kupfer in diesen feinen Metallpulvern bedingt die Verwendung von säurefreien Bindemitteln, Harzlösungen, da sonst Grünspan ähnliche Überzüge resultieren würden. Zum Anrühren der Bronzen benutzt man eine sogenannte Bronzetinktur oder Bronzeöl. Dasselbe wird durch Auflösung von säurefreien Harzen (Dammar etc.) in Terpentinöl hergestellt, wird aber besser durch eine Auflösung von Kautschuk in Benzol ersetzt. Sogenannte Wasser-bronzen stellt man durch Mischen von Bronzen mit Dextrin her; dieselben werden mit Wasser angerührt. Die bunten Bronzen sind durch Anilin aufgefärbte Metalllegierungen von wenig grosser Haltbarkeit trotz ihrer Bezeichnung: „Patentbronzen".

Als mit hierher gehörig möchte ich die Glimmerfabrikate, die sogenannten Brokate erwähnen, die in der Neuzeit so vielseitige Verwendung finden als glitzerndes Aufstreumittel, deren Fabrikation in dem böhmischen Grenzorte Gablonz zu einem eigenen Industriezweig sich ausgebildet hat, welcher diesen Artikel aus den dort natürlich vorkommenden verschiedenen Glimmerarten durch verschiedene Spaltung und Färbung erzeugt. Am bekanntesten ist wohl die sogenannte Diamantine, ein Glasglimmer von rein weisser Färbung, der zur Weihnachtszeit als „Krystallschnee" grosse Verwendung findet.

Während Wasser- und Ölfarben und Bronzen gewissermassen Überzüge fein verteilter Farbenpulver darstellen, haben wir es bei den Anilinfarben mit Farbstoffen zu thun, die das zu färbende Stoffgewebe mit ihrem Farbenkörper imprägnieren. Noch bis vor ca. 40 Jahren wurden in der Färberei fast nur pflanzliche Farbstoffe zur Färbung von Geweben jeder Art benutzt. Blau wurde mit Indigofarbstoff, Gelb durch Gelbholz, Orlean oder Quercitron erzeugt; zum Rotfärben diente die Färberröte oder Krappwurzel, und Schwarz wurde durch Abkochungen von Blauholz und Galläpfeln unter Zusatz von Eisensalzen erzeugt. Die verschiedenen Nüancierungen ergaben sich durch Kombination der einander verwandten Farben. Durch die Entdeckung des Anilins und der aus ihm in allen Modulationen herzustellenden Farbennüancen sind diese Pflanzenfarbstoffe fast vollständig verdrängt worden und nur die aus Indigo resultierende Echtblau-Färberei, sowie die durch die französische Regierung zu Gunsten der Krappbauern dekretierte Türkisch-Rot-Färberei haben dem siegreichen Einzug der Anilin-Farbenfabrikation einigermassen Widerstand zu halten vermocht. Soweit uns speziell als Händler die Sache angeht, so brauchen wir mit dem Wechsel nicht unzufrieden sein, denn die Anilinfarben mit ihrer leichten Abgabeart, Verwendungsfähigkeit und Ausgiebigkeit haben der Drogenhandlung einen dankbaren und lukrativen Artikel zugeführt. Hergestellt werden die Anilinfarben meist aus dem im Steinkohlenteer enthaltenen Benzol; es wird dasselbe durch Behandeln mit Salpetersäure in Nitrobenzol (dem bekannten künstlichen Bittermandelöl oder Myrbanöl, das auch zur Parfümierung von billigen „Mandelseifen" Verwendung findet) verwandelt; das Nitrobenzol aber wird durch Behandeln mit Wasserstoff in Anilinöl umgesetzt, welches mit Säuren Salze — Anilinsalze — bildet, die durch geeignete starkwirkende Substanzen wunderbar schöne Farbentöne erscheinen lassen. Die Anwendung der

Anilinfarben ist eine ungeheuer einfache; die sogenannten wasserlöslichen Anilinfarben lösen sich in warmem Wasser sofort auf und geben eine ungemein ausgiebige Farbenbrühe. Die spritlöslichen Anilinfarben finden zur Herstellung farbiger Holzlacke, Hutlacke und Appreturen ausgiebigste Verwendung; alle aber haben den grossen Fehler, dass sie nicht lichtbeständig sind; das Sonnenlicht ist der Anilinfarbe grösster Feind. Auf eines noch wollen wir hier aufmerksam machen, das ist die Verwendung von sogenannten Beizen für die Anilinfarbstoffe. Während die tierische Wolle ohne jede Zuthat in ausgiebigster Weise den Anilinfarbstoff annimmt oder damit imprägniert wird, verlangt die pflanzliche Baumwolle und namentlich die Leinenfaser einen Untergrund, der den Anilinfarbstoff festhält; man benutzt zu diesem Zwecke sogenannte Beizen, wie Oxalsäure, Alaun, welche die Faser für die Aufnahme des Farbstoffes empfänglich machen, und welche als Beizen den abgefassten Anilinfarben in Form kleiner Briefchen zugepackt werden.

Lektion 15.

Tinten.

Die Tinten sind flüssige Farben, welche auf die Papierfaser appliziert werden und bestehen die schwarzen Tinten fast ausnahmslos aus Lösungen von Gerbsäure und Eisensalzen. Die Tinten früherer Zeiten zeichneten sich, bezüglich ihrer Haltbarkeit, die fast unbegrenzt zu nennen war, vorteilhaft vor den jetzigen Tinten aus. Dieselben waren meist reine Gallustinten und wurden aus den gerbsäurehaltigen Galläpfeln durch Ausziehen mittels Wassers und Zusatz einer Lösung von Eisenvitriol hergestellt. Sie hatten den Vorzug des leichten Fliessens und der immer tiefer werdenden schwarzen Färbung; als Nachteil trat die anfangs blasse Farbe der Tinte hervor, doch hat man jetzt durch Zusatz passender Eisensalze diese Nachteile gehoben und wird diese so verbesserte Gallustinte als Normal- oder Dokumenten-Tinte auch heute noch von Behörden für wichtige Schriftstücke empfohlen und verwendet. Die gebräuchlichste billige Tintenart ist wohl die Blauholztinte, die durch Abkochung von Blauholzextrakt oder von geraspeltem Blauholz und Zusatz von Eisenvitriol und von chromsaurem Kalium erzeugt wird. Diese Tinten schreiben gleich von Anfang an schon schwarz, sie müssen aber stets in gut verschlossenen Gefässen

aufbewahrt werden, da sie leicht verdicken und klecksen. Kopier-
tinten sind konzentrierte Tinten, welche durch Zusatz von Dextrin
und Glycerin dickflüssig gemacht werden. Farbige Tinten werden
namentlich von Schulen und Behörden zu Korrekturen gebraucht.
Früher fertigte man Blaue Tinte z. B. durch Auflösen von Berliner
Blau in einer Oxalsäurelösung, Rote Tinte durch Auflösen von Karmin
in sehr verdünntem Salmiakgeist, heut sind alle diese komplizierten
Bereitungsarten durch die einfache Anfertigung der farbigen Tinten aus
wasserlöslichen Anilinfarben verdrängt worden. Wäschezeichen-
tinte, auch unauslöschliche Tinte genannt, besteht aus einer mit
Russ versetzten Höllensteinlösung; bei ihrer Anwendung muss
der Stoff vorher mit einer Boraxlösung befeuchtet und gut geplättet
werden, damit man möglichst klare Schriftzüge auf der Wäsche erzeugt.
Hektographentinten sind dickflüssige Auflösungen von Anilinfarben mit etwas Glycerin versetzt; die ausgiebigsten sind die violetten
und blauen Tinten, während zu roter und schwarzer Hektographen-
tinte gute Vorschriften mir wenigstens nicht bekannt sind. Erwähnen
wollen wir noch als Curiosum der sogenannten sympathetischen
Tinten, welche aus Nickel- oder Kobaltsalzlösungen bestehen und
farblose Schriftzeichen liefern, welche beim Erwärmen mit grüner
resp. blauer Farbe hervortreten. Als Tintentod wird ein starkes
Eau de Javelle (chlorhaltig) gegeben, welches durch schnelles Betupfen
und Verwischen mit Fliesspapier den Tintenfleck verschwinden lässt.
Zur Entfernung von Tintenflecken aus weisser Wäsche wird häufig
auch das sog. Kleesalz auch Kaliumbioxalat genannt, ein giftiges Präparat
der Abteilung 3 der Gifte, verwandt, und muss dasselbe durch tüchtiges
Nachwaschen mit reinem Wasser baldmöglichst von der Leinenfaser
entfernt werden, da dieselbe sonst zu stark angegriffen wird.

Lektion 16.

Speisefarben. Fruchtsäfte. Chokoladen. Thees.

Anschliessend an die verschiedenen bisher erwähnten Farbenarten
wollen wir der Vollständigkeit wegen die Farben zum Färben von
Speisen und Liqueuren hier anschliessen. Das Hauptaugenmerk
hat der Verkäufer derartiger Farben, die zur Färbung von Genusszwecken dienen, auf deren absolute Ungiftigkeit zu richten, da durch

gesetzliche Verordnung die Verwendung gesundheitschädlicher Farben bei der Herstellung von Nahrungs- und Genussmitteln strenger Strafe untersteht. Äusserst bequem ist die Verwendung der bekannten Anilinfarben zu diesen Zwecken, doch muss man sich ja deren absoluter Unschädlichkeit seitens der Fabrikanten versichern lassen. Ullrich & Seiler, Quedlinburg, liefern derartige, unschädliche Farben in allen gewünschten Nüancen, namentlich als sogenannte Zuckerfarben in einer Teigform, wie solche vor allem für Konditoren sich vorzüglich eignen; ebenso bezieht man von obiger Firma speziell ein schönes flüssiges Purpurroth, das von grösster Ausgiebigkeit sich erweist und garantiert unschädlich ist; sonst verwendet man auch eine Karminlösung mit ein wenig Salmiakgeist versetzt, zum Rotfärben, Indigo-Karmin zum Blaufärben, Indigo-Karmin und Saffranzusatz (Saffransurrogat) zum Grünfärben (auch Chlorophyl ist eine unschädliche grüne Farbe), Saffran selbst oder das sogenannte Saffransurrogat zum Gelbfärben.

Anschliessend an diese Aufzählung der Farben zur Herstellung von Genussmitteln wollen wir hier eine Kategorie von Genussmitteln erwähnen, welche eines guten Absatzes in der Drogenhandlung sich erfreuen, nämlich die sogenannten Fruchtsirupe. Dieselben werden aus möglichst reifen Früchten z. B. (Himbeeren) derart dargestellt, dass diese Früchte zerquetscht und der Saft abgepresst wird, worauf man denselben einige Tage gären lässt, um den Pflanzenschleim abzuscheiden, und dann filtriert. Das gewonnene Filtrat wird mit der nötigen Menge Zucker aufgekocht, abgeschäumt und dann koliert. Der fertige Fruchtsirup muss im kühlen Keller aufbewahrt werden und ist vor allem auf schönes Aroma und völlig blanke Beschaffenheit der Fruchtsirupe Gewicht zu legen.

Einen anderen für unser Geschäft wichtigen Handelsartikel, den Kakao und die daraus gefertigten Chokoladen wollen wir den obigen Genussmitteln anfügen. Die Kakaobohnen oder richtiger gesagt, die Samen des in den tropischen Ländern Mittelamerikas heimischen, jetzt auch in den deutsch-afrikanischen Kolonien angebauten Kakaobaumes, werden durch Rösten scharf getrocknet und darauf von den Schalen (Kakaoschalen) befreit. Durch Stampfen oder Mahlen werden die gerösteten, erwärmten Bohnen zu einer weichen Masse, der sogenannten Kakaomasse umgewandelt, welche, mit Zucker versetzt, die sogenannte Chokolade darstellt.

Wir wollen hierbei erwähnen, dass ein Zusatz von feinem Mehl zur Chokolade, wie er früher beliebt war, heute nur dann gestattet ist, wenn derselbe ausdrücklich auf der Etikette angegeben ist. Wird der

Kakaomasse durch Abpressen zwischen erwärmten Eisenplatten das fette Öl, die Kakaobutter entzogen, so bezeichnen wir den dergestalt bearbeiteten Kakao als entölten Kakao. Die Holländer bearbeiten den entölten Kakao mit einer Pottasche-Lösung, wodurch das Fett vollständig entfernt und der Kakao aufgeschlossen wird. Das in dem Kakao enthaltene Theobromin (welches anregend wirkt) sowie das durch das Rösten aus der im Kakao enthaltenen Stärke erzielte Dextrin und ein gewisser Prozentgehalt an Pflanzeneiweiss machen denselben, wie auch die Chokolade, zu sehr guten Nahrungsmitteln.

Anschliessen hieran möchten wir den chinesischen Thee als vielverlangten Artikel in unseren Geschäften. Derselbe stellt die Blätter des in China heimischen Theestrauches dar, welche nach Vornahme einer Art Gährung scharf geröstet als schwarzer Thee (Souchong, Congo, Pekkoblüten) oder nur getrocknet und gedörrt als grüner Thee (Imperial, Haysan) in den Handel kommen. Während früher die Thees durch Karawanen über Russland in den Handel kamen (Karawanen-Thee) werden dieselben jetzt auf dem Wasserwege über Ceylon nach London, dem Haupttheemarkte, ausgeführt. Dem dem Theobromin des Kakao und dem Coffein des Kaffee ähnlichen Stoffe, dem Thein, verdankt der Thee seine Verwendung als äusserst bekömmliches anregendes Getränk. Die Russen, deren Nationalgetränk der Thee ist, bereiten in ihrem Samowar durch Brühen der Theeblätter mit wenig kochendem Wasser eine Art Extrakt, welches sie dann mit heissem Wasser weiter verdünnen. Sowohl Kakao als auch Thee, namentlich aber der letztere, sind mit peinlichster Sorgfalt bezüglich der Aufbewahrung und Abgabe zu behandeln, da sie ungemein empfindlich gegen Gerüche jeder Art sind. Wagen und Hände sind daher vor der Abgabe von Thee peinlich auf Sauberkeit zu prüfen.

Lektion 17.

Tinkturen. Pulver.

In der vorhergehenden Lektion haben wir uns etwas von unserer bisherigen Marschroute entfernt und kommen jetzt zu derselben zurück, indem wir die Anfertigungsart von im eigenen Laboratorium herzustellenden chemisch-technischen und pharmazeutischen Präparaten zu Ende führen. Da ist vor allem die Anfertigung der sogenannten Tinkturen zu erwähnen. Unter Tinkturen verstehen wir Auszüge von wirksamen Pflanzenstoffen oder anderen Substanzen mittelst Weingeist von verschiedenem Prozentgehalte. Die betreffenden mittelfein zerschnittenen oder grob gepulverten Substanzen werden mit der zum Ausziehen dienenden Flüssigkeit übergossen und in gut verschlossenen Gefässen durch eine Woche stehen gelassen und zwar, wenn Maceration vorgeschrieben ist bei einer Temperatur von 15 bis 20° C. (Zimmertemperatur), wenn Digestion vorgeschrieben bei 35—40° C., unter öfterem Umschütteln. Die Flüssigkeit wird alsdann durchgeseiht und nach dem Absetzenlassen filtriert. Stets ist darauf zu achten, dass die abzugebenden Tinkturen klar sind.

Die Herstellung von feinen Pulvern erfordert ebenfalls die grösste Aufmerksamkeit seitens des Defektars. Jedes aus verschiedenen Substanzen angefertigte Pulver muss ein gleichmässiges, homogenes Aussehen und gleichmässigen Farbenton aufweisen, mit anderen Worten exakt gemischt erscheinen. Eine derartige exakte Mischung erreicht man durch sorgfältiges Verreiben der schwereren Bestandteile mit den leichteren. Hat man z. B. ein Zahnpulver aus kohlensaurem Kalk, Magnesia carbonica, Pfefferminzöl und medizinischer Seife zu fertigen, so verreibt man zuerst das etwas schwerere Seifenpulver mit etwas von dem kohlensauren Kalk, giebt tropfenweise das Pfefferminzöl hinzu, verreibt diese kleinere Menge sorgfältig, um dann nach und nach den übrigen kohlensauren Kalk und danach erst die noch leichtere Magnesia hinzuzufügen. Zum Schluss werden wir gut thun, das fertig gemischte Pulver durch ein feines Sieb zu schlagen. Beim Tropfen des Öles wollen wir gleich der Thatsache erwähnen, dass entsprechend der spezifischen Schwere der betreffenden Flüssigkeiten die Anzahl der auf 1 Gramm zu rechnenden Tropfen verschieden gross ist. Von ätherischen Ölen rechnet man im allgemeinen 20 Tropfen, von Wasser 16 Tropfen, von Weingeist 30, von Säuren 10 Tropfen auf 1 Gramm.

Lektion 18.

Salben. Cerate. Pomaden. Pflaster.

Gehören auch die nachfolgenden Präparate, die Salben, im allgemeinen zu den durch die kaiserliche Verordnung vom 27. Januar 1890 der Apotheke vorbehaltenen Zubereitungen, so sind doch einzelne derselben, als solche namentlich bezeichnet, dem freien Verkehr überlassen, und wollen wir daher die ordnungsmässige Darstellung dieser genannten Präparate hier besprechen. Im allgemeinen als Unguentum, Salbe bezeichnet, stellen dieselben Mischungen von verschiedenen tierischen Fetten (Schmalz, Talg) oder sogenannten Mineralfetten (Ceresin, Paraffin) dar, und geschieht ihre Darstellung derart, dass die schwer schmelzbaren Körper zuerst für sich oder unter geringerem Zusatze der leichter schmelzbaren Körper geschmolzen und die übrige Menge der leichter schmelzbaren Körper der geschmolzenen Masse nach und nach zugesetzt wird, wobei jede unnötige Wärmeerhöhung zu vermeiden ist; alle diese Salben müssen bis zum vollständigen Erkalten fortwährend gerührt werden. Sind pulverförmige Substanzen als Zusätze zu den Salben vorgeschrieben, wie z. B. bei der Zinksalbe, so wird das betreffende Pulver (Zinkoxid) zuerst für sich fein verrieben und dann mit einer kleinen Menge des etwas erwärmten Fettes gleichmässig verrieben und dann nach und nach das übrige etwas erwärmte Fett hinzugethan. Eine eigene Art von Salben bilden die Crêmes. Dieselben sind wasserhaltige Salben, deren Anfertigungsart wir den Engländern verdanken, die in ihrem Cold Cream (sprich Kold Kriehm) uns ein typisches Vorbild für derartige weiche Salben geliefert haben. Die Anfertigung des Cold Cream geschieht durch Schmelzen von weissem Wachs, Wallrath und Mandelöl, wenn möglich im Dampfbade, und Zusatz von Rosenwasser in kleinen Portionen unter fortwährendem Rühren bis zum Erkalten.

Häufig wird die Herstellung auch derart vorgenommen, dass man die geschmolzene Fettmasse vollständig erkalten lässt, darauf erst die erhärtete Fettmasse mit einem Pistill sorgfältig bereibt (abreibt) und die weich geriebene Masse dann unter vorsichtigem Zusetzen der nötigen Wassermenge zu einem schaumigen Crême verarbeitet.

Durch Zusammenschmelzen von Wachs mit fetten Ölen erhalten wir sogenannte Cerate, die sich durch ihre festere Konsistenz vor den Salben auszeichnen.

In unserer sogenannten Lippenpomade (Ceratum labiale) begegnen wir einem solchen Cerat, welches trotz festerer Konsistenz durch die Wärme der Haut bald zum Schmelzen gebracht wird. In neuerer Zeit werden diese Cerate mehr und mehr durch Gemische von geschmolzenen Paraffinen, wie wir solche z. B. in der Salicyl-Vaseline zu verzeichnen haben, mit Vorteil ersetzt, da diese sogenannten Mineralfette durch ihr Nichtranzigwerden vor den tierischen Fetten sich vorteilhaft auszeichnen.

Den oben erwähnten Salben zuzurechnen sind die in unseren Geschäften viel geführten weichen Pomaden, während die sogenannten

Wachspomaden den Ceraten zuzuzählen sind und auch betreffs der Anfertigung den betreffenden Präparaten gleichen. Bei beiden Präparaten wollen wir uns merken, dass die bei denselben verwendeten ätherischen Öle erst den halberkalteten Gemischen zugesetzt werden, da dieselben durch Wärme leicht verflüchtigt werden. Mit hierher zu rechnen wären auch noch die sogenannten ungarischen Bartwichsen, welche durch Mischen von geschmolzenem Wachs mit einer Lösung von arabischem Gummi und Seifenpulver hergestellt werden.

Eine Abart der Salben stellen die sogenannten Pflaster dar, die ebenfalls im allgemeinen der Apotheke vorbehalten sind, während einige als Ausnahme uns freigegeben sind. Für ihre Herstellung gilt im grossen und ganzen bezüglich der Zubereitung (Schmelzen etc.) das bei der Bereitung der Salben Gesagte. Die Pflaster werden in entsprechende Formen gebracht und zwar entweder in Stangenform oder sie werden in Tafeln ausgegossen. Eine eigene Art von Pflastern bilden die sogenannten Metallpflaster, wie z. B. das Bleipflaster, welches durch Kochen von Olivenöl mit Bleiglätte hergestellt wird; das gewöhnliche Heftpflaster wird aus obigem Bleipflaster durch Zusammenschmelzen desselben mit etwas Wachs, Kolophonium, Terpentin und gelöstem Kautschuk hergestellt.

Sehr grosse Verwendung finden die unter dem Namen „Englisch Pflaster" dargebotenen dünnen Blättchen, welche durch Überziehen von dünnem Seidentaffet mit einer Hausenblaselösung erzeugt werden.

Lektion 19.

Wichsen. Bohnermasse.

Dienten die in der vorhergehenden Lektion erwähnten Präparate mehr der medizinischen Praxis, so lernen wir in den in diesem Kapitel beschriebenen Präparaten sogenannte gangbare Artikel für die Hauswirtschaft kennen; es sind das alles Artikel, welche zur Auffrischung von Gebrauchsgegenständen des täglichen Lebens verwendet werden, deren exakte Herstellung für den Drogisten von ungeheurem Vorteil sich erweist.

In erster Linie wollen wir die sogenannten Wichsen hier ins Auge fassen, die teils zur Herstellung blanker, gefärbter Lederwaren, teils zur Auffrischung von Holzwaren dienen. Die gewöhnliche Stiefelwichse, welche zur Erzielung eines schwarz blanken Überzuges unserer Stiefeln dient, besteht der Hauptsache nach aus einer fein verteilten Kohle gemischt mit einer konzentrierten Zuckerlösung, durch welche beim anhaltenden Bürsten ein schwarzer glänzender Überzug des Lederzeuges bewirkt wird. Die Vorschriften dazu sind meist Geheimnisse der betreffenden Fabrikanten; im allgemeinen aber wird stets zur Herstellung derselben das sogenannte gebrannte Elfenbein (Ebur ustum), eine fein verteilte Knochenkohle, benutzt, welche mit etwas Schwefelsäure und sogenanntem Melassesirup vermischt, zu einer breiigen Masse verarbeitet wird. Gefärbte Wichsen zur Auffrischung der modernen Touristenschuhe stellen meist Gemische von Vaseline und Wachs dar, welche mit Orlean oder Alkannin oder mit einer fettlöslichen Anilinfarbe aufgefärbt werden, während die sogenannten Leder-Appreturen ebenfalls mit Anilinfarben aufgefärbte Lösungen von Schellack in wässeriger Boraxlösung darstellen.

Zum Überziehen von Fussböden und Möbeln mit einer mattglänzenden Wachsschicht benützt man die sogenannten Bohnermassen, welche im wesentlichen aus einer Lösung von Wachs (unter Zusatz des billigeren Ceresin) in Terpentinöl bestehen. Die damit überzogenen Holzteile werden nach dem Trocknen entweder mit einer Bohnerbürste (bei Fussböden), oder mit einem Frieslappen tüchtig gerieben, resp. gebürstet, und erhalten die so bearbeiteten Holzteile einen zwar etwas matten, aber dauerhaften Glanz.

Eine eigene Art von Bohnermasse ist die in Wasser lösliche, aus Wachs und Pottaschenlösung gekochte Bohnermasse, welche meist mit reichlich Wasser vermischt als sogenannte Bohnermilch abgegeben wird. Bei der Anfertigung dieser Bohnermasse ist zu beachten, dass ein Zusatz von Ceresin oder Erdwachs dabei ausgeschlossen ist, da ein solcher ein schmieriges, nicht verseiftes Fabrikat liefern würde.

Brunolin ist ein ähnliches Produkt, durch Auflösen von Wachs in Terpentinöl und Vermischen mit Siccatif erzeugt; dasselbe giebt einen wachsartigen, halbglänzenden Überzug, der sich durch gute Haltbarkeit und leichte Anwendungsart auszeichnet.

Lektion 20.

Artikel zur Wäsche. Kitte.

Als weitere wichtige technische Präparate für den Haushalt sind hier auch die Artikel zur Wäsche aufzuführen. Zu diesen Artikeln gehört vor allem das Eau de Javelle, auch als Eau de Labaraque bezeichnet, ein chlorhaltiges und deshalb bleichendes Fleckwasser. Dasselbe wird durch Mischen einer Lösung von Chlorkalk und Pottasche, resp. Soda hergestellt, und ist bei seiner Anwendung zur Fleckenreinigung weisser Wäsche darauf zu achten, dass man dasselbe nur kurze Zeit auf die Flecke einwirken lässt und danach tüchtig mit reinem Wasser nachwäscht. Dies Fleckwasser dient namentlich zur Entfernung der sogenannten Stock-, Obst- und Rotweinflecke und bildet einen häufig gefragten Artikel. Zur Entfernung von Fett- und Farbenflecken dienen Stoffe, welche das in den Schmutzteilen befindliche Fett, Harz etc. zur Lösung bringen. Dazu dienen vor allem Benzin und Terpentinöl und werden eine ganze Menge Fleckwässer durch Mischungen dieser Lösungsmittel hergestellt (Brönners Fleckwasser, Krystallwasser). Breiige Mischungen von kohlensaurer Magnesia und Benzin werden zum Entfernen von Fettflecken aus Marmortafeln und weissen Fussböden (Treppenstufen) benutzt. Ein sehr gutes fettlösendes Mittel haben wir auch in der Ochsengalle, und dient die daraus gefertigte Gallseife ebenfalls den Zwecken der Stoffreinigung speziell für farbige Wollstoffe. Neuerdings hat diese Gallseife indessen der geraspelten Quillajarinde weichen müssen, deren Abkochung ein sehr gutes Waschmittel, namentlich für wollene Stoffe darstellt und auch als sogenanntes Renovat zum Aufbürsten abgetragener Tuchstoffe in der Neuzeit Verwendung findet. Geradezu in Unmengen werden ebenfalls in der Neuzeit sogenannte Seifenpulver in allen möglichen Packungen und Formen angeboten, die fast sämtlich aus calcinierter Soda unter Zusatz von etwas gemahlener Seife hergestellt werden (Waschkrystall, Bleichsoda u. s. w. sind ähnliche, hauptsächlich Soda enthaltende Mischungen).

Um der Plättwäsche einen grösseren Glanz zu geben, werden unter dem Namen „Wäscheglanz" Mischungen von Stearin und Wachs abgegeben, welche in der kochenden Stärke gelöst der Wäsche schönen Glanz geben.

Bezüglich des viel gefragten Artikels Stärke wollen wir hier auch einige Daten folgen lassen. Wir unterscheiden Kartoffelstärke (die aber mehr zu Genusszwecken Verwendung findet), ferner Weizenstärke und endlich Reisstärke. Die Weizenstärke wird als sogenannte Kochstärke verlangt, während die Reisstärke als Stärke zum Kaltstärken oder Rohstärken Verwendung findet. Sämtliche Stärken sind pflanzlicher Herkunft und werden aus Kartoffeln, aus Weizen und Reis durch Zerreiben der betreffenden Knollen, resp. Früchte und Ausschlämmen derselben hergestellt.

Einen anderen, in unserem Geschäfte häufig gefragten Artikel bilden die Kitte, von. denen namentlich die getrennt abzugebenden Kitte, aus Wasserglas und kohlensaurem Kalk bestehend, die beim Gebrauch erst zusammengerührt werden, als sogenannter Zwillingskitt viel verlangt werden. Einfacher ist die Handhabung des sogenannten Krystallpalastkittes, der durch Zusammenschmelzen einer Lösung von Hausenblase mit verschiedenen Gummi-Harzen hergestellt wird; dieser Kitt wird beim Gebrauch etwas erwärmt, die damit zu kittenden Bruchstellen bestrichen und möglichst lange zusammengedrückt, resp. zusammengebunden. Auch der sogenannte Fischleim, welcher durch Auskochen der Knorpelteile der Walfische in Norwegen gewonnen wird, dient vielfach zum Kitten von Porzellanteilen, während die flüssigen Leime, durch Behandeln von Leimlösungen mit Säuren erzeugt, mehr zum Leimen und Kitten von Holzteilen Verwendung finden. Der sogenannte Glaserkitt wird durch strammes Verarbeiten von Schlämmkreide mit möglichst dickem Firnis hergestellt.

Lektion 21.

Destillation. Sublimation.

Nachdem wir so den jungen Lehrling mit den verschiedenen Warengattungen unseres Geschäftes bekannt gemacht, kehren wir nochmals zu der Beschreibung der im Laboratorium vorkommenden Arbeiten und der dabei notwendigen Hantierungen zurück.

Viele der hierbei angeführten Arbeiten haben gewissermassen nur noch historisches Interesse, da die chemische Gross-Industrie, unterstützt durch das Gross-Kapital, die gängigsten Präparate pharmazeutischer wie technischer Art in ihr Rayon mit hereingezogen hat, so dass selbst in der Apotheke nur noch eine verschwindend kleine Anzahl derartiger Präparate selbst hergestellt wird. Wenn wir dennoch den jungen Fachgenossen mit der Art und Weise einiger Fabrikationsarten bekannt machen, so geschieht das mehr in der Absicht der Vertiefung der allgemeinen Bildung desselben, und damit er gegebenen Falls über das Wesen der fertigen Präparate orientiert ist. Wir wollen da bei einer in der Gross-Industrie sehr wichtigen Manipulation, der Destillation, anfangen. Zu dem Zwecke müssen wir auf das in der Lektion 8 bei dem Kapitel „Wärme" Gesagte zurückkommen: Die Wärme dehnt alle

Körper aus. Diese Ausdehnung ist bei sehr starker Wärmeverwendung, beim Kochen eine derartige, dass durch dieselbe Flüssigkeiten fein verteilt in Dampfform der Luft zuströmen, dieselbe mit ihrem Dunste erfüllend. Wird Brunnenwasser in einem Kochtopf stark erhitzt, so werden wir finden, dass das Wasser bei einem bestimmten Thermometergrade, dem Siedepunkt, der bei Celsius mit 100, bei Réaumur mit 80 bezeichnet ist, dampfförmig dem Gefäss entsteigt, und an einem daraufgedeckten Deckel in Tropfenform sich sammelt. Der kühlere Deckel hat das dampfförmige Wasser auf sich verdichtet, und wenn wir nun dieses neu erzeugte Wasser mit chemischen Reagentien prüfen, so werden wir finden, dass dasselbe absolut nicht reagiert, d. h. es enthält keine Stoffe und Beimengungen mehr, wie wir solche in dem gewöhnlichen Brunnenwasser vorher nachweisen konnten. Diesen Vorgang der Überführung von flüssigen Körpern durch Erhitzen in Dampfform und der Wiedererrichtung durch Abkühlung bezeichnen wir als Destillation, und wir haben an dem Beispiel des destillierten Wassers gesehen, dass wir durch diese Destillation eine Reinigung des gewöhnlich durch Salze verunreinigten Wassers oder eine Befreiung desselben von den nicht flüchtigen Salzen erreichen. In ähnlicher Weise werden die flüchtigen Riechstoffe aus verschiedenen Pflanzenstoffen durch Destillieren mit Wasser ausgezogen und durch Abtrennen von dem Wasser als ätherische Öle gewonnen. Häufig genügt aber die einmalige Destillation nicht, um ein Präparat zu erhalten, welches allen Ansprüchen an seine Reinheit entspricht, und wird das erhaltene Destillat einer nochmaligen sorgfältigen Destillation unterworfen, die man dann als Rektifikation bezeichnet. So verlangen die feineren ätherischen Öle, wie Pfefferminzöl eine solche Rektifikation, ebenso wie auch unser aus Kartoffeln gewonnener Spiritus einer solchen Rektifikation unterworfen werden muss, um ihn zum Spiritus Vini rectificatissimus der Pharmakopöe zu machen. Überall spielt bei diesen Operationen das Thermometer eine grosse Rolle, um den richtigen Zeitpunkt namentlich des Aufhörens der Destillationsarbeit zu konstatieren. Speziell ist das der Fall, wenn die einzelnen Bestandteile aus Gemischen verschiedener flüssiger Körper gesondert aufgefangen werden sollen, wie dies bei der fraktionierten Destillation (z. B. beim Rohpetroleum) der Fall ist. Als Destilliergefässe benutzt man sogenannte Retorten von Glas oder Destillierblasen von Metall, deren langer Hals in ein Gefäss (Vorlage) hineinreicht, in welchem das übergehende, durch Abkühlung verdichtete Destillationsprodukt, das Destillat, aufgefangen wird. Eine Abart der Destillation bildet die sogenannte Sublimation, deren sich die Industrie zur Reingewinnung der flüchtigen Stoffe aus festen Substanzen bedient; die Sublimation besteht in einer Verdampfung der betr. festen Körper und darauffolgender Verdichtung durch Abkühlung der Dämpfe zu einem festen Körper. So wird der Kampfer aus den Zweigen des Kampferbaumes, Quecksilbersublimat durch Sublimation eines Gemisches von Quecksilber und Kochsalz, Schwefelblumen durch Sublimation des Schwefels, aus dem Benzoeharz die darin enthaltene flüchtige Benzoesäure durch Sublimation gewonnen.

———

<h1 style="text-align:center">Lektion 22.</h1>

<h1 style="text-align:center">Abdampfen, Vakuum-Apparat.</h1>

Die Wärme dehnt nicht nur die Körper aus, und bringt dieselben bei stärkerer Anwendung zum Verdampfen, sondern sie verändert auch noch in anderer Weise die Form der Körper, indem sie z. B. feste schmelzbare Körper in eine flüssige Form überführt, d. h. dieselben schmilzt. Der Punkt oder Thermometergrad, bei welchem solch ein fester Körper in den flüssigen Zustand übergeht, bei welchem er schmilzt, wird als Schmelzpunkt bezeichnet, während man den Punkt, bei welchem ein flüssiger Körper durch Anwendung von Kälte erstarrt oder fest wird, den Erstarrungspunkt nennt. Die Ermittelung beider Punkte — Schmelzpunkt wie Erstarrungspunkt, ist häufig für uns von grosser Wichtigkeit, da die Reinheit und Güte vieler Waren von der Bestimmung derselben abhängen.

Auf der Anwendung der Wärme beruht auch eine Manipulation, der man sich zur Erzielung konzentrierter Lösungen von Pflanzenauszügen, Salzen etc. bedient, das ist das Abdampfen, welches entweder über freiem Feuer geschieht, oder besser im sogenannten Dampfbade. Dieses letztere, früher auch Marienbad genannt, besteht aus einem Wasserbehälter (Kessel), in welchen mittels Ringen ein verzinntes, kupfernes oder porzellanes Einsatzgefäss (Schale) eingehängt ist, welches die abzudampfende Flüssigkeit aufnimmt. Dieselbe wird mit der Zeit auf die gleiche Temperatur gebracht, wie sie das im Kessel kochende Wasser aufweist, und wir erreichen dadurch ein Verdunsten der betr. Flüssigkeit unter Vermeidung zu starker Erhitzung respektive jedes Anbrennens, wie solches beim Kochen über freiem Feuer nicht ausgeschlossen ist. Eine eigenartige Art der Abdampfung ist die im sogenannten Vakuum-Apparat. Diese Vakuum-Apparate basieren auf der Thatsache, dass eine Flüssigkeit um so leichter ins Kochen kommt, je dünner die Luft ist, respektive je weniger stark der Druck ist, welchen die atmosphärische Luft auf die zu kochende Flüssigkeit ausübt. Diese Vakuum-Apparate bestehen aus Kesseln, die mit einem Deckel verschlossen sind, in welchen ein Rohr hineinführt, welches mit einer Luftpumpe verbunden ist. Vermittelst der Luftpumpe wird die atmosphärische Luft aus dem Kessel herausgesogen und derselbe dadurch fast luftleer gemacht; die Luftleere bewirkt ein äusserst schnelles Kochen der betr. Flüssigkeit und damit eine sehr beschleunigte Verdampfung derselben. Die Grosstechnik benutzt namentlich bei der Zuckerraffinerie diese Vakuum-Apparate, um eine äusserst schnelle Konzentration der Zuckerlösungen behufs Auskrystallisierens des Zuckers zu erreichen.

———

Lektion 23.

Spezifisches Gewicht.

Bevor wir die in den vorhergehenden Kapiteln besprochenen physikalischen Vorgänge verlassen, wollen wir uns mit einer häufig in der Praxis vorkommenden Arbeit bekannt machen, nämlich mit der Bestimmung des spezifischen Gewichtes. Zumeist wird uns in unserer Praxis nur das spezifische Gewicht von Flüssigkeiten interessieren; wir müssen z. B. das spezifische Gewicht der Schwefelsäure und anderer Säuren, der verschiedenen Laugen, des Spiritus, der Äther feststellen, um daraus zu ersehen, ob die betreffenden Präparate von der vorgeschriebenen Stärke sind. Zu dem Zwecke der Bestimmung des spezifischen Gewichtes wird eine Flasche bis an eine bestimmte Marke mit Wasser gefüllt und die Menge des Wassers durch die Wage bestimmt. Sodann entleert man die Flasche, trocknet sie sorgfältig und füllt dieselbe mit der zu bestimmenden Flüssigkeit wiederum bis zu der bestimmten Marke und bestimmt durch erneute Wägung deren Menge. Man findet nun das spezifische Gewicht der betreffenden Flüssigkeit, wenn man mit der Gewichtszahl des Wassers in die Gewichtszahl der betr. Flüssigkeit dividiert. Angenommen, die Menge Wassers, die in die Flasche hineingeht, wiegt 100 g, dagegen füllt dieselbe Flasche eine Gewichtsmenge von 185 g Schwefelsäure, so erweist sich das

3*

spezifische Gewicht der Schwefelsäure = 1,85; denn 100/185 = 1,85

$$\begin{array}{r} 100 \\ \hline 850 \\ 800 \\ \hline 500 \end{array}$$

Mit Weingeist gefüllt, würde die Gewichtsmenge, welche die erwähnte Flasche fasst, nur 83 g ausmachen; danach stellt sich das
spezifische Gewicht des Weingeistes auf 0,83, denn 100/83 = 0,83

$$\begin{array}{r} 0 \\ 800 \\ \hline 300 \end{array}$$

Mit anderen Worten: das spezifische Gewicht von Flüssigkeiten
findet man durch den Vergleich der Gewichtszahl einer gewissen
Menge der betreffenden Flüssigkeit mit einer gleich grossen Menge
Wassers; oder es ist das spezifische Gewicht diejenige Zahl,
welche angiebt, um wie viel schwerer oder leichter eine
bestimmte Raummenge eines Körpers ist verglichen mit
einer gleichgrossen Raummenge Wassers. Die Zahl des spezifischen Gewichtes ist also eine vergleichende; sie nimmt stets
Bezug auf eine gleich grosse Raummenge Wassers, dessen spezifisches
Gewicht als 1 respektive als 1,000 angenommen ist. Je dichter eine
solche Flüssigkeit ist, um so grösser, je dünner, um so geringer wird
ihr spezifisches Gewicht sein, und man hat auf diese Thatsache hin
Instrumente konstruiert, sogenannte Aräometer oder Dichtigkeitsmesser, welche zur Bestimmung des spezifischen Gewichtes von Flüssigkeiten dienen. Diese Aräometer bestehen aus einem Glascylinder,
welcher die zu wägende Flüssigkeit aufnimmt, sowie aus einer Senkspindel, die eine oben geschlossene, nach unten bauchartig erweiterte
Glasröhre darstellt, deren unteres Ende mit Quecksilber beschwert ist,
wodurch die Senkspindel in der Flüssigkeit schwimmend erhalten wird.
Diese Senkspindel wird nun um so tiefer in die Flüssigkeit eintauchen,
je dünner oder spezifisch leichter und um so weniger tief, je dicker
oder spezifisch schwerer die Flüssigkeit ist. An einer an der Senkspindel angebrachten Skala sind die verschiedenen Dichtigkeitsgrade in
Gewichtszahlen angegeben, so dass man durch einfaches Ablesen der
Zahl an der Oberfläche der Flüssigkeit das spezifische Gewicht der
betr. Flüssigkeit feststellt. Stets ist bei diesen Bestimmungen des spezifischen Gewichtes Rücksicht zu nehmen auf die Temperatur oder
Wärmegrade, da die Wärme, wie wir ja wissen, die Körper ausdehnt.
Es ist deshalb eine sogenannte Normaltemperatur von 15° C. vorgeschrieben, in welche die Temperatur der betr. zu wägenden Flüssigkeit
umgerechnet werden muss. Für einzelne bestimmte Flüssigkeiten, so

für Säuren, Laugen und Glycerin, gelten bezüglich der Stärke eigene Handels-Usancen, indem dieselben nach sogenannter Beauméscher Skala gehandelt werden, deren Grade bestimmten spezifischen Gewichtszahlen entsprechen. So entspricht z. B. die rohe Schwefelsäure von 66^0 Beaumé einem spezifischen Gewicht von 1,830, das offizinelle Glycerinum pur. alb. von 28^0 Beaumé einem spezifischen Gewicht von 1,235, eine Natron lauge von 40^0 Beaumé einem spezifischen Gewicht von 1,375.

Eine schwierige Bestimmung ist die des spezifischen Gewichtes von festen Körpern; dieselbe gründet sich auf das sogenannte Archimedessche Gesetz, nach welchem ein jeder Körper beim Eintauchen in eine Flüssigkeit soviel an Gewicht verliert, als die Menge der Flüssigkeit wiegt, welche er verdrängt. Durch eine geeignete Wage ermittelt man die Gewichtsmenge, welche ein in Wasser untergetauchter Körper verliert und berechnet sein spezifisches Gewicht, indem man mit dieser Verlustmenge in das absolute Gewicht des betr. Körpers dividiert. Einfacher noch ist die Bestimmung des spezifischen Gewichtes, wie solche das deutsche Arzneibuch bei der Prüfung des gelben Wachses angiebt. Nach diesem wird durch Mischen von Wasser mit Weingeist eine Flüssigkeit hergestellt, in welcher das gelbe Wachs schwebend erhalten wird; das spezifische Gewicht dieser das Schweben ermöglichenden Flüssigkeit ist nämlich gleich dem spezifischen Gewicht des schwebenden Körpers, des Wachses selbst, und lässt sich so ohne komplizierte Apparate eine schnelle spezifische Gewichtsbestimmung fester Körper ausführen. Für spezifisch schwerere Körper dient ein Gemisch von Glycerin oder Zuckersirup mit Wasser zur Ausführung der Gewichtsermittelung nach obiger Art.

Lektion 24.

Einleitung in die Chemie.

Nachdem wir bisher uns möglichst gründlich über die Vor kommnisse im praktischen Dienst unseres Faches informiert haben, wollen wir nunmehr die bisher noch wenig berücksichtigten fachlichen Wissenschaften in den engeren Kreis unserer Lernthätigkeit ziehen. Da treten wir denn in erster Reihe in nähere Bekanntschaft zu der Chemie, einer Wissenschaft, welche uns lehren soll, unsere Aufmerksamkeit auf die Vorgänge in der Natur zu richten. Wenn wir zum erstenmale ein chemisches Laboratorium betreten, so werden uns die vielen dort aufgestellten Apparate furchtbar imponieren; wir werden den Laboranten, welcher durch Vermischen zweier farblosen Flüssigkeiten — Natronlauge und Phenolphtalein, einen Theerfarbstoff — eine blutrote Lösung, welcher aus fade schmeckender Stärkelösung durch Kochen mit einer Säure einen süssschmeckenden Zuckersaft vor unseren Augen herstellt, als einen Hexenmeister ansehen und seine Zauberkunst gebührend bewundern. Was aber sind all diese unserem Menschenverstand so imponierenden Kunstleistungen gegenüber dem erhabenen Walten der Natur, wo jeder Tag mit seinem neuen Leben uns Leistungen derselben darbietet, wie sie das bestgeleitete Laboratorium kaum fertig bringen kann. Leben ist Leben! Jeder Atemzug des neugeborenen Menschen, jedes Aufspriessen eines neuen Pflanzenhalmes sind lebendige Zeugen der nie rastenden Thätigkeit der Naturkraft, die in der chemischen Umwandlung der Naturstoffe geradezu Wunderbares leistet, und deren Thätigkeit eben Leben, deren Nichtbethätigung das Sterben bedingt. Bei jedem Atemzuge, den wir thun, sehen wir diese Naturkraft bethätigt und zwar in chemisch nachzuweisender Art. Beim Atmen pumpen unsere Lungen aus der uns umgebenden atmosphärischen Luft, welche aus Sauerstoff und Stickstoff besteht, den zur Unterhaltung des Lebens notwendigen Sauerstoff, der deshalb auch als Lebensluft bezeichnet wird, heraus, und führen denselben unserem Blute zu, welches dadurch erfrischt und zum Stoffwechsel angeregt wird. Dass wir dieser Erfrischung bedürfen, bemerken wir am besten, wenn wir einer längeren Abend-Sitzung in einer grösseren Gesellschaft beigewohnt haben, in der die Atmung so vieler Personen, das Brennen so vieler Lichter den Sauerstoff uns arg verkürzt haben. Atmung sowohl wie Verbrennung bedürfen dieser Lebensluft, beide Arbeiten können gut nur geleistet werden, wenn der nötige Sauerstoff uns zur Verfügung steht. Weshalb werden die Grossstädter vom Arzt im Sommer auf das Land oder in das Gebirge geschickt, wenn die blassen Gesichter einen Kräfteverfall anzeigen? Nur, um ihnen Gelegenheit zu geben, aus der durch Rauch noch nicht verdorbenen Landluft den reinen Sauerstoff in grossen Zügen einzuatmen und dadurch das Blut aufzufrischen und mit dunklerer Farbe zu versehen. Warum sorgen wir dafür, dass unsere Öfen guten Zug haben? Nur um der brennenden Kohle eine genügende Menge Sauerstoff aus der Luft zuzuführen, damit dieselben nicht bloss glimmen, sondern mit heller Flamme verbrennen. Das erste Erfordernis zu einer gedeihlichen Atmung und zu einer gründlichen Verbrennung ist also das Vorhandensein einer genügenden Menge von Sauerstoff.

Lektion 25.

Atmung und Verbrennung.

Aber noch eine andere Eigenschaft haben Atmung wie Verbrennung gemeinsam; sie erzeugen beide als Produkt ihrer Thätigkeit die gasförmige Kohlensäure, eine giftige Luftart, welche in Wasser geleitet, ihre giftigen Eigenschaften fast ganz verliert, so dass wir dieselbe in Gestalt kohlensaurer Mineralwässer sogar in der Praxis als Erfrischungsmittel verbrauchen. Wird ein Stückchen Soda in einem Reagenzglase in etwas Wasser aufgelöst und etwas Salzsäure hinzugethan, so werden wir ein mächtiges Aufbrausen beobachten, welches einen Teil der Flüssigkeit sogar aus dem Glase herauswirft. Die Soda ist nämlich ein kohlensaures Natrium; durch das Hinzufügen der Salzsäure wird die darin enthaltene Kohlensäure locker gemacht oder, wie der technische Ausdruck lautet, befreit und sie entweicht als luftförmiger Körper, als ein Gas. Fangen wir dieses entweichende Gas in einem Becherglase auf, welches etwas Kalkwasser enthält, so werden wir bald wahrnehmen, dass das klare Kalkwasser sich trübt und nach einiger Zeit einen weissen Bodensatz bildet, den wir als kohlensauren Kalk oder Kreide sehr gut kennen. Ganz dieselbe Erscheinung tritt auch ein, wenn wir in ein Gefäss mit Kalkwasser anhaltend hineinhauchen, und lehrt uns dieser Vorgang, dass die von uns ausgeatmete Luft ebenfalls gasförmige Kohlensäure enthält. Woher stammt nun diese Kohlensäure? Sie ist ein Verbrennungsprodukt, ein Produkt der energischen Lebensthätigkeit, die in der Verarbeitung der von uns unserem Körper zugeführten Nahrungsmittel ihren Ausdruck findet. Alle unsere Nahrungsmittel bestehen aus sogenannten Kohlenstoffverbindungen, die durch die Verdauungsthätigkeit umgearbeitet werden in Blut-, Fett-, Fleisch- u. s. w. bildende Stoffe, welche von unserem Körper zu seinem Aufbau zurückbehalten werden, während ein Teil des Kohlenstoffes als überflüssig ab- resp. ausgeschieden wird und zwar in Verbindung mit einem Teil des verarbeiteten Sauerstoffes als gasförmige Kohlensäure. (Stoffwechsel). Derselbe Vorgang ist bei jeder Verbrennung zu beobachten. Werden Kohlen unter dem Herde angezündet, so bemerken wir über den angezündeten Kohlen eine bläuliche Flamme, die durch Verbrennung einer giftigen Luftart, des Kohlenoxydgases, entsteht, welches die Ursache der früher häufigen Vergiftungen durch zu zeitig geschlossene Ofenklappen bildete. Bei genügendem Zuge (Luftzutritt) aber verbrennen die Kohlen vollständig, nur eine

Asche (die mineralischen Bestandteile) hinterlassend, während sich ein gasiges Produkt, die bei der Ausatmung erwähnte Kohlensäure, bildet, welche durch den Schlot in die Luft entweicht.

Nun würde durch die Ausatmung der vielen Millionen Menschen und Tiere und durch die vielen Millionen von Feuerstätten die Luft zu einem wahren Giftkessel werden, wenn nicht die Weisheit der Natur dafür sorgte, dass die uns umgebende Luft von diesem giftigen Kohlensäuregase wieder befreit und zur Einatmung tauglich gemacht würde.

Wenn wir dem Lebensprozess der Pflanzen näher treten, wird uns das klar werden.

Die Pflanzen bestehen aus einem unterirdischen und einem oberirdischen Teile. Den unterirdischen Teil bildet die Wurzel, welche die Pflanze in den Erdboden befestigt und aus derselben der Pflanze die aus gelösten mineralischen oder aus stickstoffhaltigen Stoffen bestehende Nahrung zuführt. Den oberirdischen Teil bildet der Stengel oder Stamm, an dem als seitliche Organe die Blätter sich befinden. Diesen Seitenorganen, den Blättern, fällt eine ungeheuer wichtige Aufgabe zu, die Luft von der in ihr befindlichen Kohlensäure zu befreien, und dieselbe gleichzeitig den Ernährungszwecken der Pflanzen dienstbar zu machen. Vermittelst ganz feiner Spaltöffnungen in den Blättern, die gleichsam als Lungen der Pflanzen zu betrachten sind, atmen die Pflanzen die in der Luft befindliche Kohlensäure und die ebenfalls stets vorhandene Luftfeuchtigkeit (Wasser) ein und führen dieselben dem Saftstrome, welcher die ganze Pflanze durchströmt, zu. Unter Beihilfe des sogenannten Blattgrüns und der wärmenden Sonnenstrahlen geht nun hier eine hochinteressante chemische Arbeit vor sich, indem nämlich die Kohlensäure in ihre beiden Bestandteile Kohlenstoff und Sauerstoff zerlegt wird, von denen der erstere zur Bildung von sogenannten Kohlenhydraten (Cellulose, Stärke, Zucker, Gummi) verwendet wird, während der andere Bestandteil der Kohlensäure, der Sauerstoff, von den Pflanzen ausgeatmet und der Luft wieder zugeführt wird, wodurch dieselbe nun wieder atmungsfähig gemacht wird. Welch wunderbarer Kreislauf sich da vollzogen hat und vor allem, welche Fülle von Weisheit birgt dieser hier nur kurz angedeutete Umsetzungsprozess, ohne dessen Zuthun in kürzester Zeit jedes Leben einfach aufhören müsste!

Lektion 26.

Kohlensäure, Luft, Wasser.

Versuchen wir es nun einmal, uns das Wesen der im Naturhaushalt eine so wichtige Rolle spielenden Kohlensäure klar zu machen. Wie wir im vorhergehenden Kapitel gesehen haben, entsteht dieselbe aus kohlenstoffhaltigen Stoffen durch Verbrennen derselben, indem der Sauerstoff der Luft mit dem Kohlenstoff zu einem gasförmigen Körper sich verbindet. Der Chemiker bezeichnet den Kohlenstoff als Carboneum und den Sauerstoff als Oxygenium und bezeichnet diese beiden Stoffe als Grundstoffe oder Elemente, als Stoffe, welche nicht weiter zerlegt werden können, als Stoffe, welche den Körpern als Grundlage dienen. Er bezeichnet ferner die Kohlensäure als eine chemiche Verbindung der beiden Elemente Kohlenstoff (Carboneum) und Sauerstoff (Oxygenium) und giebt dieser chemischen Verbindung eine sogenannte chemische Formel von der Form: CO_2. Die atmosphärische Luft, welche uns umgiebt, besteht ebenfalls aus zwei Grundstoffen oder Elementen, nämlich dem uns jetzt schon bekannten Sauertoff und dem ebenfalls gasförmigen Stickstoff, als Nitrogenium von dem Chemiker bezeichnet. Aber im Gegensatze zur eng geschlossenen chemischen Verbindung, wie wir sie in der Luftart Kohlensäure (CO_2) kennen gelernt haben, die nicht ohne weiteres in ihre beiden Bestandteile wieder auseinanderfällt, haben wir es bei der atmosphärischen Luft mit einem blossen mechanischen Gemenge der beiden luftartigen Stoffe Sauerstoff und Stickstoff zu thun, ohne dass sie sich chemisch vereinigen oder verbinden. Deshalb ist es uns auch erklärlich, dass wir den einen Teil, den Sauerstoff beim Atmen mechanisch hinauspumpen können, und dass die Zusammensetzung eine — wenn auch relativ nur gering — doch immerhin wechselnde ist. Dass diese Differenz in der Zusammensetzung eine im Verhältnis nur geringe ist, das liegt in dem von uns in voriger Lektion geschilderten Vorgange der Regeneration und Reaktivierung des Sauerstoffes aus der Kohlensäure durch die Pflanzen. Die atmosphärische Luft ist also nicht eine chemische Verbindung, sondern nur ein mechanisches Gemenge der beiden Grundstoffe Sauerstoff und Stickstoff. Ganz anders wieder das Wasser. Dem Laien fällt es schwer, das gewöhnliche Wasser als eine chemische Verbindung sich vorzustellen; und doch ist dies der Fall. Dem flüssigen Wasser kann man nicht wie der atmosphärischen Luft einen Teil seiner Bestandteile so ohne weiteres entziehen, dazu

gehören stark wirkende Kräfte, wie wir einer solchen in der sogenannten Elektrolyse begegnen. Es erweist sich das Wasser als eine
reguläre chemische Verbindung, aus den beiden Grundstoffen
Wasserstoff (Hydrogenium) und dem uns schon bekannten Sauerstoff (Oxygenium) bestehend von der chemischen Formel H_2O. Durch
den elektrischen Strom (Elektrolyse) lässt sich das Wasser in diese
beiden Bestandteile zerlegen, und wir werden finden, dass keiner der
beiden Bestandteile in seinen äusseren wie in seinen inneren Eigenschaften dem Verbindungsprodukt Wasser ähnelt. Die beiden Elemente
sind nämlich Luftarten, gasförmig, während das Verbindungsprodukt,
das Wasser, flüssig ist. Wir wollen schon hier uns merken, dass bei
der chemischen Verbindung die einzelnen Teilnehmer vollständig
ihre früheren Eigenschaften verlieren und neue Körper mit vollständig neuen Eigenschaften sich bilden, während bei einem
mechanischen Gemenge (wie bei der Luft) die einzelnen Bestandteile völlig unverändert bleiben und auch äusserlich einzeln nach-
weisbar bleiben.

———

Lektion 27.

Chemie.

Durch die in der vorigen Lektion gegebene Erklärung der unter-
schiedlichen Eigenschaften von mechanischen Gemengen und chemischen
Verbindungen sind wir, ohne es fast zu merken, in das Studium der
Chemie selbst eingetreten. Denn während uns die Physik die
äusseren Eigenschaften der Körper, die Art ihres körperlichen Zu-
sammenhaltes und der äusseren Gestaltsveränderungen erklärt, macht
uns die Chemie mit den inneren, stofflichen Eigenschaften der
Körper, mit ihren einzelnen Bestandteilen und den stofflichen Veränderungen der Körper bekannt. Durch inniges Vermischen fein gepulverten Eisens und Schwefels erreichen wir bei sorgfältigster Arbeit
ein Pulver, das zwar durch eine andere Färbung von den Einzelbestandteilen verschieden ist, in dem wir aber, mit einer guten Lupe bewaffnet,
sowohl den Schwefel, wie auch das Eisen einzeln unterscheiden können.
Stecken wir einen Magneten in das Pulvergemisch, so werden die
feinen Eisenteilchen an dem Magneten sich festsetzen, während das
Schwefelpulver als solches zurückbleibt. Mit anderen Worten, wir
haben es hier mit einem mechanischen Gemenge zu thun, durch

welches die einzelnen Bestandteile stofflich unverändert
und erkennbar bleiben. Ganz anders ist der Vorgang, den wir
beobachten, wenn wir den Schwefel schmelzen und in den schmelzenden
Schwefel das Eisenpulver eintragen. Es entsteht eine braunschwarze
Schmelze, aus welcher wir nach dem Erkalten die beiden Grundstoffe,
Schwefel und Eisen, nicht mehr herausfinden können, denn in der
starken Glühhitze haben sich dieselben zu einem ganz neuen Körper,
dem Schwefeleisen chemisch verbunden. Magnesiumdraht, aus dem
Grundstoff Magnesium, einem mattgrauen Metall, gewonnen, verbrennt
angezündet unter heller weisser Lichterscheinung und hinterlässt ein
weiches, weisses Pulver, welches wir als Magnesiumoxyd oder Magnesia
usta (gebrannte Magnesia) auch in unseren Geschäften führen. Das
metallische Magnesium hat sich beim Verbrennen mit dem Sauerstoff
der Luft chemisch vereinigt zu einer chemischen Verbindung:
Magnesiumoxyd. Bei diesen beiden Vorgängen haben wir es also
— gegenüber den mechanischen Gemengen — mit chemischen Vorgängen zu thun, welche dadurch gekennzeichnet sind, dass bei ihnen
eine stoffliche Veränderung der an dem Verbindungsvorgang
teilnehmenden Körper stattfindet, und dass durch die chemische
Verbindung neue Körper mit völlig neuen stofflichen Eigenschaften gebildet werden, die eine äusserliche Erkennung der
einzelnen Bestandteile nicht mehr ermöglichen.

———

Lektion 28.

Analyse. Elemente.

Der chemische Vorgang, die chemische Verbindung verändert also
die stoffliche Eigenschaft der an der chemischen Verbindung teilnehmenden Körper, so dass die einzelnen Bestandteile äusserlich nicht
mehr wahrnehmbar und erkennbar sind. Trotzdem sind wir wohl in
der Lage, die einzelnen Bestandteile einer chemischen Verbindung festzustellen und zwar durch die Analyse, welche durch Verwertung
bekannter Erscheinungen uns genauen Aufschluss giebt über die Natur
der in dem betreffenden Körper enthaltenen Grundstoffe oder Elemente. Wir sind schon in früheren Lektionen beim Sauerstoff, Kohlenstoff, Wasserstoff und Stickstoff derartigen Grundstoffen oder Elementen
begegnet und wollen auch hier an dieser geeigneten Stelle uns noch-

mals Klarheit verschaffen über das Wesen dieser Grundstoffe. Schwefeleisen, das wir aus geschmolzenem Schwefel und Eisen, Magnesiumoxyd, welches wir aus Magnesiummetall und Sauerstoff entstehen
sahen, sind chemische Verbindungen des Schwefels und Eisens, resp.
des Magnesiums und des Sauerstoffes. Die einzelnen Teilhaber aber,
Schwefel sowie Eisen, Magnesium sowie Sauerstoff, sind einfache
Stoffe, Stoffe, welche sich nicht weiter zerlegen lassen, und alle diese
Stoffe, welche wie Schwefel, Eisen, Magnesium und Sauerstoff nicht
weiter zerlegt werden können, die bezeichnen wir als Grundstoffe
oder Elemente. Für alle diese Grundstoffe hat die Chemie sogenannte
Erkennungsmerkmale herausgefunden, die uns bestimmte Angaben zu
machen im stande sind über das Vorhandensein derselben durch Eintritt von ganz charakteristischen Erscheinungen (Reaktionen), die wir
im Wege der Analyse zu ermitteln im stande sind. Eisensalze geben
mit Gerbsäure einen tiefschwarzen Niederschlag (unsere Tinte), sie
geben ferner mit Blutlaugensalz wunderbar blau gefärbte Niederschläge
(Berliner Blau); Baryumsalze geben mit Schwefelsäure einen kompakten
weissen Niederschlag von Baryum sulfuricum oder Schwerspat.

Mit anderen Worten: Wir sind vermöge der Analyse im stande,
in gegebenen Körpern die einzelnen Urbestandteile zu ermitteln, welche
wir, da wir dieselben durch keine mechanische Kraft oder chemische Einwirkung weiter zerlegen können, als Grundstoffe oder Elemente
bezeichnen. Diese Elemente, von denen wir nun schon einige kennen
gelernt haben, bilden also die Grundlage aller einfachen und aller zusammengesetzten Körper, und wir zählen deren einige 70, von denen
wir die wichtigsten in den nachfolgenden Lektionen näher kennen
lernen werden. Der Chemiker bezeichnet dieselben durch sogenannte
Symbole, den Anfangsbuchstaben der lateinischen Benennungen derselben; so wird z. B:

<blockquote>
Wasserstoff, lat. Hydrogenium mit dem Symbol H,
Sauerstoff, lat. Oxygenium   „   „   „   O,
Stickstoff, lat. Nitrogenium   „   „   „   N,
Kohlenstoff, lat. Carboneum   „   „   „   C,
Chlor, lat. Chlorum   „   „   „   Cl,
</blockquote>

bezeichnet.

Lektion 29.

Atom. Molekül.

Die gesamten chemischen Verbindungen, so kompliziert sie sich auch präsentieren, bauen sich durch einfaches Zusammenfügen oder durch Austausch von Elementen auf, und bedürfen wir zur Erklärung der chemischen Vorgänge einer Theorie, welche uns die Art der chemischen Vereinigung der Elemente, resp. die Art der Zersetzungen auch rechnerisch klar macht. Wie bei jeder Rechnungsart, so bedürfen wir auch hier gewisser Grössenverhältnisse, welche eine vergleichende Rechnungsarbeit ermöglichen. Zu diesem Zwecke sind die kleinsten Teilchen ermittelt worden, mit welchen sich jedes Element an chemischen Verbindungen beteiligt. Man hat gefunden, dass sämtliche Elemente in ganz bestimmten kleinsten Mengen an chemischen Verbindungen teilnehmen, und zwar der Wasserstoff mit der relativ kleinsten Gewichtsmenge, weshalb man den Wasserstoff als Grundlage oder Einheit für die übrigen Elemente angenommen hat. So ergiebt sich denn, dass das Element Wasserstoff stets mit der Gewichtsmenge von 1, Sauerstoff stets mit der Gewichtsmenge von 16, Stickstoff von 14, Kohlenstoff von 12, an chemischen Verbindungen sich beteiligt, und man hat diese denkbar kleinsten Mengen der betreffenden Elemente als Atome bezeichnet. Der denkbar kleinste Teil eines Elementes ist also ein Atom, dessen Grösse wir zwar nicht so ohne weiteres definieren können; es ist gewissermassen ein Begriff; wir haben aber in der chemischen Formel, resp. in dem Symbol eine Bezeichnungsart, die uns den leeren Begriff etwas besser ausfüllt. So deutet das Symbol H z. B. nicht nur auf das Element Wasserstoff, das Symbol O nicht nur auf das Element Sauerstoff hin, sondern beide Bezeichnungsarten sind gleichzeitig Angaben für bestimmte Grössenverhältnisse, für das resp. Atom des betreffenden Elementes, für den denkbar kleinsten Teil desselben. Im freien Zustande aber ist wieder solch ein Atom nicht denkbar, es müssen da immer zwei oder mehr Atome vereinigt sein, deren Vereinigungsgrösse als Molekül bezeichnet wird; ebenso ist die kleinste Menge einer chemischen Verbindung ebenfalls 1 Molekül, zusammengesetzt aus zwei oder mehreren Atomen verschiedener Elemente.

So besteht 1 Molekül des Elementes Wasserstoff aus 2 Atomen H, (HH),

1 Molekül des Elementes Sauerstoff aus 2 Atomen O (OO),
1 Molekül des Elementes Chlor aus 2 Atomen Cl (ClCl),
1 Molekül der Verbindung Chlorwasserstoff (HCl) aus 1 Atom H und 1 Atom Cl.

Wenn wir uns diese Aufzeichnung genau ansehen, wird uns bald der Begriff des sogenannten Atoms und Moleküls klarer werden. Es ist das der schwierigste Teil der chemischen Demonstrationen, doch soll der junge Anfänger sich ja nicht abschrecken lassen, wenn er die Sache nicht gleich auf den ersten Anhieb versteht. Alle nachfolgenden Beispiele und Ausführungen helfen Schritt für Schritt weiter, also nur Mut!

Auch ohne uns schon jetzt in die schweren Probleme der chemischen Verbindungsvorgänge hinein zu stürzen, wollen wir, um die Definition des Atoms und des Moleküls besser sitzend zu machen, ein Beispiel der Darstellung chemischer Vorgänge anführen.

Das Element Wasserstoff (H) und das Element Chlor (Cl) bilden vereinigt die gasförmige Verbindung Chlorwasserstoff, welcher, in Wasser geleitet, unsere Salzsäure darstellt. Der chemische Vorgang bei dieser Verbindung ist folgender:

1 Molekül Wasserstoff (die kleinste freie Menge), aus 2 Atomen (den denkbar kleinsten Teilen) H bestehend, vereinigt sich mit 1 Molekül Chlor, aus 2 Atomen Cl bestehend, zu 2 Molekülen HCl; oder

1 Molekül = 2 Atomen Wasserstoff
                +
1 Molekül = 2 Atomen Chlor

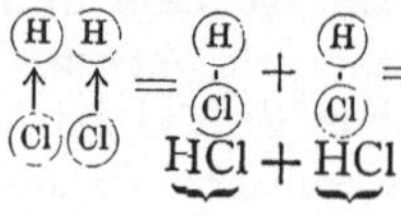

$$\text{(H)(H)} \uparrow\uparrow \atop \text{(Cl)(Cl)} \; = \; \text{(H)} \atop \text{(Cl)} \; + \; \text{(H)} \atop \text{(Cl)} \; = \; 2 \text{ Mol. HCl.}$$

HCl + HCl

<hr>

Lektion 30.

Wertigkeit der Elemente I.

Der Verbindungsvorgang von Wasserstoff und Chlor, den wir in der vorigen Lektion uns in chemischen Formeln klar zu machen versucht haben, hat uns gezeigt, dass wir nicht je 1 Atom von Wasserstoff (H) und von Chlor (Cl), sondern je 1 Molekül in Angriff genommen haben, da dies der denkbar kleinste Teil eines Elementes in freiem Zustande darstellt. Wir haben uns aber auch gewissermassen zeichnerisch klar gemacht, dass jedes Molekül der beiden Elemente sich bei dem Verbindungsvorgange in seine kleinsten Teilchen oder

Atome spaltet, und dass diese Atome des einen Elementes mit den Atomen des anderen Elementes zusammenzugelangen streben, sich chemisch zu verbinden bemüht sind, und zwar zu Molekülen. An chemischen Verbindungen beteiligen sich also die Elemente mit der Menge ihres Moleküls, während den kleinsten Teilchen derselben, den Atomen, die chemische Einwirkung zusteht. Die Verbindung der betreffenden Atome ergiebt wieder Moleküle.

Z. B.
$$\text{1 Mol. (H)(H)} \atop \text{1 Mol. (Cl)(Cl)} \quad + \quad \uparrow + \uparrow \quad = HCl + HCl = 2 \text{ Moleküle } HCl.$$

Nicht immer aber ist die Einwirkung der Element-Moleküle aufeinander eine so einfache, wie das oben angeführte Beispiel der Einwirkung von Wasserstoff und Chlor. Die Moleküle mancher Elemente erfordern die doppelte, dreifache, ja vierfache Anzahl von Molekülen Wasserstoff, um damit dauernde, befriedigte chemische Verbindungen zu bilden.

Zur Erklärung dieser Vorgänge wollen wir einige Beispiele anführen:

Die Verbindung HCl (Chlorwasserstoff) besteht aus 1 Atom H und 1 Atom Chlor; diese Verbindung nennen wir eine befriedigte oder gesättigte, da ein weiteres H-Atom, oder 1 weiteres Cl-Atom sich nicht damit zu verbinden vermögen; sie werden ohne weiteres zurückgewiesen oder abgestossen vom HCl. Anders die Verbindung von 1 Atom Wasserstoff und 1 Atom Sauerstoff, vom Chemiker HO geschrieben, welches wir in der verdoppelten Grösse als H_2O_2 in Wasser gelöst als Wasserstoffsuperoxyd in unseren Geschäften führen. Diese Verbindung H_2O_2 ist sehr wenig beständig. Wir sehen, dass der Kork, welcher der Flasche von Wasserstoffsuperoxyd aufsitzt, in kürzester Zeit gebleicht und leicht geätzt wird, dass naturfarbene Schwämme, in die Lösung gelegt, ebenfalls gebleicht werden, und zwar, weil das 2. Sauerstoffatom aus der Verbindung H_2O_2 entweicht; der entweichende, frei werdende Sauerstoff wirkt auf 'die pflanzliche Schwammfaser bleichend, das übrig bleibende Produkt aber ist uns noch besser bekannt; es stellt die chemische Verbindung H_2O dar, unser bekanntes Wasser, welches eine voll befriedigte Verbindung darstellt, während die Verbindung H_2O_2 als eine lockere oder unbefriedigte zu bezeichnen ist. Wir lernen daraus, dass ein einziges Sauerstoffatom (O) zu seiner vollen Befriedigung nicht 1, sondern 2 Wasserstoffatome (2 H oder H_2) bedarf, um eine gesättigte chemische Verbindung, H_2O (Wasser) zu bilden.

Die Verbindungen von 1 Atom des Elementes Stickstoff (Nitrogenium, N), mit 1 Atom Wasserstoff (= NH) und 2 Atomen H (= NH$_2$) sind ebenfalls ungesättigte; erst die Verbindung von 1 Atom N und 3 Atomen H = NH$_8$, das Ammoniak (wie es uns als Lösung im Liquor Ammonii caustici, im Salmiakgeist entgegentritt), ist vollständig gesättigt; das Stickstoffatom bedarf also zu seiner vollen Sättigung 3 Wasserstoffatome.

Ebenso sind die Verbindungen von 1 Atom Kohlenstoff, (Carboneum, C) mit 1, resp. 2, resp. 3 Wasserstoffatomen ebenfalls ungesättigt; erst durch Zutritt von noch einem 4. Wasserstoffatom wird eine vollständig gesättigte Verbindung, das sogenannte Sumpfgas, CH$_4$ gebildet. Es braucht also das Kohlenstoffatom 4 Wasserstoffatome zur vollen Befriedigung seiner Verbindungsfähigkeit.

<hr>

Lektion 31.

Wertigkeit der Elemente II.

Das an den 4 Beispielen: Chlorwasserstoff HCl,

Wasser   H$_2$O,

Ammoniak H$_3$N oder NH$_3$

u. Sumpfgas H$_4$C od. CH$_4$

illustrierte Vermögen der verschiedenen Elemente, zur Erzielung gesättigter Verbindungen einer recht verschieden grossen Anzahl von Wasserstoffatomen zu bedürfen, hat zu der Erkenntnis geführt, dass jedem Element ein bestimmter Wert beizulegen ist, der in der Bindungsfähigkeit von so und so vielen Wasserstoffatomen einen bestimmten schätzenden Ausdruck gefunden hat. Im Verhältnis dieser Wertigkeit verbinden sich nun stets die Elemente und hat man als schätzende Einheit die Wertigkeit des Wasserstoffes angenommen, dessen Wertigkeit also gleich 1 gesetzt, und ebenso die dem Wasserstoff gleichwertigen Elemente als 1 wertige bezeichnet.

Zu den 1 wertigen Elementen gehören ausser Wasserstoff noch die Elemente:

Chlor (Cl), Jod (J), Brom (Br), Natrium (Na), Kalium (Ka), Lithium (Li) und Silber (Ag).

Zu den 2 wertigen Elementen gehören:

Sauerstoff (O), Schwefel (S), Calcium (Ca), Baryum (Ba), Strontium (Sr), Magnesium (Mg), Zink (Zn), Kupfer (Cu) und Quecksilber (Hg).

Zu den 3 wertigen Elementen gehören:

Stickstoff (N), Phosphor (Po), Bor (Bo), Gold (Au), Arsen (As), Antimon (Sb), und Wismut (Bi).

Zu den 4 wertigen Elementen gehören:

Kohlenstoff (C), Kiesel (Si), Blei (Pb), Zinn (Sn), Aluminium (Al), Chrom (Cr), Mangan (Mn) und Eisen (Fe).

Den Grad der Wertigkeit bezeichnet man durch lateinische Zahlen über dem Symbol des betreffenden Elementes, z. B.:

Wasserstoff $= H^I$, Sauerstoff $= O^{II}$, Stickstoff $= N^{III}$, Kohlenstoff $= C^{IV}$.

Die Erklärung dieser verschieden grossen Wertigkeit der Elemente ist in der verschieden grossen Dichtigkeit der resp. Element-Atome zu suchen. Man muss sich die Raumgrösse aller Atome als gleich grosse vorstellen, die Dichtigkeit des Stoffes der minderwertigen Elemente ist aber weniger gross, der Stoff weniger kompakt als die Stoffmasse eines mehrwertigen Elementes, so dass der Atom, raum eines 2 wertigen Element-Atoms erst durch zwei 1 wertige, der Atomraum eines 3 wertigen durch drei 1 wertige, der eines 4 wertigen Element-Atoms durch vier 1 wertige Element-Atome ausgefüllt wird, und zwar durch Verdichtung oder Zusammenpressung der minderwertigen Element-Atome.

Aus dieser Verdichtung erklärt sich auch die Thatsache, die durch Untersuchung festgestellt ist, dass als Resultat der Verbindung eines Moleküls eines mehrwertigen Elementes mit den vielfachen Molekülen eines minderwertigen Elementes stets nur 2 Moleküle der neugebildeten Verbindung sich ergeben; es hat eben eine Verdichtung auf den Grössenraum von 2 Molekülen des dichteren Elementes stattgefunden.

Auch hier wird eine zeichnerische Erklärung uns den Verdichtungsvorgang klar machen:

Wie wir im Eingange unserer chemischen Ausführungen gelernt haben, beteiligen sich die Elemente mit der Grösse ihrer Moleküle (aus 2 Atomen bestehend) an den Vorgängen der chemischen Verbindung, wobei sich die Moleküle jeden Elementes in ihre Atome spalten, welche auf die Atome des anderen Elementes losgehen und mit denselben Moleküle einer chemischen Verbindung bilden, z. B:

1) 1 Molekül Chlor und 1 Molekül Wasserstoff ergeben 2 Moleküle Chlorwasserstoff oder

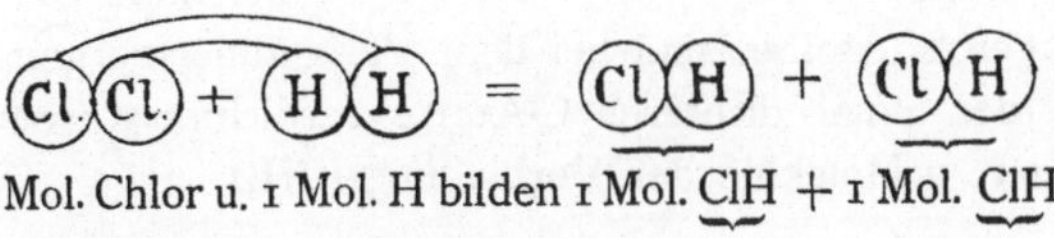

$$\text{(Cl)(Cl)} + \text{(H)(H)} = \text{(Cl)(H)} + \text{(Cl)(H)} = 2 \text{ Moleküle } \underline{ClH}$$

1 Mol. Chlor u. 1 Mol. H bilden 1 Mol. ClH + 1 Mol. ClH = 2 Mol. ClH

Es findet hier, da beide Elemente H und Cl 1 wertig sind, eine einfache Addition, keine Verdichtung statt, da die Atomgrösse, resp. Dichtigkeit beider gleich.

Anders bei folgendem Vorgange:

$$1 \text{ Molekül O} + 2 \text{ Molekül H} = 2 \text{ Moleküle OH}_2 \text{ (oder H}_2\text{O)}$$

1 Mol. O u. 2 Mol. H bilden: 2 Moleküle OH_2 oder 2 Mol. H_2O.

Jedes Molekül H_2O oder Wasser besteht danach aus 2 Atomen Wasserstoff H und 1 Atom Sauerstoff O. Es sind die zwei einwertigen H-Atome auf die Grösse des kompakteren 2 wertigen O-Atoms zusammengepresst und dadurch die 3 Moleküle (1 O Molekül + 2 H Moleküle) auf die Raumgrösse von 2 Molekülen verdichtet worden.

Ferner:

$$1 \text{ Molekül N} + 3 \text{ Molekül H} = 2 \text{ Moleküle NH}_3$$

1 Mol. N u. 3 Mol. H bilden: 2 Moleküle NH_3.

Die 3 minder dichten H-Atome sind bei dem Vorgange der Verbindung auf die Raumgrösse des 3 mal dichteren N-Atoms verdichtet worden; das Resultat ist wieder: 2 Verbindungsmoleküle.

Endlich:

$$1 \text{ Molekül C} + 4 \text{ Molekül H} = 2 \text{ Moleküle CH}_4$$

1 Mol. C u. 4 Mol. H bilden: 2 Moleküle CH_4.

Die vier 1 wertigen H-Atome sind bei dem Verbindungsvorgange auf die Raumgrösse des 4 mal dichteren C-Atoms verdichtet worden; das Resultat ist wieder: 2 Moleküle der Verbindung (CH_4).

Dem Schüler möchte ich raten, die bei obigen 4 Verbindungsvorgängen gegebenen schriftlichen Notizen unter und über den
Formeln und Kreisen zuzudecken, und zu versuchen, aus den Zeichen
und Formeln den Vorgang selbst zu definieren; es wird ihm da bald
das Verständnis für die immerhin schwierige Materie sozusagen von
selbst kommen. Deshalb also nochmals die Mahnung, nicht beim ersten
Anhieb zurückzuweichen!

Lektion 32.

Substitution. Atomgewicht. Molekulargewicht.

In der vorigen umfangreichen Lektion, die eines der schwierigsten
Kapitel der chemischen Wissenschaft umfasst, ist die verschieden grosse
Wertigkeit der einzelnen Elementatome in ausführlichster Weise besprochen worden, und wollen wir hier anreihend eine kurze Erklärung
der sogenannten „Substitutions-Theorie" geben, welche der
modernen Chemie zu Grunde gelegt ist. Nach der Substitutions-
oder Ersetzungs-Theorie können gleichwertige Element-
Atome einander in chemischen Verbindungen ersetzen
oder für einander eintreten (substituieren).

Danach kann
1) ein 1 wertiges Element durch ein anderes 1 wertiges Element,
2) ein 2 wertiges Element durch ein anderes 2 wertiges oder
   zwei 1 wertige Elemente,
3) ein 3 wertiges Element durch ein anderes 3 wertiges, oder
   durch ein 2 wertiges und ein 1 wertiges Element, oder durch
   drei 1 wertige Elemente,
4) ein 4 wertiges Element durch ein anderes 4 wertiges, oder
   durch zwei 2 wertige, oder durch ein 3 wertiges und ein
   1 wertiges, oder durch vier 1 wertige Elemente ersetzt oder

substituiert werden. So kann z. B. in der Verbinduug HCl, Chlorwasserstoff, das 1 wertige H-Atom durch das ebensfalls 1 wertige Natrium-
Atom (Na) ersetzt werden, wodurch das uns wohlbekannte Kochsalz
NaCl gebildet wird; in der chemischen Verbindung Wasser, H_2O, kann
ein 1 wertiges H-Atom ebenfalls durch das 1 wertige Na-Atom ersetzt
werden, wodurch das uns gut bekannte Ätznatron oder Seifenstein
NaHO gebildet wird. Diese Ersetzung also durch gleichwertige Ele-

mente wird als Substitution bezeichnet und werden durch diese Theorie die Vorgänge der chemischen Verbindung uns namentlich rechnerisch — in Formeln — ungemein klar und verständlich gemacht, wie wir dies in einem späteren Kapitel bez. der Bildung der Salze so recht erfahren werden. Eine andere Verschiedenheit der einzelnen Elemente, wie wir solcher schon im Eingange unserer chemischen Erklärungen begegnet sind, wollen wir hier etwas ausführlicher besprechen, es ist dies die verschieden grosse kleinste Gewichtsmenge, mit der jedes Element an chemischen Verbindungen sich beteiligt. Man nennt diese ganz bestimmte kleinste Gewichtsmenge, mit der ein jedes Element an chemischen Verbindungen sich beteiligt, das Atomgewicht des betr. Elementes. Man hat gefunden, dass das Element Wasserstoff, H, stets in einer Gewichtszahl von 1, der Sauerstoff, O, stets mit der Gewichtszahl von 16, der Schwefel, S, stets in der Gewichtszahl von 32, das Element Chlor, Cl, stets mit der Gewichtszahl von 35,5, — resp. jedes einzelne eventuell in der 2fachen, 3fachen u. s. w. Anzahl von obigen Gewichtsmengen — in den respektiven Verbindungen vertreten ist, und man sagt deshalb, der Wasserstoff hat ein Atomgewicht von 1, der Sauerstoff ein solches von 16, der Schwefel ein solches von 32 u. s. w., und können wir vermittelst der Kenntnis der Atomgewichte uns klar machen, welche Gewichtsmengen der einzelnen Elemente in chemischen Verbindungen enthalten sind. Wenn man nämlich die Atomgewichte des Moleküls (kleinsten Teils) einer chemischen Verbindung addiert, so erhält man durch diese Addition das sogenannte Molekulargewicht der Verbindung und kann daraus die in dem Verbindungs-Molekül befindliche Menge jedes Elementes prozentualiter bestimmen. Das Molekül Wasser H_2O besteht aus 2 Atomen oder 2 Gewichtsteilen Wasserstoff und 1 Atom oder 16 Gewichtsteilen Sauerstoff, addiert erhält man die Zahl 18, d. i. das Gewicht des Moleküls H_2O, oder das Molekulargewicht des Wassers. In 18 Gewichtsteilen H_2O sind also enthalten 2 Gewichtsteile Wasserstoff und 16 Gewichtsteile Sauerstoff.

Das Molekül Chlorwasserstoff HCl besteht aus 1 Atom oder 1 Gewichtsteil Wasserstoff und 1 Atom oder 35,5 Gewichtsteilen Chlor; beides addiert ergiebt die Zahl 36,5; dies ist das Molekulargewicht der HCl. In 36,5 Gewichtsteilen Chlorwasserstoff, HCl, sind also enthalten 1 Gewichtsteil Wasserstoff und 35,5 Gewichtsteile Chlor. Diese Berechnungsart wird als stöchiometrische bezeichnet, und bedienen sich die Chemiker derselben, um die notwendigen Gewichtsmengen der einzelnen Zuthaten bei Herstellung von Präparaten genau berechnen zu können.

Lektion 33.

Einteilung der Elemente.

Um eine bessere Übersicht über die verschiedenen Elemente oder Urstoffe uns zu verschaffen, wollen wir hierunter eine Tabelle der wichtigsten Elemente folgen lassen unter Beifügung ihrer Symbole, der Angabe der Wertigkeit und der Atomgewichte.

Zur Orientierung wollen wir hier schon anführen, dass man die Elemente in zwei grosse Gruppen einteilt und zwar in Nichtmetalle oder Metalloide und in Metalle. Der Unterschied beider Arten liegt nicht nur in der metallähnlichen oder nichtmetallähnlichen äusseren Beschaffenheit, sondern hauptsächlich in dem chemischen Verhalten der Elemente gegen den Sauerstoff, und werden wir bei dem Kapitel: Basen und Säuren näher darauf zurückkommen. Eine weitere Einteilung der Metalle sondert dieselben in Leichtmetalle, welche ein spezifisches Gewicht bis zu 5 aufweisen und in Schwermetalle mit höherem spezifischen Gewicht. Die Leichtmetalle wiederum werden eingeteilt in Alkalimetalle (Kalium, Natrium, Lithium)

in alkalische Erdmetalle (Calcium, Barium, Strontium) und

in Erdmetalle (Aluminium und Magnesium).

Die Schwermetalle endlich werden unterschieden in edle Metalle und unedle Metalle; während die ersteren durch den Sauerstoff der Luft nicht angegriffen werden (Gold, Silber, Quecksilber und Platin gehören zu den edlen Metallen), werden die übrigen — unedlen Metalle — leicht vom Sauerstoff angegriffen — oxydiert.

Hierunter erfolgt nunmehr die Aufzählung der wichtigsten Elemente nach den oben gegebenen Einteilungen.

I. Metalloide oder Nichtmetalle.

Wasserstoff, Hydrogenium, H^I, Atomgewicht =	1.	
Brom, Bromum, Br^I,	„	80.	einwertige
Chlor, Chlorum, Cl^I,	„	35,5	Metalloide.
Jod, Jodum, J^I,	„	127	
Fluor, Fluorum, Fl^I,	„	19	

---

[1]) Arsen, Antimon und Wismut werden ihrer chemischen Eigenschaften wegen sowohl zu den Metallen wie auch Metalloiden gerechnet, wir haben dieselben des leichteren Begriffes wegen aber bei den Metallen beibehalten.

Sauerstoff, Oxygenium, O^{II},	Atomgewicht $=$	16	zweiwertige
Schwefel, Sulfur, S^{II},	„	32	Metalloide.
Bor, Borum, Bo^{III},	„	11	
Phosphor, Phosphorus, P^{III},	„	31	dreiwertige Metalloide.
Stickstoff, Nitrogenium, N^{III},	„	14	
Kiesel, Silicium, Si^{IV},	„	28	vierwertige
Kohlenstoff, Carboneum, C^{IV},	„	12	Metalloide.

II. Metalle.

a) Leicht-Metalle.

Kalium, Kalium, Ka^{I},	Atomgewicht $=$	39	einwertige
Natrium, Natrium, Na^{I},	„	23	Leicht-Metalle.
Lithium, Lithium, Li^{I},	„	7	
Calcium, Calcium, Ca^{II},	„	40	
Baryum, Baryum, Ba^{II},	„	137	zweiwertige
Magnesium, Magnesium, Mg^{II}	„	24	Leicht-Metalle.
Strontium, Strontium, Sr^{II}	„	87,5	
Aluminium, Aluminium, Al^{IV}	„	27,5	vierwertiges Leicht-Metall.

b) Schwer-Metalle.

Unedle.

Blei, Plumbum, Pb^{II}	Atomgewicht $=$	207	
Cadmium, Cadmium, Cd^{II}	„	112	
Chrom, Chromium Cr^{II}	„	52,5	zweiwertige
Kupfer, Cuprum, Cu^{II}	„	63	unedle
Zink, Zincum, Zn^{II}	„	65	Schwermetalle.
Zinn, Stannum, Sn^{II}	„	118	
Antimon, Stibium, Sb^{III}	„	122	dreiwertige
Arsen, Arsenium, As^{III}	„	75	unedle
Wismut, Bismuthum, Bi^{III}	„	208	Schwermetalle.
Kobalt, Cobaltum, Co^{IV}	„	59	vierwertige
Eisen, Ferrum, Fe^{IV}	„	56	unedle
Mangan, Manganum, Mn^{IV}	„	55	Schwermetalle.
Nickel, Niccolum, Ni^{IV}	„	59	

Edle Schwermetalle.

Silber, Argentum, Ag^I	Atomgewicht $= 108$,	einwertiges edles Metall.
Quecksilber, Hydrargyrum, Hg^{II}	„ 200,	zweiwertiges edles Metall.
Gold, Aurum, Au^{III}	„ 196,	dreiwertiges edles Metall.
Platin, Platinum, Pt^{IV}	„ 194,5,	vierwertiges edles Metall.

Lektion 34.

Chemische Verbindung. Oxydation. Reduktion.

Nachdem wir uns so über das Wesen und die darauf gegründete Einteilung der Elemente genügend unterrichtet haben, wollen wir nunmehr die Art der Einwirkung dieser Urstoffe auf einander und ihre Vereinigung zu chemischen Verbindungen uns klar zu machen versuchen.

Um diese chemische Einwirkung der Elemente aufeinander überhaupt eintreten zu lassen, bedarf es vor allem einer Anziehungskraft der betr. Elemente zu einander, die man als chemische Verwandtschaft bezeichnet. Ferner bedarf es zur Einleitung der chemischen Verbindung einer Verflüssigung oder Vergasung der betr. Körper, falls dieselben diese Form des Dichtigkeitszustandes noch nicht besitzen; nur im flüssigen oder gasförmigen Zustande können die Elemente zu einer chemischen Verbindung sich vereinigen. Der Vorgang selbst der Vereinigung zu einer chemischen Verbindung geschieht entweder durch einfaches Zusammentreten der Atome mehrerer Elemente unter Bildung eines neuen Körpers — Addition — oder durch Umtausch der Elemente, durch Substitution.

So bilden z. B.

Wasserstoff (H), und Chlor, (Cl) durch Addition die Chlorwasserstoffsäure;

$$H + Cl = HCl. \qquad\qquad HCl,$$

dagegen bildet sich aus

Zink, Zn^{II}, (2 wertiges Element) und $2 \times$ Chlorwasserstoff (2 HCl) durch Substitution:

das Chlorzink ($ZnCl_2$) und Wasserstoff (H)

(chemische Formel): $Zn^{II} + 2\,HCl = ZnCl_2 + 2\,H.$

Der Vorgang der chemischen Verbindung vollzieht sich stets, der Wertigkeit der betr. Elemente entsprechend, in ganz bestimmter Mengenzahl der betr. Elementatome; und zwar entstehen bei gleichwertigen Atommengen gesättigte Verbindungen, bei nicht ausgeglichener Wertigkeit aber ungesättigte Verbindungen, die stets noch zu weiterer Atomaufnahme befähigt sind. Verbinden sich Elemente in verschiedenen Verhältnismengen mit einander, so geschieht das stets in der so und sovielfachen Anzahl ihrer Atommenge, also stets in ganzen Atomen.

Wir sagten oben, dass es zur Eingehung einer chemischen Verbindung stets einer Anziehungskraft oder chemischen Verwandtschaft der betreffenden Elemente bedürfe. Diese chemische Verwandtschaft ist besonders gross bei einem uns schon aus früheren Lektionen wohlbekanntem Element, dem in der Luft vorhandenen Sauerstoff. Während der andere Teilhaber der atmosphärischen Luft, der ebenfalls gasförmige Stickstoff (Nitrogenium, N,) eine ziemliche Teilnahmslosigkeit an chemischen Verbindungsvorgängen zeigt, zeichnet sich der Sauerstoff (Oxygenium, O) durch eine um so grössere Thätigkeit bei allen chemischen Prozessen aus. Es giebt ausser dem Element Fluor wohl kaum ein Element, von dem wir nicht mindestens eine Verbindung mit Sauerstoff, sehr häufig aber mehrere derselben kennen. Von seinem lateinischen Namen Oxygenium abgeleitet, werden die Verbindungen des Sauerstoffs mit anderen Elementen als Oxyde bezeichnet und der Vorgang der chemischen Verbindung mit Sauerstoff als Oxydation.

z. B. 2 Atome des 1wertigen Elementes Natrium (Na₂) verbinden sich mit 1 Atom Sauerstoff (O) zu Natriumoxyd Na_2O.

1 Atom des 2wertigen Elementes Calcium (Ca) verbindet sich mit 1 Atom Sauerstoff (O) zu Calciumoxyd, CaO.

Während die gesättigten Verbindungen des Sauerstoffs mit anderen Elementen kurzweg Oxyde genannt werden, werden die niedrigeren, ungesättigten Sauerstoffverbindungen als Oxydule oder Suboxyde, dagegen die übersättigten als Superoxyde bezeichnet.

Eine eigenartige Ausnahme von den geschilderten Bezeichnungsarten machen die Sauerstoffverbindungen der Elemente Kohlenstoff (Carboneum C) und Schwefel (Sulfur S.), und wollen wir dieselben gewissermassen als Ausnahmen den übrigen hier voranstellen.

Von Verbindungen des Kohlenstoffs mit Sauerstoff kennen wir zwei: 1) die ungesättigte, aber doch als Kohlenstoffoxyd bezeichnete Verbindung CO, welche bei ungenügendem Luftzutritt zur brennenden Kohle entsteht und 2) die gesättigte, als Kohlenstoffdioxyd vom Chemiker bezeichnete Sauerstoffverbindung, als Kohlensäure CO_2 uns schon bekannt.

Von den Verbindungen des Schwefels mit Sauerstoff wollen wir die normale — als Monothionige Säure (SO) bezeichnet — nur kurz erwähnen, da sie uns in der drogistischen Praxis kaum interessiert; dagegen verlangen zwei stärkere Sauerstoffverbindungen des Schwefels unser Interesse, nämlich

1) das sogenannte Schwefeldioxyd (SO_2), welches die Grundlage unserer schwefligen Säure bildet, und welches auch als Schwefligsäure = Anhydrid bezeichnet wird, sowie

2) das sogenannte Schwefeltrioxyd (SO_3) (auch als Schwefelsäure-Anhydrid bezeichnet), welches die Grundlage unserer wohlbekannten Schwefelsäure bildet.

Im grossen und ganzen aber kommen wir mit der Bezeichnung als Oxyde für die normalen oder gesättigten Sauerstoffverbindungen der Elemente durch und teilen, der Einteilung der Elemente entsprechend, die Oxyde ein in Metalloidoxyde und Metalloxyde.

Anschliessend an die Lehre von der Oxydation, des Verbindungsvorgangs von Elementen mit Sauerstoff, wollen wir noch kurz eines chemischen Vorganges gedenken, der gewissermassen ein Gegenstück zur Oxydation bildet, das ist die sogenannte Reduktion, welche in einer Entziehung des Sauerstoffs aus sauerstoffhaltigen Verbindungen besteht. Man bedient sich der Reduktion speziell zur Entziehung des Sauerstoffs aus Metalloxyden, indem man dieselben durch Glühen mit Kohle vom Sauerstoff befreit. So werden in den Zink- und Eisenhütten die bergmännisch gewonnenen Eisenoxyde (Eisenstein) resp. Zinkoxyde (Galmei) durch Glühen mit Kohle in metallisches Eisen resp. Zink umgewandelt, indem die Kohle die Entfernung des Sauerstoffs und dadurch die Reduktion der Metalloxyde in Metalle bewirkt. Ganz ähnlich wirkt auch das gasförmige Element Wasserstoff, indem es aus glühenden Metalloxyden den Sauerstoff herausnimmt und mit diesem Wasser (H_2O) bildet, während die betr. Metalle sich rein abscheiden. So wird aus glühendem Eisenoxyd durch Einwirkung von darüberströmendem Wasserstoffgas ein feines metallisches Eisenpulver, das Ferrum hydrogenio reductum hergestellt.

Lektion 35.

Säuren und Basen.

Langsam aber sicher nähern wir uns immer mehr dem uns vorgesteckten Ziele der Erklärung der chemischen Vorgänge bezüglich der Bildung all der mannigfachen uns interessierenden Körper resp. Chemikalien, die wir kurzweg als Salze benennen. Die Anzahl derselben ist eine ungeheuer grosse, ihre Bildung aber ist im Grunde genommen stets dieselbe, da sie alle aus der Vereinigung von sogenannten Säuren und Basen hervorgehen.

Wesentlich der chemischen Eigenschaften wegen, sagten wir bei Aufführung der einzelnen Elemente, werden dieselben in sogenannte Metalloide oder Nichtmetalle und in Metalle eingeteilt, und wir können das jetzt nun näher präzisieren dahin, dass wesentlich die Eigenschaften der Sauerstoffverbindungen, der Oxyde, für diese Einteilung bestimmend sind, da die Metalloidoxyde den sogenannten Sauerstoffsäuren, dagegen die Metalloxyde den sogenannten Basen als Grundlage dienen. Auch hier wird uns die Vorführung sogenannter Formeln wesentlich helfen zur Herbeiführung eines vollen Verständnisses für diese, zuerst sehr kompliziert erscheinenden Vorgänge.

Nehmen wir einmal wieder das unter den Metalloiden aufgeführte Element Kohlenstoff (Carboneum C) uns heraus und bilden das Oxyd desselben, und zwar, da sich dies leichter macht, das sogenannte Kohlenstoffdioxyd:

1 Atom Kohlenstoff, Carboneum C^{IV}, verbindet sich mit 2 Atomen Sauerstoff O^{II} zu 1 Molekül CO_2;

$$C + 2\,O = CO_2$$

Kohlenstoff(di)oxyd oder Kohlensäure.

Ein ferneres Beispiel:

Das ebenfalls unter den Metalloiden aufgeführte Element Schwefel (S) bildet mit Sauerstoff mehrere Oxyde, darunter auch das Schwefeltrioxyd SO_3.

$$S + 3\,O = SO_3. \quad \text{(Schwefeltrioxyd oder Schwefelsäure.)}$$

Beide Oxyde, sowohl das Kohlenstoffoxyd, wie das Schwefeloxyd bilden nach unseren obigen Ausführungen die Grundlagen von Säuren, denn die wässerigen Lösungen derselben schmecken sauer, ferner röten dieselben blaues Lackmuspapier, und dieser Eigenschaften wegen werden dieselben vom Chemiker als Säuren bezeichnet.

Anders die Oxyde von Metallen:

Das Element Natrium ist ein weisses, weiches Metall, welches, an der Luft liegend, sich bald mit einer gelbgrauen Decke — vom Chemiker als Natriumoxyd definiert — überzieht.

$$2\,Na^I + O^{II} = \underbrace{Na_2\,O}\ \text{(unser Ätznatron)}.$$

Ebenso bildet das Element Calcium (Ca) mit Sauerstoff (O) eine chemische Verbindung, das Calciumoxyd (unser Ätzkalk).

$$Ca^{II} + O^{I} = \underbrace{CaO}.$$

(Man beachte bei all diesen Formeln die Angabe der Wertigkeit der Elemente, die nur bei C. und S. scheinbar nicht respektiert wird.)

Löst man die gebildeten erwähnten Metalloxyde, das Natriumoxyd wie das Calciumoxyd, in Wasser (H_2O) auf, so wird man finden, dass die betreffenden Lösungen nicht sauer, sondern laugig schmecken, dass dieselben rotes Lackmuspapier blau werden lassen, und wir bezeichnen diese Eigenschaften als basische, die Oxydverbindungen selbst aber als Basen. Sie haben diesen Namen deshalb erhalten, weil sie die Grundlage oder Basis abgeben für die Bildung von Salzen, denn beide — Säuren und Basen — bilden durch Vereinigung Salze.

Lektion 36.

Hydroxyde. Säuren und Basen.

Bevor wir uns aber der Bildung der Salze selbst zuwenden, müssen wir, um uns überzeugend, sozusagen bildlich, die Sache klar zu machen, den chemischen Vorgang der Bildung der Säuren und Basen uns in Formeln vergegenwärtigen; dazu bedürfen wir der Erklärung der von den heutigen Chemikern allgemein angenommenen Bildung der sogenannten Hydroxyde. Durch Hinzufügen von Wasser werden nach dieser Annahme die betreffenden Oxyde nicht nur darin gelöst, sondern es geht eine ziemlich komplizierte chemische Verbindung dabei vor sich, indem nämlich 1 Molekül H_2O (wir schreiben jetzt schon flott für Wasser H_2O) sich mit dem betreffenden Metalloidoxyd oder Metalloxyd chemisch verbindet und dieselben dadurch in sogenannte Hydroxyde und zwar in Metalloidhydroxyde, auch Säurehydrate genannt, resp. Metallhydroxyde auch Basen genannt, verwandelt. Auch hier müssen uns Beispiele zum besseren Verständnis führen:

Wird das Kohlenstoffdioxyd CO_2, auch Kohlensäureanhydrid genannt), in Wasser H_2O gelöst, so verbindet es sich mit einem Molekül desselben zu Kohlenstoffhydroxyd oder Kohlensäurehydrat.

$CO_2 + H_2O = CO_3H_2$ oder wie der Chemiker es schreibt $= H_2CO_3$ $=$ Kohlensäurehydrat.

Aus dem Metalloidoxyd (auch Säure-Anhydrid, Säure ohne Wasser) genannt, wird also durch Verbindung mit 1 Molekül Wasser H_2O, ein Säurehydrat (Säure mit Wasser) gebildet.

Ebenso wird denn auch aus dem Schwefeltrioxyd (auch Schwefelsäureanhydrid genannt) durch Aufnahme von 1 Molekül H_2O das Schwefel(säure)hydrat gebildet.

$SO_3 + H_2O = SO_4H_2$ oder wie der Chemiker schreibt $= H_2SO_4$ $=$ Schwefelsäurehydrat $=$ Säure.

Wie verhalten sich dagegen die Metalloxyde? Sie bilden ebenfalls mit Wasser, H_2O zusammengebracht, sogenannte Wasserverbindungen oder Hydroxyde, und zwar Metallhydroxyde oder Basen.

So verbindet sich z. B. das uns schon bekannte Metalloxyd, Natriumoxyd, Na_2O mit 1 Molekül H_2O zu $Na_2H_2O_2$ oder $2 \times NaHO$, $=$ Natriumhydroxyd (Base).

$Na_2O + H_2O = Na_2H_2O_2 = 2 \times NaHO$-Base, Natriumhydroxyd und ebenso das Calciumoxyd CaO mit 1 Molekül H_2O zu Calciumhydroxyd CaH_2O_2.

$$CaO + H_2O = CaH_2O_2 \text{ (Base).}$$

Wollen wir uns die vorhergehenden Verbindungen nochmals ansehen; wir werden finden, dass die Metalloidoxyde als Säuren ohne Wasser, die wir schon oben deshalb als Säure (Anhydride) bezeichnet haben, anzusehen sind; wir finden ferner, dass diese Metalloidoxyde oder Anhydride durch Aufnahme von 1 Molekül H_2O in Säurehydrate (Säuren mit Wasser) umgewandelt werden.

Anderseits werden die Metalloxyde durch Aufnahme von 1 Molekül H_2O in Metallhydroxyde, die als Basen bezeichnet werden, umgewandelt: Mit diesen beiden Bezeichnungen haben wir nunmehr zu rechnen, und ich rate dem Schüler, dem die sehr schwierigen Ausführungen dieser Lektion zu grosse Kopfschmerzen machen, nach mehrmaligem Studium vorläufig ruhig darüber wegzugehen. Bei dem jetzt folgenden Kapitel der Bildung von Salzen kommt ihm ganz von selbst immer besser das Verständnis für diese so eigenartigen Vorgänge, zumal ich am Schlusse der chemischen Ausführungen eine ganz eigenartige Rekapitulation alles bisher Gelernten darbiete, welche in aller Kürze die wichtigsten Daten chemischen Wissens aufführt.

Lektion 37.

Salze.

Wir kommen nunmehr nochmals auf die in der vorigen Lektion angezogene Verschiedenheit der Metalloxyde, resp. der Metallhydroxyde und der Metalloidoxyde resp. der Metalloidhydroxyde zurück. Wir sagten, dass die wässerigen Lösungen der Metallhydroxyde laugig schmecken, und dass dieselben rotes Lackmuspapier bläuen.

Die wässerigen Lösungen aber der Metalloidhydroxyde fanden wir sauer schmeckend und blaues Lackmuspapier rötend. Als Beispiele wählen wir stets gern uns bekannte Körper, die täglich im Geschäfte vorkommen, und zwar in diesem Falle als Beispiel eines Metallhydroxydes eine verdünnte Natronlauge, als Beispiel eines Metalloidhydroxydes eine verdünnte Schwefelsäure.

Wenn wir vorsichtig beide Flüssigkeiten kosten, so werden wir finden, dass die Natronlauge laugig, die Schwefelsäure sauer schmeckt, dass ferner rotes Lackmuspapier durch die Natronlauge blau gefärbt. blaues Lackmuspapier durch die Schwefelsäure aber rot gefärbt wird.

Wenn wir in ein Reagenzgläschen etwas verdünnte Natronlauge hineingiessen und vorsichtig ein kleines Quantum der verdünnten Schwefelsäure hinzufügen, so werden wir bald eine Flüssigkeit erhalten, die nicht mehr laugig und nicht mehr sauer schmeckt, die ferner rotes Lackmuspapier nicht mehr bläut, und blaues Lackmuspapier nicht mehr rötet. Die eigentümlichen Eigenschaften der beiden Körper sind verschwunden, und wir erhalten eine Lösung von kühlendem salzigen Geschmack, welcher von der Bildung eines neuen Körpers, des schwefelsauren Natriums (als Glaubersalz uns bekannt) herrührt. Mit anderen Worten, es ist durch Zusammenwirken der Base: Natriumhydroxyd und der Säure: Schwefelsäurehydrat ein Salz, das schwefelsaure Natrium, entstanden. Die Grundlage eines solchen Salzes bildet die Metallverbindung, das Metallhydroxyd, welches deshalb auch allgemein als Base oder Grundlage bezeichnet wird, und wir wollen nunmehr den Satz uns merken, dass Salze aus Säuren und Basen gebildet werden. Der chemische Vorgang wird uns klarer werden, wenn wir durch Aufführung von Formeln den Vorgang bildlich demonstrieren:

Das metallische Element Natrium (Na) bildet mit Sauerstoff das Natriumoxyd Na_2O; das Natriumoxyd wird durch 1 Molekül Wasser (H_2O) in Natriumhydroxyd $NaHO$ umgewandelt;

$$Na_2O + H_2O = 2\,Na_2H_2O_2 \text{ oder } 2 \times NaHO.$$

Dieses Natriumhydroxyd ist also eine Base.

Das nichtmetallische Element Schwefel (S) bildet mit 3 Sauerstoff-atomen das Schwefeltrioxyd SO_3, welches durch Aufnahme von 1 Molekül H_2O in das Hydroxyd oder Schwefelsäurehydrat H_2SO_4 (Säure), umgewandelt wird.

$$SO_3 + H_2O = SO_4H_2 \text{ oder } H_2SO_4.$$

Wirkt nun die Säure H_2SO_4 auf die Base $NaHO$ ein, so bildet sich durch Sättigung (auch Neutralisation genannt) ein Salz und zwar das schwefelsaure Natrium.

$$H_2SO_4 + 2 \times NaHO \text{ (od. } Na_2H_2O_2) = Na_2SO_4 + H_2H_2O_2 \text{ od. } 2 \times H_2O.$$
1 Molekül (2 Moleküle   ein Salz.
Säure   Base)   schwefelsaures Natrium.

Aus obiger Formel ist ersichtlich, dass an Stelle der 2 H-Atome der Säure 2 Na-Atome eingetreten sind, und dadurch das Salz: Na_2SO_4 oder schwefelsaures Natrium gebildet worden ist; die 2 ein-wertigen H-Atome sind durch die 2 einwertigen Na-Atome ersetzt oder substituirt worden, und wir können nunmehr den Lehrsatz be-treffend der Salzbildung dahin erweitern, dass wir sagen:

Ein Salz wird gebildet aus einer Säure und einer Base, indem die Wasserstoffatome der Säure durch die Metall-atome der Base ersetzt werden.

Lektion 38.

Weiteres über Salze.

Bei dem in voriger Lektion gewählten Beispiel der Vereinigung von Säuren und Basen zu Salzen wird uns aufgefallen sein, dass wir auf 1 Molekül H_2SO_4 2 Moleküle $= 2 \times NaHO$ einwirken liessen. Die Erklärung für die verwandte ungleiche Molekülmenge resultiert aus der Wertigkeit der betreffenden Elemente. Die 2 einwertigen H-Atome bedürfen zu ihrer Ersetzung zweier ebenfalls einwertiger Na-Atome, deshalb müssen wir 2 Moleküle der Base Natriumhydroxyd verwenden, um einen vollen Ausgleich der Wertigkeit zu erlangen. Würden wir nur 1 Molekül des $NaHO$ verwenden, so würden wir auch ein Salz bilden können, in welchem aber 1 H-Atom noch unersetzt bleiben würde. Hier der chemische Vorgang:

$$H_2SO_4 + Na\,HO = Na\,HSO_4 + H\,HO \text{ oder } H_2O.$$

Dieses $Na\,HSO_4$ ist ebenfalls ein Salz, es enthält aber noch ein unersetztes H-Atom, es ist mit anderen Worten die volle Verbindungsfähigkeit der Säure nicht befriedigt worden, und der Chemiker bezeichnet ein solches Salz, bei welchem nicht alle H-Atome der Säure durch Metallatome der Base ersetzt sind, als ein saures Salz (in obigem Fall als saures schwefelsaures Natrium oder doppelt schwefelsaures Natrium, lat. Natrium bisulfuricum bezeichnet), während dem Produkte der voll ausgeglichenen Sättigung der H-Atome der Säure durch Metallatome der Base die Bezeichnung normales oder neutrales Salz beigelegt ist.

Ein weiteres Beispiel soll uns weitere Klarheit über diese Bezeichnungsart vermitteln.

Das zweiwertige metallische Element Calcium Ca'' verbindet sich mit 1 Atom Sauerstoff (O''), zu Calciumoxyd Ca''O''.

Das CaO bildet mit 1 Molekül H_2O das Calciumhydroxyd CaH_2O_2.

Wir wollen aus dieser Base CaH_2O_2 (Calciumhydroxyd) und der Säure H_2SO_4 (Schwefelsäurehydrat) ein Salz bilden:

$$H_2SO_4 + Ca''H_2O_2 = Ca''SO_4 + H_2H_2O_2 \text{ oder } 2 \times H_2O.$$

Säure   Base   ein Salz   (Als Nebenprodukt wird

H_2O Wasser gebildet).

Schwefelsaures Calcium.

Das 2wertige Element Calcium ist an Stelle der 2 1wertigen H-Atome in das Schwefelsäurehydrat eingetreten, wodurch die Wertigkeit völlig ausgeglichen und ein normales Salz, das schwefelsaure Calcium (unser Gips), gebildet worden ist. Wir wollen uns hier schon merken, dass nur Säuren mit mehreren Wasserstoffatomen sowohl normale wie saure Salze bilden können, während Säuren mit nur einem ersetzbarem H-Atom nur normale Salze bilden können.

Es giebt noch eine Abart von Salzen, welche im Gegensatz zu den sauren Salzen als basische Salze bezeichnet werden, wie wir einem solchen in dem basisch salpetersauren Wismut begegnen. Es sind diese Salze Verbindungen von normalen Salzen mit einem gewissermassen Anhängsel der betreffenden Base. So stellt das basisch salpetersaure Wismut eine Verbindung von normalem salpetersauren Wismut mit Wismuthydroxyd dar. Unser Bleiessig, Liquor Plumbi subacetici, ist eine Lösung von basisch essigsaurem Blei, welches aus einer Verbindung von normalem essigsauren Blei mit Bleihydroxyd besteht [1]).

---

[1]) Zur Darstellung des Liquor Plumbi subacetici wird ein bestimmtes Quantum von Bleizucker — essigsaurem Blei — im Wasserbade geschmolzen

Man bezeichnet die basischen Salze durch das eingeschobene Wort „sub", so z. B. basisch salpetersaures Wismut als Bismuthum subnitricum, den Bleiessig als Liquor Plumbi subacetici.

Lektion 39.

Weiteres über die Säuren.

Wir lernten im vorigen Kapitel den Lehrsatz kennen, dass ein Salz aus einer Säure und einer Base gebildet wird, indem die H-Atome der Säure durch Metallatome der Base ersetzt werden. Je nach der Anzahl der ersetzbaren H-Atome werden nun die Säuren in 1-basische, wenn nur 1 H-Atom vorhanden, in 2- und 3-basische, wenn 2 oder 3 ersetzbare H-Atome in der Säure enthalten sind. So ist z. B. die Salpetersäure, HNO_3 eine 1 basische, die Schwefelsäure, H_2SO_4 eine 2 basische, die Phosphorsäure, H_3PO_4 eine 3 basische Säure, weil in ihnen 1 resp. 2, resp. 3 ersetzbare H-Atome vorhanden sind.

Weiter werden die Säuren ihrem Sauerstoffgehalt nach eingeteilt in

    wenig O-reiche Säuren, welche als — ige Säuren oder Unter — ige Säuren berechnet werden; z. B. schweflige, phosphorige, unterschweflige — Säure:

in gesättigte, als normale bezeichnet; z. B. Schwefelsäure, Phosphorsäure, und ferner in

    übersättigte Säuren, als Über — säuren bezeichnet; z. B. Übermangansäure.

Mit dem Namen Säure-Anhydrid bezeichnet man wasserfreie Säuren, Säuren, denen also Wasser, H_2O, fehlt.

So ist z. B. SO_3-Schwefelsäureanhydrid, denn H_2SO_4 weniger $H_2O = SO_3$.

Das Kohlensäureanhydrid ist gleich CO_2, denn H_2CO_3 weniger
                              Kohlensäurehydrat

---

und dazu ein bestimmtes Quantum von Bleiglätte — Bleioxyd resp. $+ H_2O =$ Bleihydroxyd — gethan. Das Bleihydroxyd PbH_2O_2 löst sich dabei im essigsauren Blei, und es bildet sich ein basisch essigsaures Blei, weil ein Überschuss an Base — Bleihydroxyd — in dem neuen Salze vorhanden ist.

H_2O ist gleich CO_2. Diese Säureanhydride sind nun stets bestrebt, Wasser, H_2O, aufzunehmen, um damit die wasserhaltigen Säuren oder Säurehydrate zu bilden.

$$SO_3 + H_2O = H_2SO_4, \text{ Schwefelsäurehydrat,}$$
$$CO_2 + H_2O = H_2CO_2, \text{ Kohlensäurehydrat.}$$

Bei der Aufstellung obiger Formeln der Säureanhydride wird uns auffallen, dass dieselben identisch sind mit den uns geläufigen Sauerstoffverbindungen, kurzweg von uns als Metalloidoxyde bezeichnet, und dass die Metalloidhydroxyde identisch sind mit den Säurehydraten. Unter Säuren schlechtweg verstehen wir stets die Säurehydrate.

———

Lektion 40.

Sauerstoffsalze. Halogene. Wasserstoffsäuren. Haloidsalze. Schwefelverbindungen. Ammoniak. Cyan.

Mit dem Namen Sauerstoffsalze bezeichnen wir die in den vorhergehenden Kapiteln besprochenen Verbindungen der Sauerstoffsäuren oder Säurehydrate mit den Metallhydroxyden oder Basen.

Ausser diesen Sauerstoffsalzen haben wir uns mit noch einer anderen Gruppe von Salzen zu beschäftigen, welche den 4 Elementen: Chlor, Jod, Brom und Fluor entstammen. Die Wasserstoffverbindungen dieser 4 Elemente zeigen viele Ähnlichkeit mit den sogenannten Sauerstoffsäuren; ihre wässerigen Lösungen schmecken sauer, und röten blaues Lackmuspapier, gerade wie die vorhergenannten Säuren und man bezeichnet dieselben ihrer säureähnlichen Eigenschaften wegen ebenfalls als Säuren, aber als Wasserstoffsäuren. Von uns bekannten Wasserstoffsäuren wollen wir die als Salzsäure bezeichnete Lösung der Chlorwasserstoffsäure, HCl, sowie die als Flusssäure bezeichnete Lösung der Fluorwasserstoffsäure, HFl erwähnen, deren saure, ja stark ätzenden Eigenschaften uns zur grössten Vorsicht ermahnen. Diese Wasserstoffsäuren haben auch noch eine andere Eigenschaft mit den Sauerstoffsäuren gemein, nämlich sie bilden ebenfalls mit Basen sogenannte Salze. Dieser salzbildenden Eigenschaften wegen bezeichnet man die 4 in Rede kommenden Elemente Chlor, Jod, Brom und Fluor als Halogene oder Salzbildner und

die von ihren Wasserstoffsäuren mit Basen gebildeten Salze als Haloidsalze; z. B. Chlor, Cl, bildet mit Wasserstoff H die Chlorwasserstoffsäure HCl.

$$H + Cl = HCl.$$

Diese Chlorwasserstoffsäure bildet mit einer Base z. B. Natriumhydroxyd, NaHO, das Chlornatrium, NaCl, ein Haloidsalz, indem
die H-Atome der Säure durch Metallatome der Base ersetzt werden:

$$HCl + NaHO = NaCl + H_2O.$$

(Es sind diese Wasserstoffsäuren also sauerstofffreie Säuren,
doch wollen wir uns ja merken, dass es auch Sauerstoffsäuren der
3 Halogene Chlor, Jod und Brom giebt, z. B. die Chlorsäure $HClO_3$,
während vom vierten Halogen Fluor nur die Wasserstoffsäure uns
bekannt ist).

Die Verbindung des Elementes Kohlenstoff (C) mit dem Stickstoff (N) bildet eine Verbindung, deren Produkt gleich einem Grundstoffe oder Elemente auftritt, und zwar gleich den uns als Halogenen
bekannten Elementen Chlor, Jod, Brom und Fluor. Diese chemische
Verbindung beider Elemente stellt das sogenannte Cyan, CN, vom
Chemiker mit dem Symbol Cy bezeichnet, dar und bildet dasselbe mit
Wasserstoff, wie die genannten 4 Halogene eine Wasserstoffsäure,
die Cyanwasserstoffsäure oder Blausäure (HCy) und mit Basen Salze,
z. B. Cyankalium, KaCy, welche den Haloidsalzen gleichen.

Eine ganz eigenartige Verbindung ist die des Metalloids Schwefel
(S) mit Wasserstoff, die nach faulen Eiern riechende, gasförmige Verbindung Schwefelwasserstoff H_2S (d. S ist 2 wertig). Dieses Gas
bildet in Wasser eingeleitet als Schwefelwasserstoffwasser eine
wichtige Rolle bei der Ermittelung von Schwermetallen in der Analyse,
da der Schwefelwasserstoff, H_2S, mit den Metallsalzen sogenannte
Schwefelmetalle bildet, welche meist durch charakteristische, mehr
oder weniger dunkelgefärbte Niederschläge, aus Schwefelmetallen
bestehend, sich auszeichnen. Diese Schwefelmetalle werden in
solche mit höherem Schwefelgehalt, Sulfide genannt — und solche mit
niederem Schwefelgehalt — Sulfüre genannt — eingeteilt, z. B.:

Bleisulfid = Schwefelblei,

Quecksilbersulfür = Schwefelquecksilber mit wenig S-Gehalt.

Quecksilbersulfid = Schwefelquecksilber mit viel S-Gehalt.

Einer ferneren, ganz eigenartigen Wasserstoffverbindung,
nämlich der mit Stickstoff, wollen wir hier an dieser Stelle Erwähnung
thun, das ist die Verbindung NH_3, welche uns als Ammoniak bekannt
ist. Die Verbindung dieses NH_3 mit Wasser, mit 1 Molekül H_2O, das
sogenannte Ammoniumhydroxyd, ähnelt riesig den Hydroxyden der

sogenannten Alkalimetalle, wie z. B. Natriumhydroxyd, und wird deshalb auch häufig mit in die Reihe der sogenannten Alkalien gerechnet, mit denen es die Fähigkeit der Salzbildung, resp. die Eigenschaften einer Base teilt.

Lektion 41.

Bezeichnung der Salze.

Die Bezeichnung der Sauerstoffsalze geschieht nach dem deutschen resp. lateinischen Namen der Säuren, denen sie entstammen und der Metalle, welche für den Wasserstoff der Säuren eingetreten sind, z. B. schwefelsaures Natrium, Natrium sulfuricum, kohlensaures Calcium, Calcium carbonicum, salpetersaures Kalium, Kalium nitricum u. s. w. Die moderne Chemie aber bedient sich einer mehr internationalen, wissenschaftlicheren Bezeichnung der Sauerstoffsalze, indem sie durch Anhängung der Endung — at an die lateinische Säurenbezeichnung dieses als Adjektiv mit dem betreffenden Metall als Hauptwort verbindet, und so die normalen Salze bezeichnet; die Salze der sauerstoffärmeren Säuren werden dagegen als — ite, die der sauerstoffüberreichen Säuren aber als per — ate aufgeführt.

Danach sind: Sulfate — schwefelsaure Salze, z. B. Natriumsulfat;

Nitrate — salpetersaure Salze, z B. Kaliumnitrat;

Chlorate — chlorsaure Salze, z. B. Kaliumchlorat;

Oxalate — oxalsaure Salze, z. B. Kalium(bi)oxalat;

Acetate — Essigsaure Salze, z. B. Bleiacetat (Bleizucker);

karbonate — kohlensaure Salze z. B. Natriumkarbonat (Soda);

Bikarbonate — dopp. kohlens. Salze u. s. w.

Dagegen sind Sulfite — schwefligsaure Salze, z. B. Natriumsulfit, (das frühere Natr. sulfurosum);

Chlorite — chlorigsaure Salze;

Hyposulfite — unterschwefligsaure Salze, z. B. Natriumhyposulfit, (das frühere Natr. subsulfurosum);

Hypochlorite — unterchlorigsaure Salze

und endlich Permanganate — Übermangansaure Salze, z. B. Kaliumpermanganat (das frühere Kal. hypermangan.).

Ferner werden die Oxydule der **Eisensalze** als **Ferro**verbindungen (z. B. Ferrosulfat, s. Ferrum sulfuricum), die
Oxyde derselben als **Ferri**verbindungen: ebenso die
Oxydule der **Kupfersalze** als Cuproverbindungen,
die Oxyde derselben als Cupriverbindungen bezeichnet.

Die Kenntnis dieser modernen Bezeichnungsart ist von ungeheurer Wichtigkeit für uns und speziell unseren jüngeren Nachwuchs,
da sämtliche neueren wissenschaftlichen Werke sich derselben bedienen,
und namentlich alle modernen Vorschriften technischer wie medizinischer
Art, namentlich aber auch solche der jetzt so beliebten photographischen
Kunst, die neue Schreibweise bringen. Man wolle deshalb grosse Mühe
und viel Fleiss auf die richtige Erlernung und das richtige Verständnis
dieser Nomenklatur verwenden, und wird sich bald einmal ein passende
Gelegenheit finden, die fleissige Arbeit durch freundliche Anerkennung
belohnt zu sehen.

Gleich anschliessen wollen wir hier die neuere wissenschaftliche
Bezeichnung der Halogenverbindungen.

Als Bezeichnung für die Halogen**ärmeren** Salze dient die angehängte Endung — **ür**, für die Halogen**reicheren** Salze die Endung
— **id**, welche letztere Bezeichnung auch dann eintritt, wenn nur **eine**
Halogenverbindung bekannt ist.

So wird die Chlor**ärmere** Verbindung des Quecksilbers, das
milde Calomel, als Quecksilberchlor **ür**,

das ätzende Sublimat, die Chlor**reichere** Quecksilberverbindung
als Quecksilberchlor = **id** bezeichnet.

Kalium jod**atum** bezeichnet man als Kaliumjod**id**;

Natrium chlor**atum**, unser Kochsalz, als Natriumchlor**id**;

Kalium chlor**atum**, das Chlorkalium als Kaliumchlor**id**;
dagegen verstehen wir unter Kaliumchlor**at** das uns als Kalium chlori-
cum geläufige chlor**saure** Kalium.

Lektion 42.

Analyse.   Massanalyse.

So wenig, wie wir in diese Anleitung Vorschriften zur Anfertigung
chemischer und technischer Präparate hineinbringen konnten, ebenso-
wenig kann die Anleitung eine ausführliche Anweisung zur Vornahme

von Analysen, — chemische Arbeiten zur Ermittelung der einzelnen Bestandteile eines uns vorliegenden Körpers — bringen, ohne den Charakter eines brauchbaren Leitfadens beim Unterricht unserer jungen Fachgenossen einzubüssen.

Wir wollen nur allgemein hier angeben, dass die chemische Analyse in der Ermittelung der in einem Körper vorhandenen Urstoffe besteht, und dass diese Ermittelung durch Anwendung sogenannter Reagentien geschieht, welche durch Hervorrufung charakteristischer dem Chemiker bekannter Erscheinungen (Farben, Niederschläge, Gasentwickelung u. s. w.) den Schluss auf die Anwesenheit oder Abwesenheit bestimmter, gesuchter oder vermuteter Urstoffe gestatten. Gilt es, nur die Anwesenheit oder Abwesenheit bestimmter Stoffe zu bestimmen, so sprechen wir von einer qualitativen Analyse, während die quantitative Analyse durch genaue Wägung die gefundene Menge des betr. Körpers uns angiebt. Für bestimmte in Wasser lösliche chemische Verbindungen: wie Alkalien, Säuren, Chlor- und Jodverbindungen u. a. hat man in der Massanalyse ein geignetes Verfahren gefunden, um durch Einwirkung geeigneter Reagentien von bestimmter prozentualer Stärke die prozentuale Menge des gesuchten Körpers resp. der chemischen Verbindung vermittelst stöchiometrischer Berechnung feststellen zu können. Diese Feststellung geschieht durch Einwirkung geeigneter Sättigungsmittel, welche eine Ausgleichung oder Neutralisation des resp. Körpers ermöglichen und zwar durch sogenannte Titrierung mittelst Lösungen von bestimmter berechneter Stärke. (Normallösungen). Die erfolgte Ausgleichung oder Neutralisation wird durch sogenannte Indikatoren angezeigt, welche durch Eintritt verschiedener Farbenerscheinungen den geschehenen Eintritt des Ausgleichs erkennen lassen. So wird z. B. der prozentuale Gehalt der Soda und der Pottasche durch Titrieren mit einer Salzsäurelösung von bestimmtem Gehalt (Titre) festgestellt, und andererseits die Stärke des Essigs, oder der Essigsäure durch Sättigen mit einer Normalkalilauge. Bei beiden Operationen dient eine Lackmustinktur als sogenannter Indikator oder Anzeiger der geschehenen Sättigung oder Neutralisation.

Lektion 43.

Auszug der wichtigsten Daten über Chemie.

Unser Pensum bezüglich der uns notwendigen chemischen Theorien haben wir eigentlich nunmehr beendet, indem wir über die Bildung von Salzen in leicht verständlicher Weise uns informiert haben. Wir wollen diesen wichtigen Abschnitt aber nicht verlassen, ohne uns nochmals in kurzen Worten die wichtigsten Daten der ehemischen Theorie vor Augen zu führen. Diese kurze Rekapitulation trägt wesentlich zur Festigung des erlernten Wissens bei und fördert in sicheren kurzen Ausführungen wesentlich das Verständnis für die bisher beobachteten Vorgänge.

Die Chemie beschäftigt sich mit den stofflichen Eigenschaften der Körper, mit deren Einzelbestandteilen und deren stofflichen Veränderungen. Die chemische Verbindung ist stets durch eine stoffliche Veränderung der Bestandteile gekennzeichnet.

Alle Körper und Verbindungen gehen aus Urstoffen oder Elementen hervor, das sind Körper, welche weder durch mechanische Einwirkung noch durch chemische Kraft in andere Stoffe zerlegt werden können.

Die kleinsten Teilchen von Elementen bezeichnet man als Atome, die Vereinigung mehrerer Atome als Moleküle. So wird die kleinste frei vorkommende Menge einer chemischen Verbindung als 1 Molekül bezeichnet.

An chemischen Verbindungen beteiligen sich die Elemente mit der Menge ihres Moleküls (= 2 Atomen), und spalten sich dabei die Moleküle in ihre Atome, welche auf die Atome des oder der anderen teilnehmenden Elemente einwirken.

Die Atome der Elemente sind 1, 2, 3 oder 4wertig, d. h. dem Werte von 1, 2, 3 oder 4 Wasserstoff H Atomen gleichwertig. Entsprechend dem Grade der Wertigkeit können die Elemente 1, 2, 3 oder 4 Wasserstoff (H)-Atome oder andere 1 wertige Elementatome in Verbindungen ersetzen (substituieren).

Die Elemente nehmen an allen chemischen Vorgängen in einer ganz bestimmten Gewichtsmenge, welche man als ihr Atomgewicht bezeichnet, teil.

Durch Addition der Atomgewichte einer Verbindung erhält man das Gewicht des Moleküls der Verbindung (Molekulargewicht).

Zur Anbahnung der chemischen Verbindung bedarf es einer flüssigen oder gasigen Form der Körper.

Die Verbindung geschieht durch Zusammentreten der betr. Elemente (Addition) oder durch Ersetzung (Substitution).

Die Elemente werden eingeteilt in Metalle und Nichtmetalle (oder Metalloide). Die Metalle zerfallen in Leichtmetalle (mit einem spezifischen Gewicht unter 5) und in Schwermetalle. Die Leichtmetalle werden in alkalische Metalle, in alkalische Erdmetalle und in Erdmetalle eingeteilt.

Die Schwermetalle zerfallen in edle Metalle (welche vom Sauerstoff nicht angegriffen (oxydiert) werden und in unedle Metalle, welche leicht oxydiert werden.

Die Verbindungen der Elemente mit Sauerstoff (Oxygenium) bezeichnet man als Oxyde; dieselben nehmen möglichst sofort Wasser (H_2O) auf und werden dadurch zu Hydroxyden.

Die Hydroxyde der Metalle bilden die sogenannten Basen (schmecken laugig, bläuen rotes Lackmuspapier); die Hydroxyde der Metalloide bilden die sogenannten Säuren oder Säurehydrate; (schmecken sauer und röten blaues Lackmuspapier).

Durch Einwirkung von Säuren auf Basen (Neutralisation) entstehen Salze, indem die H-Atome der Säure durch die Metallatome der Base ersetzt werden.

Je nach der ersetzbaren H-Atommenge unterscheiden wir 1, 2 und 3 basische Säuren.

Die gebildeten Salze werden als normale bezeichnet, wenn alle H-Atome der Säure durch Metallatome der Base ersetzt sind, als saure Salze, wenn noch H-Atome der Säure durch Metallatome der Base unersetzt geblieben sind. Als basische Salze werden Verbindungen von normalen Salzen mit überschüssiger Base bezeichnet.

Als Säureanhydride bezeichnen wir wasserfreie Säuren; dieselben gehen durch Aufnahme von Wasser (H_2O) in Säurehydrate über.

Die 4 Metalloide Chlor, Jod, Brom und Fluor werden als salzbildende Körper (Halogene) bezeichnet. Die von ihnen gebildeten Verbindungen mit Wasserstoff werden Wasserstoffsäuren und die von ihnen mit Basen gebildeten Salze Haloidsalze genannt; Chlorüre sind chlorärmere Verbindungen, Chloride chlorreichere Verbindungen.

Die mit Schwefel resp. Schwefelwasserstoff hergestellten Verbindungen der Basen werden als Schwefelsalze bezeichnet, und zwar die weniger schwefelreichen als Sulfüre, die stärker schwefelhaltigen als Sulfide.

Unter Reduktion verstehen wir die Zurückführung von Metalloxyden in Metalle.

Lektion 44.

Aufzählung der wichtigsten Elemente.

Als Abschluss dieses Teiles des chemischen Unterrichtes lassen wir eine Aufzählung der wichtigsten Elemente unter Angabe ihres Vorkommens, Aussehens und ihrer Erkennung folgen.

Elemente.

A. Nicht-Metalle oder Metalloide.

Wasserstoff, Hydrogenium, H^I Atomgewicht 1.

Farbloses, geruchloses Gas, leichter als Luft; wird durch Einwirkung von Metallen (Zink, Eisen) auf verdünnte Säuren gewonnen.

Dient zur Füllung von Luftballons, zum Reduzieren von Sauerstoffverbindungen.

Vorkommen im Wasser (H_2O) an Sauerstoff gebunden.

Wasserstoffsuperoxyd (Bleichmittel) ist eine Verbindung von 2 H mit 2 O (H_2O_2).

Sauerstoff, Oxygenium, O^{II} Atomgewicht 16.

Farb- und geruchloses Gas. Wird durch Erhitzen eines Gemisches von chlorsaurem Kalium und Mangansuperoxyd (Braunstein) erzeugt. Der Sauerstoff ist Bestandteil der atmosphärischen Luft (dieselbe enthält davon 21 $^0/_0$), sowie des Wassers.

Sauerstoff unterhält die Verbrennung. Eine besondere Modifikation ist der aktive oder kräftige Sauerstoff Ozon (O_2).

Stickstoff, Nitrogenium, N^{III}. Atomgewicht 14.

Farb- und geruchloses Gas. Ist Bestandteil der atmosphärischen Luft (79 $^0/_0$).

Bildet die Grundlage des Ammoniaks (NH_3) und der Salpetersäure (HNO_3).

Kohlenstoff, Carboneum, C^{IV}. Atomgewicht 12.

Kommt als Kohle, Graphit und Diamant vor. Seine Sauerstoffverbindungen sind: Kohlenoxyd CO und Kohlendioxyd CO_2 (Grundlagen der Kohlensäure).

(Die Verbindung des Kohlenstoffes (C) mit Stickstoff (N) = CN ist als Cyan bekannt, welches wie ein einfacher Körper, Element, und zwar wie ein Halogen auftritt).

Halogene.

Chlor, Chlorum, Cl[I]. Atomgewicht 35,5.

Ein schweres, grünliches, erstickendes Gas. Wird durch Destillation von Braunstein mit Salzsäure gewonnen. Es bildet mit Wasserstoff = Chlorwasserstoff oder Salzsäure (HCl), mit Metallen Haloidsalze, z. B. Chlornatrium (Kochsalz) etc. Quecksilberchlorid und -chlorür etc.

Erkennung: Durch Silbersalze; es bildet sich weisses, käsiges Clorsilber, welches in Ammoniak löslich ist.

Mit Sauerstoff bildet es chlorige resp. unterchlorige Säure (Bleich-mittel) und Chlorsäure (z. B. chlorsaures Kalium).

Jod, Jodum, J[I]. Atomgewicht 127.

Metallisch glänzende, schwarzgraue Schuppen. Findet sich an Metalle gebunden im Meerwasser vor. Wird aus jodhaltigen Salzen durch Destillation mit Braunstein und Schwefelsäure gewonnen.

Erkennung: Jodsalze geben mit Silberlösung weisse Niederschläge. Aus Jodsalzlösungen wird durch Chlorwasser das Jod frei gemacht, welches zugesetztes Chloroform violett färbt.

Brom, Bromum, Br[I]. Atomgewicht 80.

Rotbraune, Dämpfe ausstossende Flüssigkeit. Findet sich in den Salzen des Meerwassers und den Salzsoolen (Stassfurt, Kreuznach) an Magnesium, Kalium und Natrium gebunden. Aus diesen Salzen wird es durch Destillation mit Schwefelsäure und Braunstein gewonnen.

Erkennung: Aus Bromsalzen (Kal. bromat.) wird durch Chlor-wasser das Brom frei gemacht, welches zugesetztes Chloroform braunrot färbt.

Fluor, Fluorum, Fl[I]. Atomgewicht 19.

Findet sich nur als Mineral vor (Flussspat Fluorcalcium). Seine Wasserstoffsäure, HFl, wirkt Gas ätzend.

Schwefel, Sulfur, S[II]. Atomgewicht 32.

Hellgelber, krystallinischer Körper, der sich in vulkanischen Gebirgen vorfindet.

H-Verbindung desselben = H_2S, Schwefelwasserstoff (wichtiges Reagens auf Schwermetalle).

O-Verbindungen desselben:

Unterschweflige Säure . . . . = $H_2S_2O_3$
Schweflige Säure . . . . = H_2SO_3
Schwefelsäure . . . . = H_2SO_4
Schwefelsäureanhydrid (wasserfreie Schwefelsäure) = SO_3

Erkennung der Schwefelsäure: Schwefelsäure und ihre Salze geben in Wasser gelöst mit Baryumnitratlösung weissen, in Säuren unlöslichen Niederschlag == Baryumsulfat, Schwerspat.

Phosphor, Phosphorus, P^{III}. Atomgewicht 31.

Farblose, durchscheinende Stangen, welche, da sie an der Luft sich entzünden, unter Wasser aufbewahrt werden müssen. Darstellung: aus Knochen.

Amorpher Phosphor, rotbraunes Pulver, wird durch Erhitzen von Phosphor im luftleeren Raume dargestellt.

Von O-Verbindungen seien die Phosphorsäure == H_3PO_4 und die durch starkes Glühen daraus dargestellte Pyrophosphorsäure erwähnt.

Erkennung: Phosphor leuchtet im Finstern. Die Phosphorsäure-Salze — Phosphate — geben in Wasser gelöst mit Höllenstein einen gelben Niederschlag, der in Salpetersäure und Ammoniak löslich ist.

Kiesel, Silicium, Si^{IV}. Atomgewicht 28^V.

Findet sich als Kieselsäure im Quarz, Sand und vielen anderen Mineralien. Der Quarzsand dient, mit Metalloxyden (Eisen, Mangan etc.) und Alkalien geschmolzen, zur Darstellung des Glases. Kali-Glas ist hartes Glas, Natron-Glas weiches Glas.

Bor, Borum, Bo^{III}. Atomgewicht 11.

Kommt als Borsäure == H_3BoO_3 in den vulkanischen Gebirgen Toskanas, in den sogenannten Maremmen, wassergefüllten Schluchten, vor.

Erkennung: Borsäure in Weingeist gelöst, färbt die Weingeistflamme zeisiggrün. Curcumapapier wird durch wässerige Borsäurelösung braun gefärbt.

B. Metalle.

1. Leicht-Metalle (Spez. Gewicht unter 5).

a) Alkalische Metalle.

(Die Salze derselben werden als Alkalien, die wässerigen Lösungen der Hydroxyde als Laugen bezeichnet).

Kalium, Kalium, Ka^{II}. Atomgewicht 39.

Weiches, hellgraues Metall; entzündet (oxydiert) sich sofort an der Luft, und muss deshalb unter Petroleum (einem O-freien Körper, Kohlenwasserstoff) aufbewahrt werden. Darstellung durch Glühen von Pottasche mit Kohle.

Erkennung: Kaliumsalze färben die Weingeistflamme violett; Kaliumsalze mit Weinsäure versetzt, geben weissen Krystall-Niederschlag (Cremortartari).

Natrium, Natrium, Na^I. Atomgewicht 23.

Eigenschaften wie das Kalium. Wird aus Soda durch Glühen mit Kohle bereitet.

Erkennung: Natriumsalze färben die Weingeistflamme gelb.

Lithium, Lithium, Li^I. Atomgewicht 7.

Seltenes, dem Kalium und Natrium ähnliches Element. Färbt die Weingeistflamme rot.

[Die Verbindung Ammonium, NH_4, aus dem Ammoniak NH_3 durch Aufnahme von Wasserstoff entstanden, ähnelt in ihren chemischen Eigenschaften den einfachen Körpern oder Elementen und zwar den Alkalien. Es bildet mit Säuren Salze und wird deshalb zu den Basen gerechnet.

Erkennung: Die Ammoniumsalze entwickeln mit Kalilauge oder Natronlauge erhitzt Ammoniak (Geruch von Liq. Ammon. caustic.).]

b) Alkalische Erdmetalle.

Calcium, Calcium, Ca^{II}. Atomgewicht 40.

Gelbliches, in seinen Eigenschaften dem Kalium und Natrium ähnliches Metall. Calciumoxyd, CaO, ist Ätzkalk.

Erkennung: Calciumsalze geben mit Oxalsäure weissen Niederschlag = Calciumoxalat.

Baryum, Baryum, Ba^{II}. Atomgewicht 137.

Als Schwerspat vorkommend.

Erkennung: Baryumsalze geben mit Schwefelsäure weissen, schweren Niederschlag — Schwerspat — Baryumsulfat.

Strontium, Strontium, Sr^{II}. Atomgewicht 87,5.

Als Strontianit (Strontiumkarbonat) vorkommend.

Erkennung: Die Weingeistflamme wird durch Strontiumsalze rot gefärbt.

c) Erdmetalle.

Magnesium, Magnesium, Mg^{II}. Atomgewicht 24.

Silberweisses, leichtes Metall, wird aus Magnesiumsalzen durch den elektrischen Strom abgeschieden.

Erkennung: Aus Magnesiumsalzlösungen scheidet Chlorammonium, Ammoniak und Natriumphosphat (hintereinander dazu gethan) einen Niederschlag ab von phosphorsaurer Ammoniak, Magnesia.

Aluminium, Aluminium, Al^{IV}. Atomgewicht 27,5.

Sehr leichtes, hellgraues Metall, das ebenfalls auf elektrolytischem Wege aus Aluminiumsalzen dargestellt wird.

Erkennung: Aus Aluminiumsalzlösungen scheidet Kalilauge einen gallertartigen Niederschlag ab, der sich im Überschuss von Kalilauge wieder löst.

2. Schwer-Metalle (Spez. Gewicht über 5).

a) Unedle Metalle.

Eisen, Ferrum, Fe^{IV}. Atomgewicht 56.

Darstellung durch Glühen von Eisenerzen mit Kohle. Fast alle Eisenarten haben Kohlegehalt:

Roheisen mit ca. 3 % Kohlegehalt.

Stabeisen mit sehr geringem Kohlegehalt.

Stahl, dargestellt durch Schmelzen von Stabeisen mit Kohlenpulver und schnelle Abkühlung.

Erkennung: Eisenoxydulsalze geben mit rotem Blutlaugensalz und Eisenoxydsalze mit gelbem Blutlaugensalz blauen Niederschlag (Berliner Blau).

Mangan, Manganum, Mg^{IV}. Atomgewicht 55.

Als Mangansuperoxyd MnO_2, Braunstein, vorkommend.

Erkennung: Mangansalze, mit Soda und Salpeter auf dem Platinblech geschmolzen, geben eine grüngefärbte Schmelze.

Kobalt, Cobaltum, Co^{IV}. Atomgewicht 59.

Dem Eisen ähnliches Element.

Erkennung: Wässerige Kobaltoxydulsalzlösungen werden durch Erwärmen dunkelblau. (Anwendung zu sympatetischer Tinte, zu Wetterbildern.)

Nickel, Nicolum, Ni^{IV}. Atomgewicht 59.

Dem vorigen ähnlich, sogar im Atomgewicht gleich. Silberweisses Metall, dient zur Herstellung von Scheidemünzen, sowie zur galvanischen Vernickelung.

Erkennung; Wässerige, grüne Nickelsalzlösungen werden durch Erwärmen rot gefärbt (sympatetische Tinte, Wetterbilder); sie geben mit Natriumkarbonat einen apfelgrünen Niederschlag.

Chrom, Chromum, Cr^{II}. Atomgewicht 52,5.

Mit Eisen verbunden als Chromeisenstein vorkommend.

Erkennung: Die Chromsalze geben in Wasser gelöst auf Zusatz von Bleiessig gelben Niederschlag (Chromblei, Chromgelb).

Zink, Zincum, Zn^{II}. Atomgewicht 65.

Bläulich weisses Metall, wird aus Galmei (unreines Zinkoxyd) durch Glühen mit Kohle gewonnen. Messing und Bronzen sind Legierungen von Zink und Kupfer. Mit verdünnten Säuren übergossen entwickelt das Zink ein Gas = Wasserstoffgas, durch Zersetzung des Wassers der Säure.

Erkennung: Zinksalze geben auf Zusatz von Natron- oder Kalilauge voluminösen Niederschlag, der sich im Überschuss der Lauge löst, aber durch Ammonium chloratum wieder hervorgerufen wird.

Cadmium, Cadmium, Cd^{II}. Atomgewicht 112.

Zinkähnliches Metall. Seine Schwefelverbindung $\underline{CdS}$, ist das Cadmiumgelb.

Zinn, Stannum, S^{II}. Atomgewicht 118.

Weissbläuliches Metall mit krystallinischer Struktur (knistert beim Biegen), wird aus Zinnstein (unreines Zinnoxyd) durch Glühen mit Kohle gewonnen.

Zinnasche ist ein Zinnoxyd; Musivgold: zum Bronzieren, ist Schwefelzinn. Staniol ist dünn gewalztes Zinn (Zinnfolie).

Erkennung: Aus Zinnsalzlösungen fällt metallisches Zink das Zinn als graues Pulver aus.

Blei, Plumbum. Pb^{II}. Atomgewicht 207.

Bläulich weisses, dehnbares Metall. Darstellung durch Schmelzen von Schwefelblei (Bleiganz) mit Eisen.

Schnellloth ist eine Legierung von Blei und Zinn.

Letternmetall (zum Schriftgiessen) ist eine Legierung von Blei und Antimon.

Erkennung: Schwefelwasserstoff fällt aus Bleisalzlösungen braunschwarzen Niederschlag — Schwefelblei. (Bleisalz als Haarfärbemittel, weil sich durch Schwefelgehalt der Haare dunkles Schwefelblei bildet.)

Wismut, Bismuthum, Bi^{III}. Atomgewicht.

Rötlich weisses Metall; findet sich gediegen vor.

Erkennung: Durch Schwefelwasserstoff wird aus Wismutsalzlösungen schwarzes Schwefelwismut ausgeschieden.

Arsen Arsenium, As^{III}. Atomgewicht 75.

Stahlgraues Metall, mit Schwefel verbunden als Arsenkies vorkommend.

Die Sauerstoffverbindungen des Arsens bilden **Säuren**:

$$\text{Arsenige Säure} \quad As_2O_3.$$
$$\text{Arsen-Säure} \quad As_2O_5.$$

(Daher wird Arsen jetzt zu den Metalloiden gerechnet).

Erkennung: Arsenhaltige Verbindungen erzeugen auf Holzkohle erhitzt knoblauchartigen Geruch.

Ferner:

Arsenhaltige Verbindungen entwickeln mit Zink und verdünnten Säuren Arsen - Wasserstoffgas, welches angezündet an einer dar-übergehaltenen weissen Porzellanplatte schwarze Flecken von metallischem Arsen erzeugt.

Antimon, Stibium, Sb^{III}. Atomgewicht 122.

Silberweisses Metall, an Schwefel gebunden als Grauspiessglanz-erz vorkommend.

(Die Sauerstoffverbindungen zeigen teils basische, teils saure Eigen-schaften; Antimon wird deshalb von manchen Chemikern den Metalloiden zugerechnet.)

Erkennung: Antimonsalzlösungen geben mit Schwefelwasser-stoff orangeroten Niederschlag (Goldschwefel).

Kupfer, Cuprum, Cu^{II}. Atomgewicht 63.

Sehr zähes Metall; Darstellung aus dem Kupferkies (Schwefel-kupfer) durch Glühen mit Kohle.

Legierungen von Kupfer und Zink = Messing oder Tombak,
       „   „ Kupfer, Zinn, Zink und Blei = Bronzen,
       „   „ Kupfer, Zink und Nickel = Neusilber oder Ar-
                 gentan,
       „   „ Kupfer und Zinn = Glockenmetall.

Die Kupfermünzen enthalten, um weicher, prägungsfähig zu sein, einen Zusatz von Zink und Zinn.

Erkennung: Kupfersalzlösungen geben mit Salmiakgeist (Am-moniak) blaue Färbung.

b) Edle Metalle (nicht oxydierend).

Quecksilber, Hydrargyrum, Hg^{II}. Atomgewicht 200.

Bei gewöhnlicher Temperatur flüssiges, sehr schweres Metall, als Zinnober (Schwefelquecksilber) und gediegenes Quecksilber vor-kommend.

Legierungen von Quecksilber mit anderen Metallen werden Amal-game genannt.

Zum Beispiel:

Spiegelamalgam (zum Belegen der Spiegelscheiben) besteht aus Quecksilber und Zinn,

Amalgam, zum Belegen der Kissen der Elektrisiermaschinen, besteht aus Quecksilber, Zinn und Zink,

Minzenpulver aus Quecksilber, Zinn und Kreide.

Gewonnen wird Quecksilber aus dem natürlichen Zinnober (Schwefelquecksilber) durch Glühen desselben mit Eisen und Kalk.

Erkennung: Quecksilberoxydsalzlösungen geben mit Kalkwasser rötlich gefärbten Niederschlag, Quecksilberoxydulsalze geben mit Kalkwasser schwarz gefärbten Niederschlag.

Silber, Argentum, Ag^I. Atomgewicht 108.

Rein weisses Metall, meist gediegen (Mansfeld, Freiberg etc.) vorkommend.

Zur Herstellung von Münzen und Gerätschaften wird es mit Kupfer legiert.

Die Silbersalze werden durch das Sonnenlicht und organische Stoffe geschwärzt, indem dieselben in metallisches Silber reduziert werden. (Chlorsilber zur Photographie).

Erkennung; Silbersalzlösungen geben mit Salzsäure weissen, käsigen Niederschlag, der in Salmiakgeist löslich ist.

Gold, Aurum, Au^{III}. Atomgewicht 196.

Gelbes, dehnbares Metall, im Sande der Flüsse und Gebirge gediegen vorkommend.

Münzen und Goldwaren werden aus Legierungen von Gold und Kupfer und Silber hergestellt.

Erkennung: Goldsalzlösungen werden durch Zinnchlorid purpurviolett gefärbt. (Goldpurpur zur Porzellan-Malerei.)

Platin, Platinum, Pt^{VI} Atomgewicht 197.

Unser seltenstes, teuerstes Metall.

Silberweisses, dehnbares Metall, in den Goldwäschereien am Ural vorkommend.

Es dient zur Anfertigung von säurefesten Tiegeln und Gerätschaften, als feinverteiltes Platinmetall zur Herstellung der Platinaschwämme (Döbereiners Feuerzeug) und Platinakugeln (Räucherlampen).

Lektion 45.

Einige leichte Prüfungsmethoden.

Wir wollen nun noch im folgenden einige mit den Lehrlingen vorzunehmende leichte Prüfungsmethoden besprechen.

Prüfungen auf:

Kohlensäure: Etwas Soda (Natriumkarbonat) in Wasser gelöst, dazu etwas verdünnte Säure (Schwefel- oder Essigsäure etc.):

Aufbrausen (Entweichen der Kohlensäure).

Chlor: 5 Tropfen Salzsäure (HCl) oder 1 Spitze Kochsalz (Natriumchlorid) in Wasser gelöst; dazu einige Tropfen Höllenstein (Silbernitrat)lösung:

Weisser, käsiger Niederschlag (Chlorsilber), der in Salmiakgeist löslich ist.

Brom: 1 Stückchen Bromkalium in etwas Wasser gelöst, dazu frisches Chlorwasser (10 g) und 5 g Chloroform und schütteln:

Das Chloroform wird rotgelb gefärbt (vom Brom).

Jod: Jodkalium, wie oben Bromkalium behandelt:

Das Chloroform wird violett gefärbt (vom Jod).

Schwefelsäure: 1 Spitze Bittersalz (Magnesiumsulfat) in etwas Wasser gelöst; dazu einige Tropfen Baryumnitratlösung:

Weisser Niederschlag = Baryumsulfat (Schwerspat).

Borsäure: In eine kleine Porzellanschale 1 Messerspitze Borsäure; dazu 5 g Weingeist und anzünden:

Grüne Flammensäumung.

Arsen: 1 Messerspitze weissen Arseniks (Arsenige Säure — Vorsicht!!!) wird in etwas Filtrierpapier gewickelt und angezündet und ausgeblasen:

Es entwickelt sich ein knoblauchartiger Geruch.

Kalium: Auf das Öhr eines Platindrahtes thut man etwas Kalisalpeter und hält es an die Spiritusflamme:

Die Flamme erscheint violett gesäumt.

Natrium: Kochsalz, wie oben Kalisalpeter an die Flamme gehalten:

Die Flamme erscheint gelb gefärbt.

Ammonium: 1 Messerspitze Chlor-Ammonium mit etwas Natronlauge übergossen, erhitzt:

Geruch nach Salmiakgeist — Ammoniak.

Calcium: Zu etwas Kalkwasser giebt man etwas Ammonoxalatlösung:

Trübung durch Bildung von oxalsaurem Kalk.

Baryum: 1 Messerspitze Baryumnitrat am Platindraht in die Weingeistflamme gehalten:
Die Flamme wird grün gefärbt.

Strontium: Strontiumnitrat (auch Strontiana nitrica genannt) am Platindraht in die Flamme gehalten:
Die Flamme wird rot gefärbt.

Magnesium: Magnesiumdraht zeigt angezündet:
Sehr weisse Flamme.

Eisen: 1 Spitze Eisenvitriol (Ferrosulfat) in etwas Wasser gelöst; dazu einige Tropfen einer Lösung von rotem Blutlaugensalz:
Dunkelblauer Niederschlag (Berliner Blau).
Ferner:
Einige Tropfen Liquor Ferri sesquichlorati (Eisenchlorid wie Eisenoxyd sich verhaltend) in Wasser gelöst; dazu einige Tropfen einer Lösung von gelbem Blutlaugensalz:
Dunkelblauer Niederschlag (Berliner Blau).

Chrom: Ein Körnchen Kaliumdichromat (Kal. bichromicum) in etwas Wasser gelöst: dazu einige Tropfen Bleiessig:
Schön gelber Niederschlag (Chromblei oder Chromgelb).

Zink: 1 Spitze Zinkvitriol in etwas Wasser gelöst; dazu vorsichtig etwas Natronlauge:
Es entsteht ein gallertartiger Niederschlag, der aber verchwindet, wenn mehr Natronlauge zugefügt wird.
Als Gegenstück löse man:
1 Messerspitze Bittersalz, Magnesiumsulfat, das dem Zinkvitriol ähnlich sieht, ebenfalls in etwas Wasser und setzt nun auch Natronlauge hinzu; es bildet sich ein dem Zinkniederschlag ähnlicher, gallertartiger Niederschlag, der aber auf Zusatz von mehr Natronlauge nicht verschwindet. (Unterschied von Zinksulfat).

Kupfer: 1 Stückchen Kupfervitriol (Cuprisulfat) in etwas Wasser gelöst; dazu Salmiakgeist:
Schön blaue Färbung der Flüssigkeit (Kupfer).

Quecksilber: 1 Spitze Quecksilberchlorid (Hydrargyrum bichloratum, ätzendes Sublimat, Vorsicht!!!) in etwas Wasser gelöst; dazu einige Tropfen Jodkaliumlösung.
Schöner scharlachroter Niederschlag von Quecksilberjodid (Vorsicht!!!)
(Kalkwasser giebt mit derselben Lösung rötlichen Niederschlag).

Im Anschluss an die obigen Prüfungsmethoden wollte ich noch um das Verständnis für die dabei vorkommenden chemischen Vorgänge zu ermöglichen, folgende Erläuterung geben;

Wir kennen aus unserem bisherigem chemischen Unterricht zwar den Vorgang der Bildung von Salzen aus Säuren und Basen, noch nicht aber die durch Einwirkung von starken Säuren auf fertige Salze, von starken Basen auf fertige Salze und von Salzen verschiedener Art aufeinander vor sich gehenden chemischen Umsetzungen.

Bei allen diesen, mit Wechselwirkungen verbundenen, chemischen Vorgängen macht sich energisch das Recht des Stärkeren geltend; die stärkere Säure vertreibt die schwächere, und tritt an deren Stelle, die stärkere Base tritt an die Stelle der schwächeren, das stärkere Element an die Stelle des schwächeren. So wird aus den kohlensauren Salzen durch jede Säure die sehr schwache Kohlensäure herausgetrieben, ebenso aus den essigsauren Salzen durch jede stärkere Säure (wie Schwefelsäure, Salpetersäure, etc.) die schwächere Essigsäure.

Auf die obigen Prüfungen angewandt, wird z. B. aus dem kohlensauren Natrium durch die stärkere Schwefelsäure die schwache Kohlensäure herausgetrieben und tritt die Schwefelsäure an deren Stelle an das Natrium, schwefelsaures Natrium damit bildend.

$$(Na_2CO_3 \quad + \quad H_2SO_4 \quad = \quad Na_2SO_4 \quad + \quad H_2CO_3\mathord{\nearrow})$$
Natriumkarbonat   Schwefelsäure   Natriumsulfat   Kohlensäure.

Die starken Basen: Natriumhydroxyd (Ätznatron), Kaliumhydroxyd (Ätzkali), Calciumhydroxyd (Ätzkalk) vertreiben in derselben Weise vermöge ihrer grösseren Stärke schwächere Basen aus ihren Verbindungen und treten an deren Stelle. Ammonium, eine Verbindung von 1 N und 4 H (NH_4), welches sich wie eine Base verhält, wird aus allen seinen Salzverbindungen durch Erhitzen mit einer der stärkeren Basen herausgetrieben. So wird aus Chlorammonium (NH_4Cl) durch Erhitzen mit Natronlauge (NaHO) ein Chlornatrium (NaCl) gebildet, während Ammonium als Ammoniak entweicht. (Am Geruch nach Salmiakgeist kenntlich.) Das Natrium der Natronlauge (Natriumhydroxyd), das Kalium der Kalilauge (Kaliumhydroxyd) das Calcium des Ätzkalks (Calciumhydroxyd) veranlassen, als stärkere Basen, die Basen vieler Metallsalze aus diesen herauszutreten, um selbst an deren Stelle zu treten. So setzen sich schwefelsaures Zink (Zinkvitriol) und Natronlauge (Natriumhydroxyd) bei gegenseitiger Einwirkung um in schwefelsaures Natrium und Zinkhydroxyd. Kalkwasser (Calciumhydroxyd) und Quecksilberchlorid setzen sich in Calciumchlorid und Quecksilberhydroxyd um.

Wesentlich bestimmend wirkt bei diesen Wechselzersetzungen auch die grössere oder geringere chemische Anziehungskraft oder Verwandtschaft, die einen Umtausch oder Austausch der Elemente in den verschiedenen Verbindungen veranlasst. Ganz speziell finden wir diese grössere oder geringere chemische Verwandtschaft bei der Einwirkung von Salzen auf andere Salze als massgebend auftreten, indem dabei meist ein Umtausch der basischen Elemente stattfindet. Die Schwefelsäure der Sulfate bemächtigt sich gegebenen Falls stets der Baryumsalze, um damit schwefelsaures Baryum (Schwerspat) zu bilden; Schwefelsäure und Baryum haben eben eine grosse chemische Verwandtschaft zu einander. Ebenso werden wir stets finden, dass die Oxalsäure aus ihren anderen Salzen austritt, wenn sie Gelegenheit findet, mit Calciumverbindungen zusammenzukommen, um damit oxalsaures Calcium zu bilden: die Oxalsäure zeigt eben eine grosse chemische Verwandtschaft zum Calcium.

Beispiele solcher Umsetzungen:

1. $Na_2SO_4 \; + \; BaCl_2 \; = \; \underline{BaSO_4} \; + \; 2 \times NaCl$
Natriumsulfat Baryumchlorid Baryumsulfat Natriumchlorid.

2. Quecksilberchlorid und Jodkalium vertauschen, in Lösungen zusammengebracht, die Halogene: das Chlor tritt an das Kalium und das Jod an das Quecksilber (Umsetzung).

$HgCl_2 \; + \; 2\,KaJ \; = \; \underline{HgJ_2} \; + \; 2 \times KaCl$
Quecksilberchlorid $2 \times$ Jodkalium Quecksilberjodid $2 \times$ Kaliumchlorid.

Ein solcher Umtausch der Elemente verschiedener Salzlösungen tritt stets ein, wenn durch den gegenseitigen Austausch ein unlösliches Produkt, ein Niederschlag, gebildet werden kann. (Die Produkte Baryumsulfat und Quecksilberjodid sind unlöslich im Wasser, daher — Umsetzung).

Bei den Haloidsalzen macht sich wieder das Recht des Stärkeren recht geltend, da das stärkere Chlor aus allen anderen Halogenverbindungen das betreffende Halogen heraustreibt und selbst an die Stelle des betreffenden tritt.

So macht freies Chlor (Chlorwasser) aus Jodkalium das Jod, aus Bromkalium das Brom frei und setzt sich an deren Stelle, in beiden Fällen Chlorkalium oder Kaliumchlorid bildend.

$Cl \; + \; KaJ \; = \; KaCl \; + \; J$
Chlor Jodkalium Kaliumchlorid Jod.

$Cl \; + \; KaBr \; = \; KaCl \; + \; Br$
Chlor Bromkalium Kaliumchlorid Brom.

welche beiden Urstoffe durch ihre charakteristische Färbung (Jod violett, Brom braunrot) sich kenntlich machen.

Im übrigen verweise auf die von mir herausgegebene, dem Werkchen angehängte: Anleitung zur Untersuchung von Chemikalien etc., die in leichtverständlicher Weise die Anleitung zur Prüfung und Erkennung der meisten metallischen Salzverbindungen giebt, ein sicheres Urteil über die Echtheit oder Identität der bezogenen Chemikalien ermöglicht, und zugleich Material zu weiterer Demonstration der oben angezogenen chemischen Umsetzungsvorgänge bietet.

Wir sind nunmehr mit dem Kapitel der mineralischen oder organischen Chemie fertig, und wenden uns dem viel schwierigeren Teile, der organischen Chemie zu, die wir nur auszugsweise vortragen wollen, da deren eingehendes Studium Anforderungen an den Schüler stellt, die den Rahmen unserer zu stellenden Ansprüche weit übersteigen würden.

Lektion 46.

Organische Chemie.

Im Gegensatz zu den dem Mineralreiche entstammenden sogenannten anorganischen Körpern bezeichnen wir die dem Tier- und Pflanzenreiche entstammenden Körper als organische, weil Tier und Pflanze als organisierte Lebewesen zu betrachten sind, da dieselben sich selbst ernähren und fortpflanzen. Den Teil der Chemie, welcher sich mit dem Studium der Zusammensetzung und der stofflichen Veränderung der tierischen und pflanzlichen Stoffe beschäftigt, bezeichnen wir als organische Chemie.

Es ist dieser Teil der Chemie der schwierigste Teil unseres ganzen Studiums überhaupt, da die Erkennung der in den organischen Verbindungen vorhandenen Urstoffe nicht wie bei den Experimenten mit mineralischen Stoffen uns vor Augen geführt werden kann. In der anorganischen Chemie konnten wir z. B. genau feststellen, dass wir in dem Liquor ferri sesquichlorati eine Verbindung von Chlor mit Eisen vor uns haben, denn wenn wir von einer verdünnten Lösung desselben einen Teil mit einer Höllensteinlösung zusammenbringen, so fällt ein weisser käsiger Niederschlag, das Chlorsilber aus; der andere Teil der Lösung mit einer Lösung von gelbem Blutlaugensalz (dem sogenannten gelbblausauren Kali) versetzt, lässt einen wunderschön blauen Niederschlag, das sogenannte Berliner Blau erscheinen. Der weisse Niederschlag mit der Höllensteinlösung lässt uns genau erkennen, dass wir es mit einer Chlorverbindung, der blaue Niederschlag, dass wir es mit einer Eisenverbindung zu thun haben. Ganz anders ist die Sache, wenn wir z. B. die chemische Zusammensetzung der Cellulose (Holz) oder der Stärke ermitteln wollen; beide organische Körper bestehen aus einer Verbindung von Kohlenstoff, Wasserstoff und Sauerstoff, und alle die drei genannten Elemente resp. deren Gegenwart können wir uns nicht demonstrativ vor Augen führen; dazu sind sehr komplizierte Apparate nötig und vor allem derartige chemische Fachkenntnisse, wie wir sie von einem jungen Drogisten nicht voraussetzen und verlangen können.

Das Fehlen dieser demonstratio ad oculos aber erschwert uns das Verständnis für die organische Chemie und wir wollen uns darauf beschränken, die wichtigsten organischen Verbindungen gewissermassen auszugsweise nur zu erwähnen, ohne auf eine wissenschaftliche Erklärung der chemischen Vorgänge und vor allem der chemischen Bildungen ein grösseres Gewicht zu legen. Wir machen es wie der einfache Tourist, welcher die mittleren Berge besteigt und an der Schönheit der Natur sich erfreut, ohne auf gefahrvolle Besteigung unzugänglicher Bergriesen sich einzulassen.

Lektion 47.

Zusammensetzung der organischen Verbindungen.

In voriger Lektion wurde uns gesagt, dass die das Holz bildende Cellulose, sowie die in den Früchten unseres Getreides vorhandene Stärke aus einer Verbindung der 3 Elemente Kohlenstoff (C) Wasserstoff (H) und Sauerstoff (O) bestehen. Wir wollen mal weitergehen und einige weitere wichtige Nahrungsmittel in den Kreis unserer Betrachtung ziehen. Da ist z. B. das Brot, welches eine in Dextrin umgewandelte Stärke darstellt, ferner das Bier, welches durch Gährung einer zuckerhaltigen Substanz (Malz), der Wein, welcher durch Gährung der zuckerhaltigen Trauben hergestellt wird. Da ist ferner das Fleisch, die Milch und die Eier, welche aus Fetten und eiweissartigen Stoffen bestehen. Alle die genannten Nahrungsmittel sind im äusseren so unendlich verschieden, und dennoch sind sich dieselben in ihrer chemischen Zusammensetzung erstaunlich ähnlich, denn alle enthalten sie die zuerst schon erwähnten Urstoffe oder Elemente: Kohlenstoff, Wasserstoff und Sauerstoff, zu denen sich beim Fleisch, beim Eiweiss und der Milch noch Stickstoff und Schwefel (S) zugesellen- Die genannten 5 Elemente bilden also die alleinigen Urstoffe aller unserer Nahrungsmittel; aber auch sämtliche weiteren organischen Verbindungen zeigen sich als nur aus diesen 5 Elementen, weitaus aber die meisten als nur aus Kohlenstoff und Wasserstoff oder aus Kohlenstoff, Wasserstoff und Sauerstoff bestehend zusammengesetzt. Die Verteilung dieser 5 Elemente in den Körpern und Verbindungen organischen Ursprungs ist nun zwar eine recht wechselnde, aber mögen die anderen Elemente wechseln, wie sie wollen, das Element Kohlenstoff finden wir in allen organischen Verbindungen vertreten, und man hat deshalb auch die organischen Körper und Verbindungen als Kohlenstoffverbindungen bezeichnet, und unterscheidet dieselben danach in

1. Verbindungen des Kohlenstoffs (C) nur mit Wasserstoff (H) sogenannte Kohlenwasserstoffe;
2. Verbindungen des Kohlenstoffs mit Wasserstoff und Sauerstoff;
3.   „   „ Kohlenstoffs mit Wasserstoff, Sauerstoff und Stickstoff (N).
und 4.   „   „ Kohlenstoffs mit Wasserstoff, Sauerstoff, Stickstoff und Schwefel.

Lektion 48.

Kohlenwasserstoffverbindungen. Teerprodukte.

Die unter diese Rubrik fallenden chemischen Verbindungen der organischen Chemie resultieren der grossen Mehrzahl nach als Verbrennungsprodukte sogenannter organischer Stoffe. Aber während wir als Produkt der gewöhnlichen Verbrennung organischer Körper die uns schon bekannte chemische Verbindung Kohlensäure (CO_2) erhalten, entsteht ein grosser Teil der Kohlenwasserstoffverbindungen durch Verbrennung organischer Körper unter Abschluss der Luft. Dadurch dass dem Sauerstoff der Luft der Zutritt bei dieser Operation, die man als trockne Destillation bezeichnet, versagt wird, finden wir einen Teil des Kohlenstoffs der organischen Stoffe als kohligen Rückstand in den Destillationsgefässen vor, während ein anderer Teil des Kohlenstoffs, in Verbindung mit den in jeder organischen Verbindung vorhandenen Wasserstoffatomen in wechselnden Mengen zu sogenannten Kohlenwasserstoffen, den ersten der in voriger Lektion angeführten organischen Verbindungsprodukte, sich vereinigt. Wir wollen da vor allem das Grubengas oder Sumpfgas erwähnen, (CH_4), welches sich überall da bildet, wo stagnierende, sumpfige Wässer an den der atmosphärischen Luft unzugänglichen Orten (in Gruben etc.) der Einwirkung von kohlehaltigen Erdschichten ausgesetzt sind.

In weit grösserem Masse findet die Bildung von sogenannten Kohlenwasserstoffverbindungen aber statt, wenn Kohle oder Holz einer direkten Erhitzung unter Abschluss von atmosphärischer Luft, mit anderen Worten einer trocknen Destillation ausgesetzt werden. Wie wir schon oben erklärten, entsteht bei direkter Verbrennung von Kohle und Holz unter Mitwirkung des Sauerstoffs der Luft durch Oxydation des im Holz und in der Kohle enthaltenen Kohlenstoffs die uns nun schon bekannte Kohlensäure, eine chemische Verbindung von Kohlenstoff und Sauerstoff $\underline{CO_2}$. Ganz anders aber ist der Vorgang der chemischen Umsetzung des in dem Holz und der Kohle enthaltenen Kohlenstoffs, wenn dieselben unter Abschluss der atmosphärischen Luft erhitzt werden. In unseren Gasanstalten werden zum Zweck der Leuchtgasbereitung Steinkohlen in eisernen geschlossenen Cylindern, die nur mit einem Abzugsrohr für die entweichenden gasförmigen und flüssigen Destillationsprodukte versehen sind, unter Abschluss der Luft erhitzt. Die Kohle, welche zum grösseren Teile aus Kohlenstoff (Kohle), zum kleineren Teile aus Kohlenstoff, Wasserstoff und Sauerstoff enthaltender Cellulose besteht, wird bei dieser starken Erhitzung zum grössten Teile in Kohle (Coaks) umgewandelt, während teils gasförmige, teils flüssige Körper als weitere Verbrennungsprodukte resp. Destillationsprodokte sich ausscheiden. Wir sprachen vorhin von Kohle im allgemeinen, wir müssen aber doch einen Unterschied machen im besonderen zwischen Steinkohle und Braunkohle. Beide Kohlenarten sind Produkte stattgehabter Verkohlung längst untergegangener Hölzer, welche bei Gelegenheit der grossen Erdumwälzungen durch das im Innern der Erde befindliche Feuer angezündet worden und durch Bedecken mit den Erdtrümmern bei Luftabschluss nicht vollständig verbrannt, sondern nur verkohlt worden sind. In Thüringen und auch in einzelnen Teilen unserer schlesischen Wälder trifft man noch häufig genug sogenannte Kohlenmeiler an zum Zwecke der Herstellung der von den Klempnern, von Spiritusraffinerien und von chemischen Laboratorien viel benötigten Holzkohle. Diese Meiler werden derart hergerichtet, dass grosse Holzscheite passend auf einander aufgetürmt und dann angezündet werden. Ist die grosse Holzmasse ins Brennen gekommen, so bedeckt der Köhler die brennenden

Holzhaufen dicht mit Rasen, wodurch die atmosphärische Luft abgeschlossen wird, und die das Holz bildende Cellulose nicht verbrannt, sondern nur verkohlt wird. Als Rückstand finden wir beim Abdecken der ausgebrannten Meiler eine Holzkohle vor, während wir in einem unter dem Meiler angebrachten Abzugskanal eine sauer und brenzlich riechende Flüssigkeit, den sogenannten Holzteer entdecken. Die Bestandteile dieses Holzteeres sind die folgenden: Benzol, ein unserem Benzin ähnliches, flüssiges und brennbares Produkt, ferner das uns vorenthaltene flüssige Kreosot, welches auch bei der sog. Räucherei aus Buchenholzspänen durch Glimmen derselben entsteht, sowie ferner eine stark saure Flüssigkeit, die Holzessigsäure (unser Acetum pyrolignosum), und endlich eine widerlich riechende flüssige Substanz, der Holzgeist, der früher als Denaturierungsmittel von Spiritus verwandt wurde. Endlich ist aber in dem Holzteer auch noch ein salbenartiger, durch Abkühlung festwerdender Körper, das sog. Paraffin in kleinen Mengen enthalten.

Betrachten wir nun einmal die Produkte der trocknen Destillation der Braunkohlen. Die Braunkohlen sind verkohlte Hölzer jüngerer Zeit, während die Steinkohlen bedeutend älteren Ursprungs sind. So finden wir denn auch, dass die Produkte der trocknen Destillation der Braunkohlen von denen der Steinkohlen etwas abweichen. Werden Braunkohlen unter Abschluss der Luft stark erhitzt, so resultiert als erstes übergehendes Produkt eine gasförmige Verbindung, welche wie als Leuchtgas kennen. Die flüssig werdenden Produkte der trocknen Destillation kennen wir als Braunkohlenteer, dessen Bestandteile die folgenden sind: etwas Benzol, etwas Karbolsäure, und wenig Naphthalin, dafür aber viel des oben schon genannten Paraffins, welches zur Fabrikation von Kerzen, sowie als Ersatzmittel für Wachs ausgedehnte technische Verwendung findet.

Die Produkte der trocknen Destillation der Steinkohlen nehmen aber unser ganz besonderes Interesse in Anspruch. Noch bis vor nicht zu langer Zeit war die Gewinnung des zur Beleuchtung benötigten Leuchtgases die Hauptveranlassung zur trocknen Destillation der Steinkohlen, während die flüssigen Nebenprodukte, der Steinkohlenteer, nur untergeordnete Verwendung fanden. Das ist nun ganz anders geworden, seitdem man in dem Steinkohlenteer nicht nur das Material für prächtige ausgiebige Farben sondern namentlich auch für unendlich viele Heilstoffe, ja auch für köstliche Riechstoffe entdeckt hat. Welches sind nun die so wichtigen Produkte der trocknen Destillation der Steinkohlen? Vor allem müssen wir der schon vorher erwähnten gasförmigen Verbindung, des Leuchtgases gedenken, welches im wesent lichen aus einem Gemisch von Verbindungen von Kohlenstoff und Wasserstoff besteht. Beim Anbrennen des Gases werden die in dem Gasgemisch enthaltenen Kohlenstoffatome zum Weissglühen gebracht, und dadurch den Leuchtzwecken dienstbar gemacht. In früheren Zeiten wurden Stücke von Naphthalin, als Albokarbon bezeichnet (ebenfalls eine Kohlenwasserstoffverbindung), in Dampfform gebracht und dem Gase zugeführt, wodurch die Menge der Kohlenstoffatome und damit auch die Intensität der Leuchtkraft erhöht wurde. Heute wird durch Verwendung der Auerschen Glühstrümpfe ein tadellos weisses Licht erzeugt, indem die weissglühenden Erdmetalloxyde des Terbium und Erbium zur Erhöhung der Lichtkraft verwendet werden.

Wir kehren nunmehr zu den ferneren Produkten der trocknen Destillation der Steinkohlen zurück. Ausser dem gasförmig entweichenden Leuchtgas, welches durch Reinigen und Waschen von den vielen ihm anhaftenden Unreinigkeiten befreit, in Gasometern gesammelt und von dort in Röhrenleitungen den Brennstätten zugeführt wird, sammelt sich in den vorgelegten Gefässen (Vorlagen) ein dickflüssiges, schwarzbraunes Produkt, der Steinkohlenteer an. Die Bestandteile desselben sind: Das schon oben erwähnte Benzol, ein flüchtiger, leicht brennbarer Stoff, welcher zur Anilinfarbenfabrikation, sowie zur Auflösung von Harzen etc. Verwendung findet. An weiteren Bestandteilen finden wir die als Desinfektionsmittel viel verwandte Karbolsäure, sowie endlich das mittelst starker Kälte aus dem Teergemisch herauskrystallisierende Naphthalin in dem Steinkohlenteer vor. Einen ziemlich grossen Teil des Steinkohlenteers repräsentieren die sog. Kresole, welche der Karbolsäure zwar ähnlich und verwandt sind, aber nicht die giftigen Eigenschaften derselben teilen, und welche, mittelst Laugen verseift, als Creolin und Lysol wichtige Desinfektionsmittel darstellen.

<hr>

Lektion 49.

Kohlenwasserstoffverbindungen des Teers.
Benzol. Anilin.

Rekapitulieren wir einmal kurz die in dem etwas ausgedehnten vorigen Kapitel aufgeführten Bestandteile der verschiedenen Teerarten und zwar speziell diejenigen, welche zu den in der vorigen Lektion erwähnten Kohlenwasserstoffverbindungen gehören:

Davon finden wir im **Holzteer** vertreten: das **Paraffin** (wenig); im **Braunkohlenteer** eben dasselbe **Paraffin** (in grosser Menge);

im **Steinkohlenteer**: **Benzol** und **Naphthalin**.

Alle die genannten Körper sind also sogenannte Kohlenwasserstoffverbindungen und zwar solche, die uns ausserordentlich interessieren müssen. Speziell das oben erwähnte **Benzol** erregt sowohl unser geschäftliches wie auch wissenschaftliches Interesse, da die chemische Verbindungsart desselben vom Chemiker als Grundlage für den Aufbau einer ganz speziellen chemischen Theorie, die man als Theorie der aromatischen Verbindungen bezeichnet hat, benutzt wird. Vermöge der Substitutionslehre hat man gefunden, dass fast alle die hochinteressanten neueren Heil- und Arzneimittel, wie Karbolsäure und Salicylsäure, das moderne Antifebrin und Antipyrin, wie die aromatisch riechende Benzoesäure und Zimmtsäure und noch unzählige andere hochwichtige organische Verbindungen von der Kohlenwasserstoffverbindung **Benzol** sich ableiten lassen. Die chemische Zusammensetzung desselben lautet C_6H_6. Entgegen unseren bei Gelegenheit der Besprechung der **Wertigkeit** der Elemente aufgestellten Ausführungen, wonach das Kohlenstoff(C)atom, vierwertig, vier 1 wertige Wasserstoff(H)-atome zu seiner vollständigen Sättigung bedarf, sehen wir hier in dem Benzol-Molekül C_6H_6 jedes vierwertige C-Atom mit nur einem einwertigen H-Atom verbunden.

Es ist eben keine Regel ohne Ausnahme. Die Erklärung dieser Ausnahme, die vom Chemiker durch eine **Bindung** der C-Atome untereinander erklärt wird, ist so schwer, dass wir uns an der durch Untersuchungen gefundenen **Thatsache** genügen lassen müssen, und nur hervorheben wollen, dass die H-Atome des Benzols durch andere Elemente oder sogen. **Verbindungsgruppen** von Elementen ersetzt oder substituiert werden können. Zu diesen Substitutionsprodukten des Benzols gehört vor allem das **Anilin**, der Grundstoff der bekannten **Anilinfarben**. Behufs Herstellung des **Anilins** wird Benzol mit Salpetersäure behandelt und dadurch das **Nitrobenzol** gebildet, welches als **künstliches Bittermandelöl** oder **Mirbanöl** auch in der Seifenfabrikation viel verwandt wird. Dieser Nitroverbindung des Benzols wird durch Einwirkung von — aus Zink und Salzsäure gebildetem — Wasserstoff der Sauerstoff (O) entzogen und dasselbe dadurch in **Anilin** verwandelt, welches, wie die uns als Basen bekannten Metallhydroxyde als Base auftritt und wie diese mit Säuren Salze bildet. Aus diesen Anilinsalzen (z. B. schwefelsaures Anilin, Anilinchlorid etc.) erzielt man durch Behandlung mit oxydierenden Substanzen die schönen und prächtigen, aber wenig lichtbeständigen **Anilin-farben**.

Vergegenwärtigen wir uns einmal den chemischen Vorgang der Bildung des Anilin aus dem Benzol durch chemische Formeln:

$$C_6H_6 \text{ oder} \qquad NO_3H \text{ oder}$$
$$C_6H_5H \text{ bildet mit } NO_2HO = C_6H_5NO_2 + H_2O$$
$$\text{Benzol} \quad + \quad \text{Salpetersäure Nitro-} \quad \text{Wasser}$$
$$\text{benzol}$$

(Für ein Wasserstoffatom des Benzols ist die Verbindungsgruppe NO_2 (die **Nitro**gruppe) aus der Salpetersäure eingetreten.)

Durch das aus Zink- und Salzsäure gebildete Wasserstoffgas geschieht folgende Umsetzung:

$$C_6H_5NO_2 \quad + \quad 6H \quad = \quad C_6H_5NH_2 + 2 \times H_2O.$$
$$\text{Nitrobenzol} \quad \text{Wasserstoff} \quad \text{Anilin}$$

An Stelle der **Nitro**gruppe ist die Verbindungsgruppe NH_2, ein sogenannter Ammoniakrest, eingetreten und dadurch eine dem Ammoniak (NH_3) ähnliche Verbindung, das Anilin, gebildet worden.

[Ich habe diese, an sich schwer verständlichen Formeln der Umbildung des Benzols in Anilin aufgeführt, **nicht damit der Schüler diese Formeln erlernen soll**, sondern weil ich annehme, dass selbige, wie jede **bildliche** Darstellung, das **Verständnis** für den chemischen **Vorgang unterstützt** und der Schüler damit zugleich ein Bild von der Art der Umsetzung organischer Körper überhaupt gewinnt.]

Von den weiteren Produkten der trocknen Destillation der Kohlen sind als den **Kohlenwasserstoffverbindungen** angehörig noch das **Paraffin** im Braunkohlenteer und das **Naphthalin** des Steinkohlenteers zu erwähnen.

Das **Paraffin** findet zur Herstellung von Salben, als Ersatz von Wachs und vor allem zur Lichterfabrikation grosse Verwendung. In Steinlagern Ungarns und Galiziens findet sich, als **Erdwachs** oder Ozokerit bezeichnet, ebenfalls eine Paraffinart vor, welche ein Destillationsprodukt verkohlter Hölzer darstellt, und welches zur Herstellung des Paraffinum solidum sowie, als Ceresin bezeichnet, als billiger Wachsersatz auch in unseren Geschäften häufig Verwendung findet. Das Paraffinum liquidum des deutschen Arzneibuches wird aus den Rückständen des russischen Petroleums gewonnen.

Die Kohlenwasserstoffverbindung **Naphthalin** findet sich nur im Steinkohlenteer vor und findet als mottenwidriges Mittel, sowie in der Form von Stangen oder Kugeln als Albokarbon bezeichnet, zur Erhöhung der Leuchtkraft des Gases, sowie endlich in der Anilinfarbenfabrikation häufige technische Anwendung.

Damit wären wir am Ende der Kohlenwasserstoffverbindungen aus den verschiedenen Kohlenteerölen herrührend angelangt; wir wollen aber das Kapitel der Teerrohprodukte nicht verlassen, ohne eines drogistisch wichtigen Bestandteiles derselben, der Karbolsäure zu gedenken. Sie ist kein reiner Kohlenwasserstoff, sondern besteht ihrer chemischen Zusammensetzung nach aus Kohlenstoff, Wasserstoff und Sauerstoff (C_6H_6O); sie findet sich als Nebenprodukt bei der Leuchtgasfabrikation im Steinkohlenteer vor und unterscheiden wir eine rohe Karbolsäure mit einem Gehalt von ca. 25—80 % reiner Karbolsäure, während den Überrest sogenannte Kresole bilden, welche, mit Laugen oder Seifenlösungen behandelt als Creolin und Lysol wichtige Desinfektionsmittel bilden. Aus der rohen Karbolsäure wird durch Behandeln mit Natronlauge und Schwefelsäure durch wiederholte Destillation die reine Karbolsäure hergestellt, welche, von Hause aus krystallinisch, durch Zufügen von 10 Teilen Wasser zu 100 Teilen flüssiger Karbolsäure in die Acidum carbolicum liquefactum verwandelt wird.

Die Karbolsäure bildet die Grundlage zur Darstellung der so wichtigen Salicylsäure, welche durch Behandlung der Karbolsäure mit Kohlensäure erzeugt wird, während durch Behandlung der Karbolsäure mit Salpetersäure die stark giftige und leicht explosible Pikrinsäure, welche in der Färberei und Feuerwerkerei Verwendung findet, hergestellt wird.

———

Lektion 50.

Weitere Kohlenwasserstoffverbindungen. Petroleum. Kautschukkörper. Terpene.

Den in der vorhergehenden Lektion behandelten Teerkohlenwasserstoffen müssen wir das uns wohlbekannte Brennmaterial Petroleum noch anfügen. Dasselbe stellt ein Produkt der trocknen Destillation von untergegangenen Hölzern dar, indem dieselben nach geschehener Verkohlung durch das Erdfeuer unter Abschluss der Luft weiter erhitzt und zersetzt worden sind. Es haben sich dabei ganz ähnliche Produkte gebildet, wie wir solche bei der trocknen Destillation des Holzes und der Kohlen vorfinden, denn das Petroleum, wie es in der Nähe der russischen Stadt Baku am kaspischen Meere dem Erdboden entquillt, oder wie es in Pennsylvanien durch Bohrung gewonnen wird, enthält eine ganze Reihe ähnlicher Kohlenwasserstoff-Verbindungen, wie wir sie im Holz- und Kohlenteer vorfinden. So finden wir im Rohpetroleum Petroleumäther und Benzin vor, welche dem Steinkohlen- benzol ähnlich; wir finden ferner als Rückstand bei der Rektifikation des Petroleums einen salbenartigen, schmierigen Rückstand vor, der, als Vaseline bezeichnet, ein Gemisch von flüssigem und festem Paraffin darstellt. Von dem leichtentzündlichen Petroleumäther und dem Benzin muss das Petroleum befreit sein, ebenso auch von den schwerer siedenden Paraffinen, wenn dasselbe als Brennpetroleum verkauft werden soll, und wird dasselbe durch den Abelschen Petro- leumprüfer speziell auf die Abwesenheit der ersteren leicht entzünd- lichen Kohlenwasserstoffe derart geprüft, dass das im Wasserbade er- wärmte Petroleum durch Nähern einer Flamme auf seinen Entflam- mungspunkt geprüft wird; das Petroleum darf unter 21° C. nicht entflammen. Die Reinigung des Petroleums geschieht durch soge- nannte fraktionirte Destillation, bei welcher die einzelnen Be- standteile bei verschiedenen Siedegraden überdestilliert und geson- dert aufgefangen werden. Der Petroleumäther destilliert zwischen 50—60° C., das Benzin zwischen 60—70°, das Brennpetroleum bei 150° über; als Rückstand bleibt dann, wie gesagt, die Vaseline im Destil- lationsgefäss zurück. Alle die genannten Bestandteile des Rohpetro- leums sind nur aus Kohlenstoff und Wasserstoff zusammengesetzt, ge- hören also zu den Kohlenwasserstoffverbindungen. Das Petroleum- Benzin unterscheidet sich aber von dem Steinkohlen-Benzol weniger durch eine kleine Verschiedenheit in der chemischen Zusammensetzung, als vielmehr durch sein Verhalten gegen Salpetersäure und beim Ver- brennen. Benzin bildet nicht mit Salpetersäure Nitrobenzol; ferner brennt das Petroleum Benzin mit leuchtender aber nicht russender Flamme (Benzol russt.)

Wir kommen nunmehr zum Schluss der sogenannten Kohlenwasser- stoffverbindungen und wollen da speziell noch einiger pflanzlichen Pro- dukte erwähnen, welche für unser Fach Interesse bieten. Es sind dies in erster Linie eine Reihe von Pflanzenstoffen, die wir als Kautschuk- körper bezeichnen. Kautschuk sowohl wie die ihm verwandte Gutta- percha sind pflanzliche Abscheidungsstoffe eigener Art, die aus den Milchsäften südländischer Gewächse beim Gerinnen sich ausscheiden. Beide Pflanzenprodukte stellen Kohlenwasserstoffverbindungen dar und zeichnet sich speziell das Kautschuk durch grosse Elastizi- tät (Gummi elasticum) aus. Die Guttapercha dagegen wird, wenn selbige geschmolzen worden, beim Erkalten wieder hart und fest. Durch Zusammenschmelzen mit Schwefel wird das Kautschuk zähe und widerstandsfähig, vulkanisiert, und wird in diesem Zustande zu chirurgischen Instrumenten und elastischen Gummiröhren verarbeitet. Mit viel Schwefel zusammengeschmolzen, erhält das Kautschuk eine hornähnliche Beschaffenheit, und werden daraus die sogenannten Hartgummifabrikate, wie Kämme und dergleichen hergestellt, die namentlich in Harburger Fabriken in grossen Mengen fabriziert werden. Die Guttapercha wird hauptsächlich zur Herstellung von Guttaperchapapier, welches dünn gewalzte Blätter dieser Gummiart darstellt, sowie zur Gewinnung des Guttapercha depurata verwandt, welches als Zahnkitt in unseren Geschäften viel verlangt wird. Zum Zwecke seiner Herstellung wird Guttapercha durch Auflösen in Schwefelkohlenstoff gereinigt und nach dem Abdestillieren desselben die gereinigte Guttapercha in Form von dünnen Stängelchen ausgerollt, welche zur Verhinderung des Brüchigwerdens unter Wasser aufbewahrt werden.

Als letzte unter den uns interessierenden Kohlenwasserstoffverbindungen wollen wir noch der sogenannten Terpene erwähnen, deren Hauptrepräsentant das Terpentinöl ist, und welche in vielen anderen ätherischen Ölen mit sauerstoffhaltigen Kohlenwasserstoffverbindungen gepaart sind. Wir werden im botanischen Teile unseres Unterrichtes auf diese Verbindungen wie auf die ätherischen Öle überhaupt näher zurückkommen, und schliessen mit der Gruppe der Kohlenwasserstoffverbindungen hiermit ab.

———

Lektion 51.

Verbindungen des Kohlenstoffs mit Wasserstoff und Sauerstoff, Kohlehydrate.

Die weitaus grösste Menge der organischen Verbindungen erweist sich als aus den drei oben genannten Elementen Kohlenstoff, Wasserstoff und Sauerstoff zusammengesetzt. Die grosse Menge dieser Verbindungen erklärt sich aus der unendlichen Mannigfaltigkeit der stets wechselnden Atommengen der Elemente und wir wollen, um uns ein Bild von der Mannigfaltigkeit dieser Verbindungsarten zu machen, bei den im Verhältnis wenigen, von uns namhaft gemachten Verbindungen soviel als möglich die Formeln am Rande aufführen.

In einer ganzen Reihe von hierhergehörigen Verbindungen finden wir das Element Kohlenstoff mit Wasserstoff und Sauerstoff in einem

Verhältnis der letzteren von $2:1$ verbunden, mit anderen Worten im Verhältnis des Wassers, welches bekanntlich aus 2 Atomen Wasserstoff und 1 Atom Sauerstoff besteht. (H_2O). Wir müssen nun schon anfangen, etwas chemisch denken zu lernen; wir müssen glauben, dass ein Körper, wie die Cellulose des Holzes oder des Strohhalms, dass die weissen Stückchen, die wir als Stärke kennen, oder der süss schmeckende Zucker und endlich der klebrige Gummi, wie wir ihn im Kirschharz und im Gummi arabicum probieren können, aus Kohlenstoff (C), Wasserstoff (H) und Sauerstoff (O) bestehen. Wir bezeichnen die genannten vier organischen Stoffe als Kohlehydrate, weil in ihnen der Kohlenstoff mit so und so viel Molekülmengen von Wasser (H_2O) chemisch verbunden ist. Die im nachstehenden folgenden Formeln werden uns diese Thatsache besser veranschaulichen helfen.

Zu den Kohlehydraten gehören also die vier organischen Stoffe:

Cellulose, Gummi, Stärke und Zucker.

Alle diese Körper sind, wie wir im Anfang unseres Unterichtes kennen lernten, Produkte der Lebensthätigkeit der Pflanze; sie dienen uns zum grossen Teile als Nährstoffe, und werden aus Produkten des pflanzlichen und tierischen Stoffwechsels stets neu gebildet.

Die von uns ausgeatmete Kohlensäure dient als Grundlage für die sämtlichen genannten Verbindungen, indem dieselbe — eine Verbindung von Kohlenstoff C und Sauerstoff $O = CO_2$ — von den Pflanzen durch feine Spaltöffnungen ihrer Blätter eingeatmet wird und in ihre beiden Bestandteile Kohlenstoff und Sauerstoff zerlegt wird. Der Sauerstoff wird durch dieselben Spaltöffnungen der Blätter der Luft wieder zugeführt und dieselbe dadurch wieder tauglich zur Atmung gemacht. Den Kohlenstoff dagegen behält die Pflanze zurück und führt denselben in Gemeinschaft mit dem in der Luft stets als Feuchtigkeit vorhandenen Wasser (H_2O) dem gleich unserem Blute lebhaft pulsierenden Saftstrom zu, welcher unter dem Einfluss der das Blattgrün bildenden Chlorophyllkörper und vor allem unter dem Einfluss des belebenden Sonnenlichtes die genannten drei Elemente zu den mannigfaltigsten organischen Stoffen umbildet, ganz speziell aber zu den vier genannten Kohlehydraten: Cellulose, Gummi, Stärke und Zucker, welche die Zellen der Pflanzen bilden, resp. in den Zellen der Pflanzen sich ablagern.

Die Cellulose kennen wir als Pflanzenhalm, als Holzfaser, als Kork; am reinsten finden wir dieselbe in unserer viel gebrauchten Watte vor, welche aus dem in der Baumwollenfrucht enthaltenen natürlichen Gespinst, welches eine reine Cellulose darstellt, erhalten wird. Verwendung findet die Cellulose zu den verschiedensten Zwecken, nament-

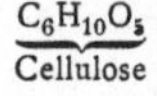

lich als Gespinnst — Leinwand, Baumwolle, Papier; vor allem aber zur Herstellung von Nitrocellulose, welche durch Behandeln von Baumwollenwatte mit Salpetersäure erzeugt wird, und welche als Schiessbaumwolle teils zur Herstellung von rauchlosem Pulver teils in Äther gelöst als Kollodium Verwendung findet. Die chemische Formel der Cellulose ist $= C_6H_{10}O_5$ (Cellulose) (6 Kohlenstoffatome sind mit 5 Molekülen H_2O chemisch verbunden).

$C_6H_{10}O_5$
Gummi

Das Gummi findet sich im aufgelösten, schleimartigen Zustande als Inhalt einiger Pflanzenzellen in besonderen Zellschichten vor, welche sich zu sogenannten Gummigängen ausbilden, aus welchen das Gummi durch Zersprengung der Rinde (s. Kirschgummi) austritt und zu einer glasigen Masse erhärtet. Man unterscheidet völlig lösliches Gummi, welches sich im Wasser klar löst, und aufquellendes Gummi oder Bassorin, welches, wie der Traganth, im Wasser nur aufquillt.

Alle Gummiarten zeigen dieselbe Zusammensetzung, wie die Cellulose, denn ihre chemische Formel ist $= C_6H_{10}O_5$ (Gummi).

Die Stärke findet sich in den Früchten der Gräser (Weizen, Reis), sowie in Knollen (Kartoffeln) und in Wurzelstöcken (Arrow Root) verschiedener Pflanzen vor.

$C_6H_{10}O_5$
Stärke

Die chemische Formel für die Stärke ist ebenfalls $= C_6H_{10}O_5$; (sie ist also von gleicher prozentualer Zusammensetzung, wie die Cellulose). Durch Kochen mit verdünnten Säuren oder durch Behandlung mit einer Malzabkochung wird die Stärke zuerst in einen gut klebenden

$C_6H_{10}O_5$
Dextrin
$C_6H_{12}O_6$
Zucker

Stoff, das Dextrin, ebenfalls $= C_6H_{10}O_5$ (Dextrin) und sodann durch weiteres Kochen in Zucker ($C_6H_{12}O_6$) umgewandelt. Wir erwähnten soeben, dass die Stärke durch Malzabkochung in Zucker übergeführt wird. Das Malz wird aus der Gerste hergestellt, indem dieselbe mit Wasser eingequellt wird. Durch dieses Einquellen beginnt der im Gerstenkorn befindliche Keimling seine Lebensthätigkeit, indem er aus dem Korn herauswächst und das in der Gerste befindliche Pflanzeneiweiss in einen eigenartigen Körper — Diastase — umwandelt, welcher Stoff eine Umbildung von Stärke in Zucker bewirkt. So wird denn auch die in der Gerste befindliche· Stärke durch die Diastase in Zucker verwandelt. Durch schnelles Erhitzen der angekeimten Gerste auf sogenannten Trockendarren wird der Keimprozess unterbrochen, und die so umgewandelte Gerste als sogenanntes Malz bezeichnet, und dient dasselbe hauptsächlich zur Herstellung unseres Lieblingsgetränkes, des Bieres.

Lektion 52.

Zucker und seine Umsetzungsprodukte. Weingeist.

Wir kommen nunmehr zu dem letzten der genannten Kohlehydrate, dem Zucker; derselbe beansprucht unser volles Interesse, zumal viele unserer sogenannten Genussmittel wie Wein, Bier, Alkohol dem Zucker ihr Entstehen verdanken.

Die im vorhergehenden Kapitel erwähnten Kohlehydrate: Cellulose, Gummi, Stärke, sogar auch noch das Umwandlungsprodukt der Stärke, das Dextrin erwiesen sich als von völlig gleicher chemischer Verbindungsart; sie alle zeigten die Formel $C_6H_{10}O_5$.

Anders der Zucker, welcher aus der Stärke durch Aufnahme von einem weiteren Molekül Wasser entstanden gedacht werden kann, denn die chemische Formel des Zuckers ist $= C_6H_{12}O_6$ (Stärkezucker)

$$C_6H_{10}O_5 + H_2O = C_6H_{12}O_6$$
Stärke   Wasser   Zucker

Wir finden den Zucker in der Natur fertig gebildet vor und zwar im Saft der Zuckerrüben und des Zuckerrohrs, aus welchen beiden Pflanzen der Zuckersaft mit Wasser ausgezogen und durch Klärung und Reinigung rein dargestellt wird. Man nennt diesen Zucker Rohrzucker, im Gegensatz zu dem aus der Stärke durch Kochen mit verdünnten Säuren dargestellten Stärkezucker, welcher im übrigen auch in den süssen Früchten und im Honig natürlich vorkommt. Rohrzucker und Stärkezucker schmecken zwar gleich süss, sie zeigen aber sowohl in ihrer chemischen Zusammensetzung, wie auch in ihrem Verhalten gegen die sogenannten Gärungserreger eine grosse Verschiedenheit. Die chemische Formel des Stärkezuckers ist $= C_6H_{12}O_6$ (Stärkezuckers), diejenige des Rohrzuckers ist $C_{12}H_{22}O_{11}$ (Rohrzucker).

Wir sehen aus diesen beiden Formeln, dass das Molekül des Rohrzuckers gleich dem doppelten Molekül des Stärkezuckers weniger 1 Molekül Wasser (H_2O) sich erweist. Durch Kochen mit verdünnten Säuren kann der Rohrzucker in Stärkezucker umgewandelt werden, und zwar durch Aufnahme des fehlenden Moleküls H_2O; es werden dadurch 2 Moleküle Stärkezucker gebildet.

$$C_{12}H_{22}O_{11} + H_2O = C_{12}H_{24}O_{12} = 2 \times C_6H_{12}O_6.$$
Rohrzucker   Stärkezucker

$C_6H_{12}O_6$
Stärkezucker

$C_6H_{12}O_6$
Stärkezucker
$C_{12}H_{22}O_{11}$
Rohrzucker

Hoffschildt.   7

Soviel über die Verschiedenheit beider Zuckerarten in betreff ihrer chemischen Zusammensetzung. Wir kommen nunmehr auf das verschiedene Verhalten beider Zuckerarten gegenüber den sogenannten **Gärungserregern** zu sprechen. Als solche bezeichnen wir die uns wohl allen wohlbekannte Hefe, welche den trüben Bodensatz des obergärigen oder einfachen Bieres ausmacht, welcher aus einer Unmenge von kleinen pflanzlichen Lebewesen, den sogenannten Hefepilzen bestehend sich erweist. Diese kleinen Pilze sind geradezu als Zuckerfeinde zu bezeichnen; sie gehen einer Zuckerlösung so energisch zu Leibe, dass diese selbst binnen kurzem vollständig ihren Charakter verliert und in eine Flüssigkeit verwandelt wird, deren berauschende Wirkung wohl schon jeder einmal im Wein, Bier oder Liqueur kennen gelernt hat. Es wird die Zuckerlösung durch Einwirkung der Hefepilze in Gärung versetzt und dadurch in **Alkohol** übergeführt, während dabei gleichzeitig sich bildende Kohlensäure gasförmig entweicht. Aber nur die Lösung des Stärkezuckers erweist sieh als **gärungsfähig**, während die Rohrzuckerlösung erst durch Kochen mit verdünnten Säuren oder einem Malzauszug in Stärkezucker umgewandelt wird und dadurch gärungsfähig wird.

Der **Alkohol**, auch **Äthylalkohol** oder **Spiritus** oder **Weingeist** genannt $= C_2H_6O$ oder $C_2H_5(HO)$ Weingeist oder Äthylalkohl ist also ein Produkt der Gärung des Stärkezuckers. Die Fakrikation desselben geschieht in den Brennereien und zwar zum grössten Teile aus Kartoffeln, deren Stärkemehl durch Einwirkung der im Malz enthaltenen Diastase in Zucker umgewandelt wird, welcher durch zugefügte Hefe in Gärung gerät und dadurch in Alkohol und Kohlensäure übergeführt wird. Der Brenner zerreibt zu dem Zwecke die Kartoffeln und maischt dieselben mit zerquetschtem Malz und heissem Wasser ein und fügt dieser Maische ein bestimmtes Quantum von Hefe zu. Nach einiger Zeit des Stehens zeigt der auftretende charakteristische Geruch nach Weingeist die vollendete Umsetzung der aus der Stärke durch Diastase gebildeten Zuckerlösung in Weingeist an; die **gar** gewordene Maische wird nunmehr in Destillationsgefässe gebracht und durch starke Erhitzung der Weingeist abdestilliert. Durch wiederholte Destillation, zuletzt über Holzkohlen wird der Weingeist von den beigemengten Unreinigkeiten, speziell von im Kartoffelweingeist stets enthaltenem **Fuselöl** befreit und kommt nun als Spiritus rectificatissimus in den Handel. Dieser Spiritus rectificatissimus zeigt einen Gehalt von 86—87 **Gewichtsteilen** reinen Alkohols in 100 Gewichtsteilen an, was einem Gehalt von 90—91 **Raumteilen** in 100 Raumteilen des Weingeistes entspricht. Heute wird nur nach **Gewichtsprozenten** die

Stärke des Weingeistes im Alkohol bestimmt, und zwar durch das Alkoholometer von Richter, während die frühere Raumteilbestimmung durch das Alkoholometer nach Tralles erfolgte. Um einen möglichst wasserfreien Weingeist — den Alcohol absolutus — zu erzielen, wird der Weingeist zu öfteren Malen über Ätzkalk destilliert, welcher ungemein gern Wasser aufnimmt, und dasselbe dem Weingeist entzieht. Dieser Alcohol absolutus hat ein spezifisches Gewicht von 0,800, welches einem Gehalt von ca. 99 Gewichtsteilen reinen Alkohols in 100 Teilen entspricht. Ausser den Kartoffeln liefern Roggen und Weizen durch Gärung den Kornbranntwein, Reiskörner den Arak, die Melasse des Zuckerrohrs den Rum, während aus zuckerhaltigen Weinen der französische Cognac, und aus Weintrestern der Franzbranntwein oder Armagnac durch Gärung erzeugt wird.

Lektion 53.

Alkohole. Aether. Organische Säuren.

Bei der Besprechung der Umsetzung der Stärke in Zucker und Umwandlung desselben durch Hefepilze in Alkohol oder Weingeist, bezeichneten wir den aus den Getreidefrüchten und Kartoffeln bereiteten Alkohol als Äthylalkohol. Diese Bezeichnung verdankt der Weingeist seiner chemischen Zusammensetzung, da er eine chemische Verbindungsgruppe — C_2H_5 Äthyl — enthält, welche mit einem sogenannten Wasserrest, Hydroxyl (HO) genannt, chemisch verbunden ist.

$$C_2H_6O \qquad \text{oder} \qquad \underbrace{C_2H_5(H\overset{.}{O})} \qquad \underbrace{C_2H_5(HO)}$$
$$\text{Alkohol} \hspace{9cm} \text{Äthylalkohol}$$

Ohne uns mit den wissenschaftlichen Theorien der Alkoholbildung eingehender zu beschäftigen, wollen wir hier anschliessend noch einige weitere uns interessierende Alkohole erwähnen.

1. den Methylalkohol CH_4O oder $\overset{\text{(Methyl)}}{\underbrace{CH_3}}(HO)$, $\underbrace{CH_3HO}$

$$\underbrace{CH_4O}$$
$$\text{Methyl-}$$
$$\text{alkohol}$$

Methylalkohol

bei der trockenen Destillation des Holzes gewonnen, früher als Denaturierungsmittel für Brennspiritus verwandt;

2. den Amylalkohol $C_5H_{12}O$ oder $\overset{\text{(Amyl)}}{\underbrace{C_5H_{11}}}(HO)$, $\underbrace{C_5H_{11}(HO)}$

$$\underbrace{C_5H_{12}O}$$
$$\text{Amylalkohol}$$

Amylalkohol

als Fuselöl einen Bestandteil des aus Kartoffeln gebrannten Weingeistes bildend.

Alle die genannten Alkohole erweisen sich, wie wir aus den Formeln ersehen, als sog. Hydroxydverbindungen der betr. chemischen Verbindungsgruppen = Methyl (CH_3), Äthyl (C_2H_5), Amyl (C_5H_{11}), und werden deshalb die Alkohole auch als Hydroxyde der betr. Kohlenwasserstoffe (Methyl, Äthyl, Amyl) bezeichnet. Uns interessiert hauptsächlich die Bezeichnung als solche, weniger die immerhin recht komplizierten Verbindungsvorgänge und deshalb wollen wir derselben als solcher hier nur einfach Erwähnung thun. Eine andere Gruppe von Körpern, welche den Alkoholen entstammen, bilden die sog. Äther; dieselben entstehen aus den betr. Alkoholen durch Behandlung mit starken Säuren, welche aus den Alkoholen durch Entziehung von Wasser (H_2O) Äther bilden. So entsteht aus unserem gewöhnlichen Weingeist, den wir also als Äthylalkohol bezeichnen, durch Destillation mit Schwefelsäure der früher Schwefeläther genannte Äther. Werden noch andere Säuren ausser Schwefelsäure zur Destillation verwandt, so bilden sich sog. zusammengesetzte Äther oder Ester; so sind der aus Alkohol durch Destillation mit Schwefelsäure und Essigsäure gebildete Essigäther, sowie der aus Fuselöl oder Amylalkohol durch Destillation mit Schwefelsäure und Baldriansäure gewonnene Fruchtäther zusammengesetzte Äther oder Ester.

Aber in noch anderer Beziehung interessieren uns die chemischen Verbindungen, welche wir als Alkohole kennen gelernt haben; es gilt dies namentlich von den Verbindungen, in welche die Alkohole durch Einwirkung von Sauerstoff umgewandelt werden, und welche wir als organische Säuren bezeichnen möchten. Von den Metalloiden der anorganischen Chemie wissen wir, dass deren Sauerstoffverbindungen, die Metalloidoxyde, die Grundlage der Sauerstoffsäuren bilden. Dieselben wiesen vor allem in ihren wässerigen Lösungen saure Eigenschaften auf, welche wir in ihrem sauren Geschmack und der Rötung von blauem Lackmuspapier gekennzeichnet fanden, sowie endlich in ihrem Vermögen, mit den Metalloxyden oder Basen Salze zu bilden. Alle diese, eine Säure charakterisierenden, Eigenschaften finden wir in gar sehr vielen organischen Verbindungen ebenfalls vor; sie schmecken ebenfalls in ihren wässerigen Lösungen sauer, röten blaues Lackmuspapier und bilden mit Basen Salze. Eine grosse Anzahl dieser als Säuren sich charakterisierenden und als organische Säuren bezeichneten Verbindungen können wir als von verschiedenen Alkoholen abstammend bezeichnen. Lassen wir Bierneigen längere Zeit in einer Flasche offen stehen, so werden wir bemerken, dass der Inhalt, welcher zuerst aromatisch und spirituös roch, mit der Zeit einen sauren Geruch nach Essig annimmt. Das Bier, welches aus der Malzmaische, einer in Zuckerlösung umgewandelten Stärke, durch Gärung in ein alkoholhaltiges Produkt umgewandelt war, büsst durch das Offenstehen den aromatischen, spirituösen Geruch ein; es ist durch den Zutritt des Sauerstofts der Luft, durch Oxydation in eine sauer riechende und schmeckende Flüssigkeit, in Essig übergeführt worden, d. i. in eine verdünnte Essigsäure. Lassen wir verdünnten Weingeist in feinen, dünnen Strahlen über Buchenholzspäne tropfen, so finden wir, dass das abfliessende Produkt ebenfalls einen stark sauren Geruch und Geschmack angenommen hat; der Alkohol ist durch Oxydation vermittelst des Sauerstoffs der Luft in Essigsäure $= C_2H_4O_2$ (Essigsäure) umgewandelt worden (Essigfabrikation). Für gewöhnlich wird die reine Essigsäure aus der durch trockne Destillation des Holzes sich bildenden Holzessigsäure bereitet, indem dieselbe mit Soda (Natriumkarbonat) gesättigt, und aus dem gebildeten essigsauren Natrium durch Destillation mit Schwefelsäure die Essigsäure abdestilliert wird.

  $C_2H_4O_2$
  Essigsäure

  Der zweite vorher angezogene Alkohol, der Methylalkol, wird durch Oxydation ebenfalls in eine Säure, Ameisensäure $= CH_2O_2$ (Ameisensäure), umgewandelt und ebenso bildet der Amylalkohol durch Aufnahme von Sauerstoff eine Säure, die Baldriansäure $= C_5H_{10}O_2$ (Baldriansäure). Die Ameisensäure findet sich in den Ameisen vor und bildet mit ihrer scharfen Substanz die Waffe dieser kleinen fleissigen Tierchen. Die zuletzt genannte Baldriansäure findet sich in unserer Radix Valerianae als kräftig riechendes Prinzip vor.

  CH_2O_2
  Ameisensäure
  $C_5H_{10}O_2$
  Baldriansäure

Lektion 54.

Organische Säuren.   Fette und Fettsäuren.

  Wir haben in der vorhergehenden Lektion einige charakteristische Beispiele organischer Säuren aufgeführt und deren Bildung durch Oxydation der betr. Alkohole uns erklärt. Eine ganze lange weitere Reihe von Oxydationsprodukten anderer organischer Stoffe gehören ebenfalls den organischen Säuren an. So wird z. B. der Zucker, ebenso wie die das Holz bildende Cellulose durch Oxydation mittelst Salpetersäure in die sog. Zuckersäure $(C_2H_2O_4)$ übergeführt. Da dieselbe Säure sich auch im Sauerklee (Oxalis acetosella) vorfindet, so wird die-

  $C_2O_2H_4$
  Oxalsäure

selbe auch als Oxalsäure oder Kleesäure $= C_2H_2O_4$ (Oxalsäure) bezeichnet. Wir verwenden dieselbe vielfach in der Technik und gehört dieselbe zu den stark wirkenden Stoffen der Abteilung 2 der Gifte. (Als Ersatz giebt man mit Vorteil die unschädliche Weinsäure). Als weitere Vertreter von Säuren pflanzlicher Produktion wollen wir hier die in den unreifen Früchten vorhandene Apfelsäure $= C_4H_6O_5$ (Apfelsäure) so wie die vorhin genannte Weinsäure $= C_4H_6O_7$ (Weinsäure) (Acidum tartaricum, häufig noch als Weinsteinsäure bezeichnet), aufführen, welche im Saft der Trauben sich vorfindet, und gebunden an Kalium den Weinstein bildet, der in den Weinfässern bei langem Lagern sich absetzt. Eine fernere organische Säure ist die in den Citronen durch ihren sauren Geschmack sich verratende Citronensäure $= C_6H_8O_7$ (Citronensäure). Die in der sauren Milch enthaltene Milchsäure $= C_3H_6O_3$ (Milchsäure), sowie die im Bernstein enthaltene Bernsteinsäure $= C_4H_6O_5$ (Bernsteinsäure) und endlich die in den Galläpfeln sich vorfindende Gerbsäure $= C_{27}H_{22}O_{17}$ (Gerbsäure) gehören ebenfalls den sog. organischen Säuren an, und die am Rande aufgeführten chemischen Formeln geben uns ein anschauliches Bild von der unendlichen Mannigfaltigkeit der Umbildung der drei Elemente Kohlenstoff, Wasserstoff und Sauerstoff im Haushalt der Natur, welche Produkte hervorzuzaubern im stande ist, wie sie das bestgeleitete chemische Laboratorium in solcher Reinheit und Güte nicht herzustellen vermag.

Den Beschluss der Reihe der organischen Säuren wollen wir mit der ganz eigenartigen Gruppe der sog. Fettsäuren machen. Die Fettsäuren finden sich in allen tierischen und pflanzlichen Fetten vor und zwar stets an einen uns gut bekannten Stoff, an Glycerin gebunden. Während die festen Fette im wesentlichen Verbindungen der festen Fettsäure Stearinsäure $= C_{18}H_{36}O_2$ (Stearinsäure) mit Glycerin darstellen, ist in den flüssigen Fetten das Glycerin der Hauptsache nach an die flüssige Ölsäure $= C_{18}H_{34}O_2$ (Ölsäure) gebunden. So stellt das feste Talg der Hauptsache nach ein stearinsaures Glycerin, das flüssige Ölivenöl ein ölsaures Glycerin dar, und wir werden in nachfolgendem durch Trennung der betr. Verbindungen die einzelnen Bestandteile resp. die angeführten organischen Fettsäuren uns näher vor Augen führen. Zum Zwecke der Darstellung von Stearinsäure, welche, gewöhnlich Stearin genannt, zur Herstellung von Leuchtkerzen grosse Verwendung findet, wird der Talg geschmolzen und mit Ätzkalk behandelt, wodurch sich stearinsaures Calcium bildet, welches durch Zusatz einer bestimmten Menge von Schwefelsäure in unlösliches schwefelsaures Calcium oder Gips verwandelt wird, während die

Stearinsäure oben aufschwimmt und von der Flüssigkeit abgehoben wird.

Durch starke Abkühlung krystallisiert die Stearinsäure als zarte weisse Masse aus und entfernt man durch starken Druck die in geringerer Menge vorhandene flüssige Ölsäure, welche als Stearinöl einen viel geforderten Artikel zum Putzen von Metallen darstellt. Die durch mehrfaches Umschmelzen mit Wasser gereinigte Stearinsäure findet, wie wir schon erwähnten, als Stearin zur Lichtfabrikation, sowie als Zusatz zum Stärkeglanz, zu Pomaden etc. ausgedehnte Verwendung.

Das an Stearinsäure resp. an andere Fettsäuren in den Fetten gebundene Glycerin interessiert uns ebenfalls als stark gefragter Artikel in unseren Geschäften. Dasselbe wird im grossen ebenfalls aus dem Talg gewonnen, und zwar meist als Nebenprodukt bei der in obigem beschriebenen Stearinfabrikation, indem die nach der Zersetzung des Talgs durch Kalk und Schwefelsäure resultierende Flüssigkeit durch überhitzten Wasserdampf überdestilliert und das hierbei sich trennende Glycerin durch wiederholte Reinigung (als Raffination bezeichnet), von allen Unreinigkeiten (Kalk, Schwefelsäure) möglichst befreit wird. Das Glycerin wird nach den Stärkegraden seiner Konzentration auf Grund der Beaumé'schen Aräometer-Skala bezeichnet und gehandelt (28⁰ Beaumé) und darf als Glättungsmittel spröder Haut nicht in zu starker Konzentration, sondern mit etwas Wasser verdünnt, abgegeben werden, weil es der Haut sonst unnötig Wasser entziehen und dadurch ein Gefühl des Brennens verursachen würde.

Lektion 55.

Seifen.

Von ungeheurer Wichtigkeit für unseren Geschäftsbetrieb sind die aus den Fetten resp. deren Fettsäuren mit Alkalien hergestellten Verbindungen, welche kurzweg als Seifen bezeichnet werden. Zum Zwecke der Herstellung von Seifen werden die Fette mit starken Alkalilösungen, mit Natronlauge oder Kalilauge, gekocht, wobei eine Umbildung der fettsauren Glycerine (Fette) in fettsaures Natrium oder fettsaures Kalium, — das ist in Seife — stattfindet; das Glycerin wird dabei abgeschieden. Man unterscheidet weiche Seifen, auch Schmierseifen genannt, und feste Seifen.

Zur Herstellung weicher Seifen wird zumeist Kalilauge verwendet, welche mit flüssigen Pflanzenfetten wie Rüböl und Leinöl

zusammengekocht wird. Diese weichen, schmierigen Seifen enthalten
neben dem fettsauren Kalium, der eigentlichen Seife, das frei gewordene
Glycerin, grössere Mengen von Wasser, sowie endlich etwaige überschüssige Lauge; sie sind deshalb, wenn sie nicht wie in der flüssigen
Glycerinseife peinlich sorgfältig gearbeitet sind, wenn nicht die Lauge
durch das Fett sorgfältig neutralisiert worden, wenig zuträglich für die
Haut, und finden hauptsächlich als Einweichmittel für die Wäsche und
im sogenannten Scheuerdienste Verwendung.

Die Herstellung fester Seifen geschieht durch starkes Kochen hauptsächlich von Talg mit Natronlauge; nach einiger Zeit bildet sich
eine weiche, schmierige Masse, die der Seifensieder als Seifenleim
bezeichnet. Durch Zusatz einer starken Kochsalzlösung wird die eigent-
liche Seife als krümelige, weiche Masse, als sogenannter Seifenkern
abgeschieden, und völlig von der Flüssigkeit, welche, als Unterlauge
bezeichnet, neben Wasser und etwaiger überschüssiger Lauge das ab-
geschiedene Glycerin enthält, getrennt. Nach Abheben des Seifenkerns
bringt man denselben wiederum in den Kessel, schmilzt ihn der Vorsicht halber mit noch etwas frischem Talg, um etwaige mit einge-
schlossene Lauge völlig zu neutralisieren (überfetten), und giesst danach
die nun fertige Kernseife in durchlässige Holzkästen aus, in welchen
man die Flüssigkeit abtropfen und die Seife erstarren lässt. Alle feinen
Seifen werden als überfettete Kernseifen hergestellt; die ganz feinen
Toiletteseifen werden nach dem Erstarren noch piliert, indem dieselben in Piliermaschinen durch Hobeln in dünne Späne verwandelt
werden, aus welchen man durch darauffolgende Parfümierung und
Pressung in bestimmten Formen die sog. pilierten Seifen herstellt.
Die Transparent-Seifen werden aus festen Kernseifen durch Auflösen derselben in einer bestimmten Menge Glycerin oder Spiritus her-
gestellt; dieselben sind beim Erkalten völlig durchscheinend, daher die
Bezeichnung als Transparentseife. Die Marseiller Seife, venetia-
nische Seife genannt, wurde früher ausschliesslich in der französischen
Provence aus dem dort heimischen Olivenöl durch Kochen mit Natronlauge hergestellt und über Marseille in den Handel gebracht; heute
wird sie von allen grösseren heimischen Seifenfabriken in ebenso guter
Qualität, wie im Ursprungslande hergestellt und findet dieselbe als
Waschmittel für wollene Stoffe namentlich vielfach Verwendung. Demselben Zwecke dient auch die sog. Gallseife, welche durch Verseifung frischer Ochsengalle mit einer Kernseife hergestellt wird. Die
Ochsengalle besitzt nämlich die Fähigkeit, Fette aufzulösen, deshalb auch
die Verwendung der Gallseife als fleckenreinigendes Mittel.

Die flüssigen Glycerin Kaliseifen stellen aus Olivenöl gefertigte weiche Kaliseifen dar, welche mit einem bestimmten Gehalt an Glycerin versehen werden; der Seifenspiritus ist eine ebensolche weiche Kaliseife in weingeistiger Lösung.

Eine ganz eigenartige Fettart ist das in den Cocosnüssen enthaltene Cocosfett. Während die tierischen Fette zum Zwecke der Verseifung erhebliche Wärmemengen erfordern, verseift sich das Cocosfett mit der Lauge schon bei verhältnismässig niedriger Temperatur und bezeichnet man die Cocosseifen deshalb auch als kalt gerührte Seifen. Dieselben enthalten meist überschüssige Lauge und reichlich Wasser, und binden Stoffe, wie Wasserglas etc., welche zur Verbilligung als Füllung zugesetzt werden, in reichlichstem Masse. Die Cocosseifen sind deshalb den Talgkernseifen gegenüber als minderwertige Seifen zu bezeichnen. Aber einen Vorteil bieten die Cocosseifen doch, sie schäumen bedeutend besser, als die der Haut weit zuträglicheren Talgseifen, deshalb wird häufig von den Seifensiedern ein geringer Zusatz von Cocosfett zu dem zu versiedenden Talg gemacht, und die Seife dadurch zur Reinigung dienlicher.

Wir wollen hieran anschliessend noch die Pflaster erwähnen, welche aus Fetten aller Art, namentlich aber aus flüssigen Fetten, wie Olivenöl, durch Kochen mit Metalloxyden gewonnen werden; dieselben stellen gewissermassen auch Seifen dar resp. fettsaure Metalloxyde, während das Glycerin abgeschieden wird.

So wird das Bleipflaster durch Kochen von Olivenöl mit Bleiglätte (Bleioxyd), das Hamburger Pflaster durch Kochen von Olivenöl mit Minium (Bleisuperoxyd) hergestellt, während das gewöhnliche Heftpflaster durch Zusammenschmelzen von Bleipflaster mit Wachs, Dammarharz, Kolophonium, Terpentin und einer Kautschuklösung entsteht. Beim Malaxieren (Kneten) des Pflasters merken wir an den schlüpfrig werdenden rollierenden Händen die Gegenwart des ausgeschiedenen Glycerins.

Lektion 56.

Alkaloide. Eiweiss. Fibrin.

Wir kommen nunmehr zur dritten Reihe der Kohlenstoffverbindungen, zu den Verbindungen des Kohlenstoffs mit Wasserstoff, Sauerstoff und Stickstoff. Derselben gehören speziell die meisten der Alkaloide an. Die Alkaloide sind Ammoniak ähnliche Verbindungen, und stellen die wirksamen, stark wirkenden, zum Teil giftigen Stoffe von Pflanzenteilen dar, aus welchen dieselben durch Auskochen mit Säuren und Ausziehen mit Weingeist rein dargestellt werden. So stellt das bittere Chinin das Alkaloid der Chinarinde, das giftige Strychnin das Alkaloid der Krähenaugennüsse, das betäubende Morphium das Alkaloid des Opiums dar.

Der letzten Gruppe der Verbindungen des Kohlenstoffs mit: Wasserstoff, Sauerstoff, Stickstoff und Schwefel — gehören das Eiweiss und das eiweissähnliche Fibrin an. Das Eiweiss findet sich in den Eiern, sowie als Pflanzeneiweiss in Pflanzensäften und Samen sowie auch im Blute vor. Aus seinen Lösungen gerinnt es durch Erhitzen, und wird durch das im Magensafte enthaltene Pepsin in sogenanntes Pepton umgewandelt und dadurch löslich oder verdaulich gemacht. Die im Handel vorkommenden Peptone stellen durch Pepsin löslich oder verdaulich gemachte Eiweisspräparate dar, welche bei Erkrankungen des Magens als leicht verdauliche Ernährungsmittel verwandt werden, da dem geschwächten Magen die Verdauungsthätigkeit dadurch erleichtert wird.

Das Fibrin, ein eiweissähnlicher Stoff, findet sich im Blute vor, sowie ni den Fleischmuskeln und im sog. Kleber der Getreidefrüchte. Es unterscheidet sich vom gewöhnlichen Eiwess durch die Eigenschaft, dass es, ohne erwärmt zu werden, gerinnt. Eiweiss wie Fibrin bilden wichtige Bestandteile unserer Nahrungsmittel, indem dieselben zur Bildung von Muskelfleisch Verwendung finden, während die Kohlehydrate Stärke und Zucker mehr zur Rundung der Körperform, zur Fettbildung dienen.

Hatten wir im vorhergehenden Eiweiss und Fibrin als organische Stoffe kennen gelernt, welche wesentlich unserer Ernährung dienen und zum Leben beitragen, so müssen wir unser Augenmerk zum Schluss unserer chemischen Betrachtungen auch auf die Umsetzungsprodukte organischer Körper richten, in welche dieselben beim Aufhören des Lebens zerfallen. Beim Aufhören des Lebensprozesses sowohl der Pflanzen, wie der Tiere bemächtigen sich winzig kleine Lebewesen, die man als Spaltpilze bezeichnet, der fleischlichen Materie, und führen eine vollständige Umsetzung der stofflichen Bestandteile herbei. Unter der Einwirkung der kleinen Spaltpilze verfallen die aus Kohlenstoff, Wasserstoff und Sauerstoff (Cellulose) bestehenden Pflanzenteile der Verwesung, welche als Produkt eine kohlenstoffreiche Masse, den sog. Humus, erscheinen lässt, während Kohlensäure und Wasser nebenbei sich entwickeln. Die stickstoff- und schwefelreichen Körperstoffe namentlich der Tiere werden durch die Einwirkung der erwähnten kleinen Spaltpilze ebenfalls einer Umsetzung unterworfen, die man als Fäulnis bezeichnet, deren Produkte durch Bildung von übelriechendem Ammoniakgas (NH_3) aus den Stickstoff (N) haltigen, und von noch schlechter riechendem Schwefelwasserstoffgas (H_2S) aus den Schwefel (S) haltigen Bestandteilen der animalischen Körper zu einer Plage unserer Geruchsnerven werden. Durch Zerstörung der pflanzlichen Keime, der Spaltpilze, wird die Verwesung und Fäulnis bedingende Thätigkeit dieser kleinen Lebewesen gehemmt und erreicht man diese Zerstörung durch starke Erhitzung mit nachfolgendem Luftabschluss (Sterilisieren), sowie durch Anwendung sogenannter Desinfektionsmittel, wie Kreosot (beim Räuchern des Fleisches), wie Salicylsäure, Borsäure, Karbolsäure und übermangansaures Kalium, welche sämtlich pilztötend wirken.

Damit wären wir am Ende unserer chemischen Studien angelangt, denen wir als wirksame Rekapitulation ein Repetitorium der anorganischen und organischen Chemie folgen lassen, welches eine kurze Beschreibung möglichst aller uns interessierenden Drogen chemischer Herkunft enthält. Ich habe dieses Repetitorium dem Muster der Aufzeichnungen aus meiner Lehrzeit als Apotheker nachgebildet, da dieselben sich·mir als äusserst wertvolles Material zum Memorieren während der späteren Studienzeit erwiesen haben. Dem lehrenden Chef rate ich, zuerst aus Buchheister's vortrefflicher Drogisten Praxis sich über eine bestimmte Anzahl von Artikeln gründlich zu informieren und an der Hand der im Repetitorium gegebenen kurzen Aufzeichnungen dem Lehrling die betreffenden Artikel vorzutragen; nach geschehenem Vortrage aber soll der Lehrling die angegebenen kurzen Daten nach Muster des Repetitoriums in ein Buch eintragen und danach repetieren. Dem selbstarbeitenden Lehrling aber rate ich, unter Zugrundelegung des Repetitoriums fleissig nach dem „Ersten Unterricht des jungen Drogisten" sich kurze Auszüge zu machen und dieselben sofort in Form der angegebenen kurzen Daten schriftlich zu Papier zu bringen. Am Schlusse seiner Lehrzeit wird ihm dann das Repetitorium eine gute Anleitung sein zum Auffrischen der durch fleissiges Studium erworbenen Kenntnisse und damit zum guten Gelingen der abzulegenden Gehilfen-Prüfung beitragen.

Repetitorium über chemische Drogen.

Nach dem

Deutschen Arzneibuch, Buchheister, König, Schlickum.

N a m e	Vorkommen oder Bereitung	Eigenschaften	Verwendung oder Merkmale
Acetonum Aceton	durch Erhitzen von entwässertem Calciumacetat	farblose, flüchtige Flüssigkeit	als Lösungsmittel für Harze etc. (Lacke).
Acetum pyrolignosum crudum Roher Holzessig	durch trockene Destillation des Holzes	enthaltend 6—10 % Essigsäure u. brenzl. Stoffe wie Kreosot	zur Darstellung von Essigsäure, zum Schnellräuchern.
Acetum pyrolign. rectificatum gereinigter Holzessig	durch Rektifikation aus dem rohen Holzessig	dto.	wie oben, auch zur Desinfektion.
Acetum Essig	aus verdünntem Alkohol d. Oxydation (mit Holzspänen)	enthaltend bis 6 % Essigsäure	zu Speisezwecken.
Acidum aceticum Essigsäure	aus essigsaurem Natrium durch Destillation mit Schwefelsäure	erstarrt bei 0 ° (Acid. acetic. glaciale) enthält 96 % Essigsäure	in der Photographie, Färberei.
Acidum aceticum dilutum verdünnte Essigsäure	aus Acid. acetic. d. Verd.	enth. 30 % Essigsäure	zu techn. Zwecken.
Acidum arsenicicum Arsensäure	aus arseniger Säure durch Oxydation mit Salpetersäure	formlose Masse, sehr giftig!	in der Färberei.
Acid. arsenicosum Arsenige Säure Weisser Arsenik	durch Rösten von Arsenerzen (Sublimation)	durchsichtige, später porzellanartige Masse od. Pulver, sehr giftig!	gegen Ungeziefer etc. Abt. 1 d. Gifte.

Name	Vorkommen oder Bereitung	Eigenschaften	Verwendung oder Merkmale
Acid. benzoicum **(sublimatum)** Siam und Penang **(praecipitatum)** **(artificiale)** Benzoesäure	durch Sublimation von Benzoeharz durch Kochen von Benzoe mit Kalkmilch und Ausfällen mit Salzsäure, künstl. aus Hippursäure oder aus Toluol	die Siambenzoesäure hat keine Zimmtsäure, die Penangbenzoesäure hat Zimmtsäure (die Zimmtsäure giebt beim Kochen mit Kalihypermang. Geruch nach Bittermandelöl	als antiseptisches Mittel.
Acid. boricum Borsäure	aus Borax durch Destillation mit Salzsäure	kleine schuppige Krystalle oder Pulver	als antiseptisches Mittel.
Acid. carbolicum **crudum** Rohe Karbolsäure	aus dem Steinkohlenteer	enthaltend 30—80% reine Karbolsäure und sog. Kresole	zur Desinfektion Abt. 3 d. Gifte.
Acid carbolicum **purum** Phenyl Alkohol Reine Karbolsäure	aus der rohen Karbolsäure durch Behandlung mittelst Kalilauge und Schwefelsäure	Krystallinisch. Masse, welche, mit dem 10. Teil Wasser vermischt, flüssig bleibt (Acid. carbol. liquefact.)	dto. Abt. 3 d. Gifte.
Acid. carbonicum Kohlensäure	entwickelt sich beim Verbrennen, beim Atmen u. wird dargestellt aus Magnesit (kohlensaures Magnesium) mit Schwefelsäure	schweres Gas, giftig!	zur Fabrikation künstlicher Mineralwässer.
Acid. chromicum Chromsäure	aus Kalium bichromic. mit Schwefelsäure	braunrote Krystalle, ätzend! sehr hygroskopisch	— Abteil. 2 der Gifte.
Acid. citricum Citronensäure	aus dem Citronensafte durch Versetzen mit Kalkmilch und Schwefelsäure	farblose, saure Krystalle, verbrennt zu Kohle (wie Weinsäure) ohne Karamelgeruch zu verbreiten	zu Limonaden.
Acid. formicicum Ameisensäure	in den Ameisen sich vorfindend. Darstellung durch Erhitzen von Glycerin mit Oxalsäure	farblose, stark sauer schmeckende Flüssigkeit	zu Spir. formicarum.
Acid. gallicum Gallussäure	aus dem Tannin durch Kochen mit Salzsäure	weisse glänz. Nadeln (in dunklem Gefäss)	in der Photographie.
Acid. hydrochloricum crudum Rohe Salzsäure	als Nebenprodukt bei der Sodabereitung (aus Kochsalz und Schwefelsäure)	gelbliche, rauchende Flüssigkeit	zu techn. Zwecken Abteil. 3 der Gifte.
Acid. hydrochlor. **pur.** Reine Salzsäure	aus reinem Kochsalz und reiner Schwefelsäure	weisse Flüssigkeit	— Abteil. 3 der Gifte.

N a m e	Vorkommen oder Bereitung	Eigenschaften	Verwendung oder Merkmale
Acid. hydrofluoricum Fluorwasserstoffsäure	aus Flussspat und Schwefelsäure	ätzt sehr stark, muss in Guttapercha-Flaschen aufbewahrt werden	Glasätzmittel Abteil. 1 der Gifte.
Acid. lacticum Milchsäure	entsteht bei der sauren Gärung des Milchzuckers	klare farblose Flüssigkeit	—
Acid. nitricum crudum Rohe Salpetersäure Scheidewasser	durch Destillation von Salpeter mit Schwefelsäure	ätzende Flüssigkeit	zur Lösung von Metallen, zur Nitrierung von Baumwolle (Schiessbaumwolle) Glycerin (Nitroglycerin).
Acid. nitricum purum Reine Salpetersäure	aus roher Säure durch Rektifikation	dto.	— Abteil. 3 der Gifte.
Acid. nitricum fumans Rauchende Salpetersäure	Untersalpetersäure wird in Salpetersäure geleitet	dunkelbraunrote Flüssigkeit	zum Ätzen Abteil. 3 der Gifte.
Acid. oleinicum Ölsäure, Olein, Stearinöl	Nebenprodukt bei der Stearinkerzenfabrikation aus Talg	ölartige Flüssigkeit, die (da stearinsäurehaltig) bei niedriger Temperatur leicht erstarrt	zum Putzen etc.
Acid. oxalicum Oxalsäure, Zuckersäure, Kleesäure	findet sich im Sauerklee und Sauerampfer; Darstellung durch Beh. von Sägespänen mit Salpetersäure (früher durch Beh. von Zucker mit Salpetersäure)	kleine farblose Krystalle, ist giftig!	dto. Abteil. 2 der Gifte.
Acid. phosphoricum Phosphorsäure	durch Lösen von Phosphor in Salpetersäure, oder aus phosphorsaurem Kalk durch Zersetzen mit Schwefelsäure	farblose, saure Flüssigkeit	Arzneimittel.
Acid. phosphoricum glaciale Eisphosphorsäure	aus reiner Phosphorsäure durch Abdampfen	glasartige Stücke	in der Zahntechnik.
Acid. picronitricum Pikrinsäure	durch Behandeln von Karbolsäure mit Salpetersäure	gelbe Krystalle, ist giftig! die Pikrinsäuresalze sind explosiv	zur Färberei Abteil. 3 der Gifte.

Name	Vorkommen oder Bereitung	Eigenschaften	Verwendung oder Merkmale
Acid. pyrogallicum (Pyrogallol) Pyrogallussäure	aus Tannin durch Er-hitzen	weisse bis gelbliche feine Krystalle, die vor Licht geschützt aufbewahrt werden müssen	zur Photographie.
Acid. salicylicum Salicylsäure	durch Behandeln von Karbolsäure mit Kohlen-säure	feine, farblose Kry-stallnadeln; sie ver-hindert die Gärung und Fäulnis	als antiseptisches und konservierendes Mittel.
Acid. stearinicicum Stearinsäure, Stearin	durch Kochen von Talg mit Ätzkalk u. Schwefel-säure	weisse, starre Masse	zu Kerzen, Salben etc.
Acid. sulfuricum Anglicum engl. Schwefelsäure	durch Verbrennen von Schwefel und Oxydieren der schwefligen Säure mit Salpetersäuredämpfen	farblose, ätzende Flüs-sigkeit, sehr hygro-skopisch	zur Darstellung an-derer Säuren, in der Technik Abteil. 3 der Gifte.
Acid. sulfuricum purum Reine Schwefelsäure	durch Rektifikation der rohen Säure	dto.	— Abteil. 3 der Gifte.
Acid. sulfuricum fumans rauchende Schwefel-säure, Nordhäuser Schwefelsäure, Vitriolöl	durch Einleiten des Des-tillates von kalciniertem Eisenvitriol in englische Schwefelsäure	ist eine Lösung von Schwefelsäure-Anhy-drid in Schwefelsäure-hydrat; erstarrt leicht im Winter	zur Auflösung von Indigo Abteil. 3 der Gifte.
Acid. tannicum Gerbsäure, Tannin	durch Ausziehen von Gall-äpfeln mit Ätherweingeist und Verdunsten desselben	hellgelbes Pulver; giebt mit Eisensalzen schwarze Färbung (Tinten)	zur Färberei und med. Zwecken (zusammen-ziehend).
Acid. tartaricum Weinsäure	aus rohem Weinstein mit Kalkmilch und Schwefelsäure	farblose, saure Kry-stalle, verbrennt zu Kohle mit Karamell-geruch (soll bleifrei und schwefelsäurefrei sein)	zu Brausepulver und Limonaden.
Acid. valerianicum Baldriansäure	Vorkommen in der Bal-drianwurzel, Darstellung aus Fuselöl d. Destillation mit Schwefelsäure und Kaliumdichromat	ölige, saure Flüssig-keit	dient zur Darstellung der Fruchtäther.
Aerugo Grünspahn bas. Kupferacetat	durch Auflösen von Kupferkarbonat in Essig-säure (Kupferplatten wer-den in gärende Wein-trester gesteckt	grünblaue Krystalle oder Kugeln, giftig!	zur Färberei und Zeugdruckerei Abteil. 3 der Gifte.

Name	Vorkommen oder Bereitung	Eigenschaften	Verwendung oder Merkmale
Äther Äther, Schwefeläther	durch Destillieren von Alkohol mit Schwefelsäure (Wasserentziehung)	sehr leichte, brennbare Flüssigkeit (Vorsicht! Licht!)	zur Lösung von Harzen etc.
Aether aceticus Essigäther	durch Destillation von Alkohol mit Essigsäure und Schwefelsäure	sehr leichte, brennbare Flüssigkeit (ist ein zusammengesetzt. Äther oder Ester)	zu med. Zwecken.
Aether bromatus (Aethylium bromatum) Bromäther, Brom-Äthyl	durch Destillation von Alkohol und Bromkalium mit Schwefelsäure	farblose, ätherisch riechende Flüssigkeit, chloroformähnl., auch in der Wirkung! spez. Gew. $= 1{,}445 - 1{,}450$	als betäubendes Mittel (nicht zu verwechseln mit dem Bromäthylen, spez. Gew. 2,163
Aether Petrolei Petroleumäther	das erste übergehende Destillat bei der Petroleum-Rektifikation	leichte, brennbare Flüssigkeit	zum Lösen von Harzen etc.
Fruchtäther	sind zusammengesetzte Äther durch Destillation von Amylalkohol mit verschiedenen Säuren dargestellt (sog. Ester)	dto.	zur Bonbons- und Liqueur-Fabrikation.
Alcohol absolutus Absoluter Weingeist	Weingeist (Spiritus) wird über gebrannten Kalk rektifiziert	99% Alkohol, leichte brennbare Flüssigkeit	zum Lösen d. ätherischen Öle etc.
Alcohol amylicus Amylalkohol, Fuselöl	im Kartoffelbranntwein enthalten und aus diesem dargestellt durch fraktionierte Destillation	farblose, unangenehm riechende Flüssigkeit	zur Darstellung von Fruchtäthern.
Alcohol methylicus Methylalkohol, Holzgeist	durch trockene Destillation des Holzes	farblose, leicht entzündliche Flüssigkeit	zum Denaturieren von Spiritus und in der Technik.
Alcohol sulfuris (Carboneum sulfuratum) Schwefelkohlenstoff	durch Leiten v. Schwefeldämpfen über glühende Kohlen	fast farbl., stinkende, sehr leicht entzündl. Flüssigkeit (Vorsicht, Licht!)	zum Lösen von Kautschuk und Harzen Abteil. 3 der Gifte.
Alumen Alaun	Doppelsalz aus schwefelsaurer Thonerde und schwefelsaurem Kalium bestehend	farblose Krystalle od. Krystallmehl	in der Gerberei und Färberei.
Alumen chromicum Chrom-Alaun	aus Kaliumdichromat und Schwefelsäure	violettrote Krystalle	in der Färberei, zu Tinten etc.
Alumen plumosum Feder-Alaun Asbest	ein kieselsaures Magnesium, als Gestein vorkommend	faseriges, weiches Mineral, wird von Säuren u. Feuer nicht angegriffen	zum Filtrieren von Säuren, zu Feuer-Anzündern, nicht verbrennbaren Dochten etc.

Name	Vorkommen oder Bereitung	Eigenschaften	Verwendung oder Merkmale
Alumen ustum gebrannter Alaun	durch Glühen von Alaun in Thongefässen (dem Alaun wird Krystallwasser durch Glühen entzogen)	poröse Masse	zum Klären von Spirituosen, zum Beizen.
Aluminium sulfuricum Schwefelsaure Thonerde, Aluminiumsulfat	durch Behandeln von Thonerde mit Schwefelsäure	farblose Krystalle	dient zur Darstellung anderer Alaun-Verbindungen.
Alumnol	durch Behandeln von Naphtol und Alaun mit Schwefelsäure	weisses Pulver	zu Arzneizwecken.
Ammonium bromatum Brom-Ammonium Ammoniumbromid	durch Sublimation von Ammoniumsulfat und Kaliumbromid	weisses grobes hygroskopisches Pulver	zu medizin. Zwecken.
Ammonium carbonicum Ammoniumkarbonat kohlens. Ammonium Hirschhornsalz	durch Sublimation von Ammoniumsulfat mit Kreide (kohlens. Kalk) (wurde früher bei der trockenen Destillation v. Hirschhorn gewonnen)	durchscheinend (soll nicht verwitttert sein)	zum Treiben des Kuchenteigs (Entweichen von Kohlensäure).
Ammonium chloratum depuratum und sublimatum, Salmiaksalz, Chlorammonium Ammoniumchlorid	durch Sublimation von Ammoniumsulfat mit Natriumchlorid	depuratum stellt ein Krystallmehl dar; Sublimatum krystall. Massen (Kuchen)	zu Arzneizwecken, zum Löten (es löst die Unreinigkeiten, Metalloxyde).
Ammonium jodatum Jod-Ammonium Ammoniumjodid	durch Zersetzung v. Ammoniumsulfat mit Jodkalium in weingeistiger Lösung	weisses krystallinisch. Pulver	zu Arzneizwecken.
Ammonium sulfuricum schwefelsaures Ammonium Ammoniumsulfat	durch Behandlung des Ammoniaks i. Gaswasser mit Schwefelsäure	feine weisse Krystalle	dient zur Darstellung der anderen Ammon.-Salze.
Anilinum Anilin	aus Benzol durch Behandeln mit Salpetersäure; das gebildete Nitrobenzol wird durch reduzierende Substanzen (H) in Anilin verwandelt	ölige Flüssigkeit, Ausgangsprodukt für die Anilinfarben-Fabrikation	Anilinfarben sind wenig lichtbeständig.
Anthracenum Anthracen	eine in Steinkohlentheer enthaltene krystallinische Substanz	—	dient zur Darstellung von Farbstoffen.

Name	Vorkommen oder Bereitung	Eigenschaften	Verwendung oder Merkmale
Antifebrinum (Acetanilid) Antifebrin	durch Erhitzen von essigsaurem Anilin	farblose Krystalle	zu Arzneizwecken.
Antipyrinum Antipyrin	zu den sog. Theerpräparaten zählend (Patent)	dto.	dto.
Apomorphinum hydrochloricum salzs. Apomorphin	durch Erhitzen von salzsaurem Morphin	weisses, bald grünlich sich färbendes Krystallmehl	dto.
Aqua Amygdalarum amararum Bittermandelwasser	durch wässerige Destillation der gestossenen bitteren Mandeln	ein Blausäure und Bittermandelöl haltig. Wasser (giftig)	zu Liqueuren, zum Backen.
Aqua Calcis Kalkwasser	wird durch Löschen von Ätzkalk mit Wasser dargestellt	die erste Lösung wird weggegossen, um die Unreinigkeiten zu entfernen	zu Arzneizwecken u. a. Zusatz zu Kindermilch.
Aqua Lauro-Cerasi Kirschlorbeerwasser	wässeriges Destillat von frischen Kirschlorbeerblättern	enthält Blausäure und Bittermandelöl, giftig!	wie Aqua amygdal. amararum.
Aqua regis Königswasser	gemischt aus 2 Teilen Salzsäure und 1 Teil Salpetersäure	sehr ätzende Säure	zum Lösen von Gold und zu Bädern.
Arac	ein starker Alkohol, dargestellt aus Reis durch Gährung	—	—
Argentum nitricum salpetersaures Silber Höllenstein, Silbernitrat	durch Auflösen v. Silber in Salpetersäure	krystallisiert oder gegossen, zeigt strahlig. Bruch	zur Photographie etc
Argent. nitric. cum Kalio nitric. salpeters. Silber mit Salpeter	Höllenstein wird mit Salpeter zusammengeschmolzen	in Stangen, die nicht strahlig. Bruch zeigen	zu Arzneizwecken.
Aristolum Aristol	eine Thymolverbindung mit Jod	—	statt Jodoform angewandt.
Atropinum Atropin	Alkaloid der Tollkirsche	sehr giftig	zu Arzneizwecken.
Auripigmentum gelbes Schwefel-Arsen, Rauschgelb	durch Sublimation von weissem Arsenik und Schwefel	gelb. Pulver od. gelbe Stücke, sehr giftig!	mit Ätzkalk gemisch als Haarentfernungs mittel (Depilatorium Abteil. 1 der Gifte.
Auro-Natrium chloratum Chlorgold-Natrium	Gemenge von Chlorgold mit Kochsalz	orangegelbes Pulver	in d. Porzellanmaler und Photographie Abteil. 3 der Gifte

Name	Vorkommen oder Bereitung	Eigenschaften	Verwendung oder Merkmale
Baryum carbonicum kohlensaurer Baryt, Whiterit, Baryumkarbonat	als Whiterit vorkommend oder durch Fällen von Baryumnitrat mit Kohlensäure	weisses Pulver, giftig!	zur Darstellung der übrigen Baryumsalze, frisch gefällt als Gift gegen Mäuse und Ratten Abteil. 3 der Gifte.
Baryum nitricum salpetersaurer Baryt, Baryumnitrat	durch Lösen von Baryum carbon. in Salpetersäure	grün brennende Flamme gebend	zu bengal. Grünfeuer Abteil. 3 der Gifte.
Baryum sulfuricum schwefelsaurer Baryt, Schwerspat, Baryumsulfat	als Schwerspat vorkommend, aus Chlorbaryumlösung und Schwefelsäure	weisses Pulver	zu Tapetendruck, zum Verfälschen weisser Farben.
Benzinum Benzin	aus Petroleum durch Destillation	leichte, brennbare Flüssigkeit, die beim Brennen nicht russt	Vorsicht mit Licht!
Benzolum Benzol, Steinkohlenbenzin	im Steinkohlentheer enthalten, wird durch fraktionierte Destillation aus dem Theer gewonnen	leichte, brennbare Flüssigkeit, beim Brennen russend	zum Lösen v. Harzen, zur Darstellung der Anilifarben etc.
Bismuthum subgallicum Dermatol	aus Gallussäure und Wismutnitratlösung	hellgelbes Pulver	zu Arzneizwecken.
Bismuthum subnitricum Wismutsubnitrat, basisch salpetersaures Wismut, (Magisterium Bismuthi)	durch Fällen einer Lösung von Wismut in Salpetersäure durch Wasser	weisses Pulver	zu Arzneizwecken und zu Schminken (Blanc de perle).
Borax Borsaures Natrium (Natrium boracic.) Natriumborat	als Tinkal vorkommend, aus Borkalk (borsaures Calcium) durch Umsetzen mit Soda	Krystalle oder kryst. Pulver	zu Arzneizwecken, als Stärkezusatz und zum Metalllöten.
Calcaria chlorata Chlorkalk (Calcaria hypochlorosa)	durch Sättigen von frisch gelöschtem Ätzkalk mit Chlorgas	weisses Pulver, leicht feucht werdend; aus dem unterchlorigsaur. Kalk wird d. Säuren die unterchlor. Säure und aus dieser Chlor frei gemacht)	zum Bleichen.
Calcaria usta gebrannter Kalk, Ätzkalk	durch Glühen (im Brennofen) von Kalkstein (roh. kohlens. Kalk) = Calciumoxyd	graue Stücke, die mit Wasser unter starker Selbsterhitzung zerfallen	zu Kalkwasser, zu Mörtel.

8*

Name	Vorkommen oder Bereitung	Eigenschaften	Verwendung oder Merkmale
Calcaria Vienense Wiener Kalk	ein sehr reiner gebrannter Kalk	weiss und hart	zu Putzzwecken.
Calcium bisulfurosum doppelt schweflig- saurer Kalk, Calcium- bisulfit	durch Einleiten von Schwefligsäure-Gas in Kalkmilch	eine saure Flüssigkeit, wird nur in flüssiger Form dargestellt	zum Reinigen der Brauerei- und Brennerei-Bottiche v. Schlamm.
Calcium carbonicum praecipitatum Calciumkarbonat gefällter kohlensaurer Kalk	durch Behandeln von Chlorcalciumlösung mit Sodalösung	ein feines weisses, möglichst leichtes Pulver	zu Zahnpulvern.
Calcium chloratum Chlorcalcium Calciumchlorid	durch Auflösen von Cal- ciumkarbonat (Kreide) in Salzsäure	eine kryst. Salzmasse, die sehr leicht Feuch- tigkeit anzieht	dient zur Darstellung anderer Kalksalze, z. Austrocknen von Gasen, feuchten Orten etc.
Calcium phosphoricum (Calcaria phosphorica) Calciumphosphat phosphorsaurer Kalk	in den Knochen vorkom- mend, Darstellung aus diesen durch Glühen (Weisbrennen)	weisses oder hell- graues Pulver	als Knochenmehl zum Düngen, zur Vieh- fütterung und als Arzneimittel.
Calcium sulfuricum (Calcaria sulfurica) schwefelsaurer Kalk, Gips, Calciumsulfat	als Gipsspath vorkom- mend, entsteht stets bei Zusatz von Schwefelsäure zu Kalksalzen; durch Glühen entsteht der ge- brannte Gips (Calcaria sulfurica usta)	der gebrannte Gips ist ein weisses kryst. Pulver, das m. Wasser angerührt, schnell er- härtet (durch Auf- nahme des Krystall- wassers	zu Formen, zur Bild- hauerei, Verband etc.
Caput mortuum roter Totenkopf (Colcothar)	Rückstand bei der Dar- stellung rauch. Schwefel- säure aus calciniertem Eisenvitriol	ein rotes Pulver, aus unreinem Eisenoxyd bestehend	zu Anstrichfarben.
Ceresin (Cera mineralis) Erdwachs, Ozokerit	eine Art Paraffin, findet sich in Galizien, Baku und Amerika als Ablage- rung aus früheren Petro- leumquellen	wachsartiger Körper	als billiger Wachs- ersatz.
Chininum Chinin (Chininum hydro- chloricum, salzsaures Chinin, Chininum sulfuricum, schwefel- saures Chinin)	Alkaloid aus den China- rinden, aus denen es durch Auskochen mit ver- dünnten Säuren gewon- nen wird	weisse, kryst. Nadeln, sehr bitter	zu Arzneizwecken, zu Haarwässern und Po- maden.
Chinoidinum Chinoidin	der Rückstand bei der Chininbereitung	harzähnliche Masse, Chinin enthaltend	zu Arznejzwecken.

Name	Vorkommen oder Bereitung	Eigenschaften	Verwendung oder Merkmale
Chinidinum Chinidin	ein neben Chinin in den Chinarinden vorkommendes Alkaloid	wie Chinin	zu Arzneizwecken.
Chloralum hydratum crystallisatum krystall. Chloralhydrat	durch Destillation von Alkohol mit Chlor entsteht Chloral; wird diesem eine best. Menge Wasser zugefügt, so krystallisiert es (Liebreich)	weisse, aromat. riechende Krystalle, giftig!	dto. (betäubend!)
Chloroformium Chloroform	durch Destillation von Alkohol mit Chlorkalk bildet s. zuerst Chloral, welches durch Kalk in Chloroform umgewandelt wird	schwere, süsslich schmeckende Flüssigkeit, betäubend (muss in schwarzen Gläsern aufbewahrt werden)	zu Arzneizwecken, zum Lösen v. Harzen etc.
Chlorophyllum Chlorophyll, Blattgrün	der grüne Farbstoff der Blätter	grün färbend	zum Färben v. Fetten, Spirituosen etc.
Cinchonidinum und **Cinchoninum**	2 Alkaloide der Chinarinden	—	zu Arzneizwecken.
Cinnabaris Zinnober (s. Hydrarg. sulf. rubrum)			
Cocainum hydrochloricum salzsaures Kokain	Alkaloid aus den Cocablättern	giftig!	dto.
Codeinum Codein	ein Alkaloid aus dem Opium	giftig!	—
Coffeinum Koffein	Alkaloid aus den Kaffeebohnen	stark wirkend	—
Cognac Cognak (Pharmacop. Spiritus e vino)	stark alkoholhaltiges Destillat, durch Gährung von Weintrauben dargestellt	—	—
Collodium Kollodium	eine Auflösung v. Schiessbaumwolle (Colloxylin) in Äther	klare Flüssigkeit, die an der Luft zu Häutchen verdunstet	zum Schliessen von Wunden, zur Photographie.
Creolinum Kreolin	eine Lösung von sogen. Kresolen (Theerprodukten) in Seife	braune Flüssigkeit, mit Wasser milchig werdend	zur Desinfektion Abteil. 3 der Gifte.

Name	Vorkommen oder Bereitung	Eigenschaften	Verwendung oder Merkmale
Creta alba weisse Kreide Schlemmkreide	findet sich auf Rügen, in Schweden und Holstein und in der Champagne vor. Schlemmkreide wird durch Schlemmen der rohen Kreide mit Wasser dargestellt	ist kohlensaurer Kalk	zu techn. Zwecken, u. Farben.
Cumarin Cumarin	das riechende Prinzip in den Tonkabohnen, Steinklee, Waldmeister, Darstellung aus der Zimmtsäure	farblose, weisse Krystalle	zur Parfümerie.
Cuprum sulfuricum schwefels. Kupferoxyd, Kupfervitriol, Cuprisulfat	durch Auslaugen von geröstetem (geglühtem) Kupferkies (Schwefelkupfer) mit Wasser	blaue Krystalle (geglüht verlieren die Krystalle die Farbe und zerfallen in weiss. Pulver)	zu Arzneizwecken, z. Galvanoplastik etc. zu elektr. Batterien Abteil. 3 der Gifte zum Beizen d. Weizens.
Cuprum sulfuricum ammoniatum schwefels. Ammon, Kupferoxyd, Bergblau	durch Versetzen einer Kupfersulfatlösung mit Salmiakgeist und Ausfällen mit Alkohol	feines blaues Pulver	zu Feuerwerkszwecken Abteil. 3 der Gifte.
Dermatolum s. Bismut. subgall.			
Dextrinum Dextrin	durch Kochen von Stärke mit verdünnten Säuren oder mit einem Malzauszug, auch durch Rösten der Stärke	hellgelbes od. weisses Pulver, giebt mit Wasser klare, gummiartige Lösung	z. Kleben, Schlichten der Leinwand, Kattun etc.
Digitalinum Digitalin	Alkaloid aus den Digitalisblättern	giftig!	—
Duboisinum Hyoscyamin s. d.			
Eau de Javelle	durch Mischen einer Lösung von Chlorkalk und Pottasche; enthält unterchlorigsaures Kalium, aus welchem Chlor (bleichend) frei wird	klare Flüssigkeit	zum Bleichen.
Ebur ustum Beinschwarz gebr. Elfenbein (Spodium)	durch Glühen von Knochen unter Abschluss der Luft entstandene Kohle	schwarzes Pulver	zur Wichse, als Entfärbungsmittel.
Eserinum s. Physostigmin			

Name	Vorkommen oder Bereitung	Eigenschaften	Verwendung oder Merkmale
Ferrum pyrolignosum holzessigsaures Eisen	eine Lösung von Eisen in Holzessig	braune Flüssigkeit	zur Färberei etc.
Ferrum nitricum salpetersaures Eisen Eisennitrat	eine Lösung von Eisen in Salpetersäure	dto.	—
Ferrum oxydatum Eisenoxyd	die verschiedenen im Handel vorkommenden Eisenoxyde sind: Blutstein, Pariser Rot, Caput mortuum und Eisenmennige. Ferner sind alle Ockerarten eisenoxydhaltige Thonerden	—	—
Ferrum reductum reduziertes Eisen	Wasserstoffgas wird über glühendes Eisenoxyd geleitet	graues Pulver	zu Arzneizwecken.
Ferrum sulfuratum Schwefeleisen, Eisensulfid	durch Zusammenschmelzen von Eisen u. Schwefel	schwarzgraue Stücke, die mit verdünnten Säuren Schwefelwasserstoffgas entwickeln	zur Analyse.
Ferrum sulfuricum schwefelsaures Eisenoxydul, Eisenvitriol, (Kupferwasser) Ferrosulfat	Schwefelkies (Schwefeleisen) wird geröstet und mit Wasser ausgelaugt	grüne Krystalle	zum Desinfizieren, zur Färberei, Tinten etc.
Ferrum sulfuricum purum reines Eisenvitriol	durch Lösen von Eisen in verdünnter Schwefelsäure	dto.	zu Arzneizwecken.
Ferrum sulfuricum calcinatum oder **siccum** geglühtes (entwässertes) Eisenvitriol	dem Ferr. sulfur. crystall. wird durch Glühen das Krystallwasser entzogen, wodurch es Form und Farbe verliert	weissliches Pulver	dto.
Gelatina Gelatine	ein sehr feiner Leim, aus gut gereinigten Kalbsknochen gefertigt	—	zu Speisezwecken etc.
Glycerinum Glycerin, Ölsüss	wird aus Talg durch Behandeln mit Schwefelsäure und überhitzten Wasserdämpfen abgeschieden	dicke syrupartige Flüssigkeit, sehr hygroskopisch	zu Arzneizwecken, zu technischen Zwecken (Nitroglycerin etc.).
Glycyrrhizin	ein Süssstoff, zuckerähnlich, der aus dem Süssholz bereitet wird	—	—

Name	Vorkommen oder Bereitung	Eigenschaften	Verwendung oder Merkmale
Graphites (Plumbago) Graphit Wasserblei, Bleierz	durch Kalk, Eisen und Thonerde verunreinigte Kohle	schwarzgraue Stücke oder Pulver, fettig, Sorten: bayerischer, böhmischer u. Ceylon-Graphit	zu techn. Zwecker, Bleistiftfabrikation, .. Schwärzen von Eiser-teiler etc.
Guajacolum Guajakol	Bestandteil des Buchen-holzkreosot	farblose Flüssigkeit	zu Arzneizwecken.
Haematoxylin	ein im Blauholz enthal-tener Farbstoff	giebt mit verschiede-nen Metallsalzen schön gefärbte Ver-bindungen	zu techn. Zwecker.
Heliotropinum Heliotropin	durch Oxydation aus dem im Pfeffer enthaltenen Piperin	krystallinisch. Pulver	zur Parfümerie.
Hydrargyrum Quecksilber	als met. Quecksilber sich wenig vorfindend, mehr als Zinnober (Schwefel-quecksilber), aus diesem wird Hg dargestellt durch Sublimation mit Kohle und Eisen	flüssiges, schweres Metall	z. Füllen von Thermen metern etc., zur Her-stellung von Amaln gamen und Hg-Salzen
Hydrargyrum bichloratum corro-sivum Quecksilberchlorid ätzendes Quecksilber-sublimat!!	durch Sublimieren von schwefelsaurem Queck-silber mit Kochsalz	weisse kryst. Stücke oder Pulver, sehr giftig!! Vorsicht!	zu Arzneizwecken, zu Desinfektion etc. Abteil. 1 der Gifte.
Hydrargyr. bijoda-tum Quecksilberbijodid	durch Fällen einer Queck-silbersublimatlösung mit Jodkalium	scharlachrot. Pulver, sehr giftig!	zu Tierarzneizwecker Abteil. 1 der Gifte.
Hydrargyrum chlo-ratum (mite) (mildes) Quecksilber-chlorür, Calomel	durch Sublimation von Quecksilbersublimat mit Quecksilber (Calomel sub-limatum). Wird das dampfförmig sublimierend. Calomel mit Wasserdämpfen ver-mischt, so entsteht ein feines Pulver (Calomel vapore paratum)	krystallinisch (giebt beim Ritzen gelblich. Strich, Unterschied von Ätzsublimat) oder feines Pulver, wenig giftig!	zu Arzneizwecken. (Ja nie mit dem gif tigen Ätzsublima zu verwechseln! Abteil. 3 der Gifte.
Hydrargyrum jodatum flavum gelbes Quecksilber-jodür	durch Zusammenreiben v. Quecksilber mit Jod	gelbes Pulver, giftig!	zu Arzneizwecken.

Name	Vorkommen oder Bereitung	Eigenschaften	Verwendung oder Merkmale
Hydrargyrum oxydatum rubrum rotes Quecksilber- oxyd	durch Erhitzen von sal- petersaurem Quecksilber	ziegelrotes Pulver, giftig!	zu Arzneizwecken, zur Entwickelung von Sauerstoff Abteil. 1 der Gifte.
Hydrargyrum prae- cipitatum album weisses Quecksilberpräzipitat	durch Ausfällen einer Hg- Sublimatlösung mit Sal- miakgeist	ein weisses Pulver, giftig!	dto. Abteil. 1 der Gifte.
Hydrargyr. rhoda- natum (Hydr. sulfocyanatum) Rhodanquecksilber Schwefelcyanqueck- silber	durch Fällen einer Lös- ung von salpetersaurem Quecksilberoxyd mit Schwefelcyankalium	weisses Pulver, wel- ches angezündet zu einer schlangenähnl. Masse sich aufbläht unter Entwickelung sehr giftiger Dämpfe (sehr vorsichtig!)	zu Pharaoschlangen etc. Abteil. 1 der Gifte.
Hydrargyrum sulfuratum nigrum schwarzes Schwefel- quecksilber (Queck- silbersulfür)	durch Verreiben von Schwefel mit Quecksilber	schwarzes Pulver	zu Arzneizwecken.
Hydrargyrum sulfu- ratum rubrum roter Zinnober (Cinnabaris) Quecksilbersulfid	findet sich in Gebirgen von Österreich (Idria), Spanien (Almaden), Kali- fornien, China als braune Masse vor. Wird aber meist dargestellt durch Sublimation von Schwefel und Quecksilber od. durch Verreiben von Schwefel und Quecksilber mit einer Lösung von Schwefel- leber	rotes Pulver, Ia Ver- millon-Zinnober (ge- hört nicht zu den Giften)	zur Malerei etc.
Hydrargyr. sulfuri- cum schwefels. Queck- silberoxyd Quecksilbersulfat	durch Erhitzen von Hg mit Schwefelsäure	weisses kryst. Pulver, giftig!	zur Füllung galvani- scher Elemente (der Zinkkloben wird da- durch mit Hg über- zogen, amalgamiert) Abteil. 1 der Gifte.
Hydrochinon	ein dem Benzol entstam- mendes Theerprodukt	krystallische Masse	zur Photographie (Entwickler).
Hydrogenium per- oxydatum Wasserstoffsuper- oxyd	d. Zersetzen von Baryum- superoxyd mit Schwefel- säure	wässerige Lösung	zum Bleichen.
Hyoscyamin (Duboisin)	Alkaloid aus dem Bilsen- kraut	giftig!	zu Arzneizwecken.

Name	Vorkommen oder Bereitung	Eigenschaften	Verwendung ode Merkmale
Jodoformium Jodoform	durch Erhitzen von Weingeist, Jod und Soda	gelbe glänzende Krystalle von eigentümlichem Geruch	zu Arzneizwecken Abteil. 3 der Gifte.
Jodum Jod	wird aus der Asche der Meerpflanzen (Kelp oder Varec genannt) durch Destillation mit Schwefelsäure und Braunstein dargestellt. In der Neuzeit aus dem chilenischen u. peruanisch. Rohsalpeter	Jodum resublimatum ist das schuppenartige bessere Jod	— Abteil. 3 der Gifte.
Kalium	durch Glühen von Pottasche mit Kohle	silberweisses weiches Metall, an der Luft sofort oxydierend (wird deshalb unter Petroleum [O-frei] aufbewahrt)	— Abteil. 3 der Gifte.
Kalium bicarbonicum doppelt kohlensaures Kalium Kaliumbikarbonat	durch Sättigen von Pottasche mit Kohlensäure	farblose Krystalle	zur Herstellung and. Kaliumpräparate.
Kalium bioxalicum Kleesalz Kaliumbioxalat	durch Behandeln von Pottasche mit Oxalsäure	weisse Krystalle oder Pulver, giftig!	zum Lösen von Rost-(Eisen-)flecken, zun Zeugdruck etc. Abteil. 3 der Gifte.
Kalium bromatum Bromkalium, Kaliumbromid	durch Lösen von Brom in Kalilauge	weisse Krystalle	zu Arzneizwecken, zur Photographie.
Kali causticum fusum Kaliumhydroxyd Ätzkali	durch Behandeln von Pottasche mit Ätzkalk	weisse Stengel oder Stücke, ätzend, sehr hygroskopisch, gut verschlossen aufzuheben	— Abteil. 3 der Gifte.
Kalium carbonicum kohlensaures Kalium Pottasche Kaliumkarbonat	früher aus der Asche der Laubhölzer (Topfasche, Pottasche), jetzt aus den Stassfurter Salzen (Chlorkalium) durch Behandlung mit Schwefelsäure und Glühen des schwefelsauren Kaliums mit Kohle und Kreide	weisse, brockige Masse, hygroskopisch	zu Bädern, Seifen, zur Färberei etc.

Name	Vorkommen oder Bereitung	Eigenschaften	Verwendung oder Merkmale
Kalium carbonic. depuratum und **purum** gereinigte Pottasche Sal tartari	durch Reinigen der rohen Pottasche oder durch Erhitzen von Kal. bicarbon.	weisse körnige Masse	zum Backen etc.
Kalium chloratum Chlorkalium Kaliumchlorid	findet sich in grossen Mengen in den Stassfurter Abraumsalzen	kryst. Würfel, dient zur Darstellung der meisten Kaliumsalze	—
Kalium chloricum chlorsaures Kalium Kaliumchlorat	durch Einleiten von Chlorgas in Kalilauge	kryst. Blättchen, mit brennbaren Körpern zusammengemischt, leicht explosibel, wirkt verschluckt giftig!	zu Arzneizwecken, bengal. Flammen. Abteil. 3 der Gifte.
Kalium chromicum (flavum) (gelbes) chromsaures Kalium Kaliumchromat	durch Versetzen v. rotem doppelt chromsauren Kalium mit Pottasche	ein gelbes Salz	zu Tinten, Farben etc. Abteil. 3 der Gifte.
Kalium cyanatum Cyan Kalium Kaliumcyanid	durch Schmelzen von gelbem Blutlaugensalz mit Pottasche und Auslaugen	weisse porzellanartige Stücke oder Pulver, sehr giftig!!	zu techn. Zwecken, Vergolden etc., zur Photographie etc. Abteil. 1 der Gifte.
Kalium dichromicum (rubrum) (rotes) doppelt chromsaures Kalium (Kaliumdichromat)	durch Schmelzen von Chromeisenstein mit Salpeter und Pottasche und Auslaugen	gelb-rote Krystalle, giftig!	zur Färberei, Photographie, zu galvanischen Elementen Abteil. 3 der Gifte.
Kalium ferricyanatum (rubrum) rotes Blutlaugensalz (Kalium-Eisencyanid)	aus dem gelben Blutlaugensalz durch Einleiten von Chlor	rote Krystalle, Reagenz auf Eisenoxydulsalze (Berliner Blau)	zu techn. Zwecken.
Kalium ferrocyanatum (flavum) (Kali zooticum) gelbes Blutlaugensalz (Kalium-Eisencyanür)	durch Zusammenschmelzen von Pottasche und Eisenspähnen mit tierischen Abfällen (Haut, Horn, Blut u. s. w) und Auslaugen der Schmelze	gelbe Krystalle, Reagenz auf Eisenoxydsalze (Berliner Blau)	zur Färberei, zum Härten des Eisens.
Kalium jodatum Jodkalium Kaliumjodid	durch Lösen von Jod in Kalilauge, Glühen mit Kohle und Auslaugen	weisse Krystalle	zu Arzneizwecken, z. Photographie Abteil. 3 der Gifte.
Kalium nitricum Kali-Salpeter Kaliumnitrat	durch Umsetzung von Natron-Salpeter (Chilesalpeter) mit Chlorkalium	Krystalle oder kryst. Pulver	z. Pökeln, zu Schiesspulver (Kohle, Schwefel, Salpeter etc.), z. Salpetersäure.

Name	Vorkommen oder Bereitung	Eigenschaften	Verwendung ode Merkmale
Kalium nitricum dep. und **purum** gereinigter, reiner Salpeter	durch Reinigen des Salpeters	—	zu Arzneizwecken
Kalium permanganicum (Kal. hypermangan.) übermangans. Kalium Kaliumpermanganat.	durch Schmelzen von Braunstein, Ätzkali und Kalichloricum, Auslaugen und Behandeln mit Salpetersäure	dunkelpurpurfarbige Krystalle, sehr gutes Desinficiens	zur Desinfektion, zum Holzbeizen, zum Bluichen von Schwämmen etc.
Kalium sulfuratum (pro balneo) Schwefelleber, Schwefelkalium, Kaliumsulfid, Hepar sulfuris	durch Schmelzen von Schwefel und Pottasche	gelblichgrüne Stücke, m. verdünnten Säuren Schwefelwasserstoffgas entwickelnd	zu Bädern.
Kalium sulfuricum schwefelsaures Kalium, Kaliumsulfat	aus den Stassfurter Salzen durch Behandeln mit Schwefelsäure	weisse Krystalle	zu Arzneizwecken zahnärztl. technischen Zwecken.
Kalium tartaricum weinsaures Kalium Kaliumtartrat	durch Sättigen von dopp. weinsaurem Kalium (Tartar. dep.) mit Pottasche und Auslaugen	dto.	dto.
Kaolin (China Clay) Porzellanerde	ein feiner weisser Thon, aus kieselsaurer Thonerde bestehend	—	zur Porzellanfabrik- tion, zur Ultramari- fabrikation
Kefyr (Kephir)	hornartige Substanz, aus Hefepilzen bestehend, die den Zucker der Milch in Alkohol und Kohlensäure umsetzen	—	—
Kreosole	im Steinkohlenteer befindliche hochsiedende Teerprodukte	—	zur Desinfektion.
Kreosotum Kreosot	Bestandteil des Holzteeres	schwach gelbliche Flüssigkeit, von rauchartigem Geruch (Ia aus Buchenteer)	zu Arzneizwecken Abteil. 3 der Gifte
Lapis Calaminaris Galmei	ein unreines, kohlensaur. Zink, als Gestein vorkommend und zur Darstellung des Zink dienend	rötlich graue Stücke	zu Arzneizwecken und zur Zinkdarstellung
Lapis Haematitis Blutstein	ein sehr hartes, kieselsaures Eisenoxyd, in Gebirgen sich vorfindend	harte bräunlichrote Stücke	zum Polieren von Metallen, zum Zeichnen auf Stein (Bildhauer .

Name	Vorkommen oder Bereitung	Eigenschaften	Verwendung oder Merkmale
Lapis Pumicis Bimsstein	vulkanischer Stein, eine kieselsäurereiche Thonerde	schwammig, grauweiss, soll leicht sein, porös	zum Polieren, Schleifen etc.
Lapis Smiridis Schmirgel	als Gestein, Glimmer, auf der Insel Naxos vorkommend als Carborund	sehr hartes graubraun. Mineral	z. Schleifen, Polieren etc.
Leichtspat (Kalkspat)	fein gemahlener kohlensaurer Kalk	weisses Pulver	zum Anstreichen.
Linimenta Linimente	fette Öle, die durch Alkalien unvollständig verseift sind	—	—
Liquor Aluminii acetici essigsaure Thonerdelösung, Aluminiumacetatlösung	durch Lösen von Aluminiumsulfat in Essigsäure und Zusatz von kohlensaurem Kalk	schwach saure Flüssigkeit	zum Desinfizieren.
Liquor Ammonii caustici Ammoniakflüssigkeit Ätzammoniak Salmiakgeist	aus d. Gas(wasch-)wasser durch Destillation mit Ätzkalk und Einleiten in Wasser	stechend riechende Flüssigkeit (der offic. Salmiakgeist hat spez. Gew. $= 0,960$, der duplex spez. Gew. von $0,910$)	zu techn. Zwecken u. Arzneizwecken.
Liquor Ammonii caustici (spirituosus) Dzondii	durch Einleiten von Ammoniakgas in Alkohol	—	—
Liquor Ferri albuminati flüssiges Eisenalbuminat	Eiweiss wird durch Liq. Ferri sesquichlor. gefällt und der Niederschlag (Ferr. albuminatum) mit verdünnter Natronlauge gelöst und aromatisiert	—	zu Arzneizwecken.
Liquor Ferri sesquichlorati Eisenchloridlösung	durch Auflösen v. Eisen in Salzsäure und Behandeln der Lösung mit Salpetersäure und Abdampfen	gelbbraune Flüssigkeit	zu Arzneizwecken und zu techn. Zwecken.
Lipuor Kali caustici Kalilauge	durch Kochen von Pottasche mit Ätzkalk und Wasser	klare Flüssigkeit, ätzend	zu techn. Zwecken Abteil. 3 der Gifte.
Liquor Kalii silicici Kali-Wasserglas	durch Schmelzen von Quarz (Kieselsäure) mit Pottasche und Auflösen der Schmelze in Wasser	wasserhelle dicke Flüssigkeit	zu Kitten und anderen techn. Zwecken.
Liquor Natri caustici Natronlauge	durch Kochen von Soda mit Ätzkalk und Wasser	klare Flüssigkeit, ätzend	zu techn. Zwecken Abteil. 3 der Gifte.

Name	Vorkommen oder Bereitung	Eigenschaften	Verwendung oder Merkmale
Liquor Natrii silicici Natron-Wasserglas	durch Schmelzen von Quarz mit Soda und Auflösen der Schmelze	dto.	zur Wäsche, Füllung von Kokosseifen etc.
Liquor Plumbi subacetici Bleiessig	durch Erwärmen von Bleizucker, Bleiglätte und Wasser im Wasserbade	klare Flüssigkeit, basisch essigsaures Blei enthaltend	zu Arzneizwecken und für die Technik Abteil. 3 der Gift.
Liquor seriparus Laab-Essenz	durch Maceration der Schleimhaut von Kälbermagen mit Wein	klare Flüssigkeit	durch Zusatz v. Laab-Essenz gerinnt erwärmte Milch (Molken).
Liquor Stibii chlorati Antimonbutter	durch Lösen von Stib. sulfur. nigr. (Schwefelspiessglanz) in Salzsäure	gelbliche, ölartige Flüssigkeit	zum Brünieren der Gewehrläufe u. s. v. Abteil. 3 der Gift.
Lithargyrum Bleiglätte (Plumbum oxydatum) Bleioxyd	durch Erhitzen von Blei, als Nebenprodukt bei der Silbergewinnung (Silberglätte)	die hellere = Silberglätte, dunklere = Bleiglätte	zu Töpferglasuren, zu Firniskochen, zu Pflastern etc. Abteil. 3 der Gift.
Lithiumsalze s. Lithium als Element			
Lysol	durch Kalilauge verseifte Teeröle, hauptsächlich Kresole	bräunliche Flüssigkeit	zur Desinfektion Abteil. 3 der Gift
Magnesia usta gebrannte Magnesia (Magnesiumoxyd)	durch Glühen der Magnesia carbonica	weisses, leichtes Pulver	zu Arzneizwecken
Magnesit	ein natürlich vorkommendes Mineral, kohlensaures Magnesium	weisses, körniges Pulver, mit Säuren aufbrausend	zur Kohlensäure-Entwickelung, zur Selterfabrikation.
Magnesium Magnesium	Element, aus Magnesiumsalzen durch Elektrolyse dargestellt	silbergraues Pulver, Band oder Draht mit weissem Lichte brennend	zu Flammen, Fackeln etc.
Magnesium carbonicum kohlens. Magnesium Magnesiumkarbonat	durch Fällen einer Bittersalzlösung (Magn. sulfur.) mit Soda	weisse leichte Stücke	zu Arzneizwecken Poudres, Zahnpulver etc.
Magnesium chloratum Chlor-Magnesium Magnesiumchlorid	das rohe Salz wird aus der Stassfurter Salzsoole gewonnen	kryst. leicht zerfliessliche Stücke	zu and. Magnesiumsalzen.

Name	Vorkommen oder Bereitung	Eigenschaften	Verwendung oder Merkmale
Magnesium sulfuricum schwefelsaures Magnesium, Bittersalz Magnesiumsulfat	als Nebenprodukt bei der Kohlensäurebereitung aus Magnesit u. Schwefelsäure	krystallin. Nadeln	zu Arzneizwecken, zu techn. Zwecken etc.
Manganum boracicum borsaures Manganoxydul, Manganborat	durch Ausfällen von Mangansulfatlösung mit Borax	fast weisses Pulver (Siccativ-Pulver)	zu Firnissen als Siccativ
Manganum peroxydatum Braunstein Mangansuperoxyd	als Mineral (in Thüringen, am Rhein etc.) vorkommend	grauschwarze Stücke oder Pulver	zu chem.-technischen Zwecken, zu Chlorentwickelung, z. Glasfabrikation etc.
Minium Mennige	durch anhaltendes Erhitzen von Bleiglätte	rotes Pulver (Verbindung von Bleioxyd und Bleisuperoxyd)	zu techn. Zwecken Abteil. 3 der Gifte.
Morphinum Morphium	Alkaloid aus dem Opium	sehr giftig!	—
Naphthalinum Naphthalin	Bestandteil des Steinkohlenteers, krystallisiert bei längerem Stehen als Rohnaphtalin aus und wird gereinigt	weisse kryst. Schuppen (in Stangenform als Albo-Karbonkerzen)	zu techn. Zwecken, Anilinfarben, gegen Motten etc.
Natrium Natrium	elementare Darstellung d. Glühen von Soda und Kohle und Auffangen des Dampfes unter Petroleum	s. Elemente	Aufbewahrung unter Petroleum Abteil. 3 der Gifte.
Natrium aceticum essigsaures Natrium Natriumacetat	durch Sättigen von Soda mit Essigsäure	krystall. Pulver	zur Darstellung von Essigsäure, Essigäther etc.
Natrium benzoicum benzoesaures Natrium Natriumbenzoat	durch Sättigen von Soda mit Benzoesäure	weisses, leichtes Pulver	zu Arzneizwecken.
Natrium bicarbonicum (doppelt kohlensaures Natrium) Natriumbikarbonat	d. Zuführen von Kohlensäure zu gepulverter Soda	weisses Pulver (soll frei von Monokarbonat [Soda] sein)	dto.
Natrium bromatum Brom-Natrium Natriumbromid	durch Lösen von Brom in Natronlauge	weisse Krystalle	dto.

Name	Vorkommen oder Bereitung	Eigenschaften	Verwendung oder Merkmale
Natrium carboni-cum kohlensaures Natrium Soda Natriumkarbonat	1. nach Leblanc durch Erhitzen von Kochsalz mit Schwefelsäure u. Glühen des Natr. sulfur. mit Kohle und kohlensaurem Kalk und Auslaugen 2. nach Solvay durch Einleiten von Ätz-Ammoniak und Kohlensäure in konzentrierte Kochsalzlösung und schwachem Glühen des gebildeten Natriumbikarbonat (Ammoniaksoda)	farblose Krystalle od. kryst. Pulver $63\,^0$o Krystallwasser enthaltend	zu techn. Zwecken.
Natrium carbonic. calcinatum wasserfreie Soda	durch Glühen von Soda	$98\,\%$ Soda enthaltend	—
Natrium chloratum Kochsalz, Natriumchlorid	im Meerwasser und als Steinsalz (Stassfurt, Wieliczka) vorkommend	weisses kryst. Pulver	zu Speisezwecken, zu techn. Zwecken.
Natrium hyposulfurosum (Natr. subsulfurosum) unterschwefligsaures Natrium, Natriumhyposulfit (Antichlor.) Natriumthiosulfat	durch Kochen von Natronlauge mit Schwefel und Einleiten von schwefliger Säure	weisse Krystalle, die, mit Säuren übergossen, schweflige Säure (bleichend) entwickeln	um Chlor zu entfernen, zum Bleichen, zur Photographie etc.
Natrium jodatum Jod-Natrium, Natriumjodid	durch Eintragen von Jod in Natronlauge	weisses, hygroskopisches Krystallpulver	zu Arzneizwecken, Photographie etc. Abteil. 3 der Gifte.
Natrium nitricum salpeters. Natrium Natron-(Chili-)Salpeter Natriumnitrat	findet sich in Peru und Chile in grossen Lagern vor	gereinigt stellt es farblose Krystalle dar, leicht feucht werdend	zum Pökeln, z. Darstellung der Salpetersäure, des Kalisalpeters etc.
Natrium phosphoricum Phosphors. Natrium Natriumphosphat	durch Sättigen von Phosphorsäure mit Natriumkarbonat	farblose Krystalle	zu Arzneizwecken.
Natrium pyrophosphoricum Pyrophosphorsaures Natrium Natriumpyrophosphat	durch Glühen von phosphorsaurem Natrium	dto.	zu pyrophosphorsaur. Eisenwasser.
Natrium salicylicum salicylsaures Natrium Natriumsalicylat	durch Sättigen von Salicylsäure mit Natriumkarbonat	weisses Pulver	zu Arzneizwecken, Konservierung von Früchten etc.

Name	Vorkommen oder Bereitung	Eigenschaften	Verwendung oder Merkmale
Natrium sulfuricum schwefels. Natrium Glaubersalz, Natriumsulfat	durch Erhitzen von Kochsalz mit Schwefelsäure	farblose Krystalle	zu Arzneizwecken, zu techn. Zwecken etc.
Natrium sulfurosum schwefligs. Natrium Natriumsulfit	durch Sättigen von Soda mit schwefliger Säure	weisse Krystalle	zur Photographie.
Natrum causticum Ätz-Natron (roh. kaustische Soda) Seifenstein	durch Glühen von Soda mit Ätzkalk	weisse oder (roh-) grünliche Stücke (hygroskopisch)	zur Seifenbereitung, zu techn. Zwecken Abteil. 3 der Gifte.
Niccolum Nickel	Element. In Kobalt-Mineralien vorkommend	s. Elemente	—
Nicotinum Nikotin	Alkaloid aus den Tabaksblättern	Gift!	—
Nihilum album weisses Nichts	eine Art Zinkoxyd oder Kreide	—	obsolet.
Oblaten	aus Stärke oder Weizenmehl geformte und gebackene Tafeln	—	—
Olein = (Acid. oleinicum crud.) Stearinöl, Putzöl	s. Acid. oleinicum	—	—
Oleum animale foetidum stinkendes Tieröl	durch trockene Destillation von Horn, Knochen und anderen N-haltigen tierischen Teilen	braune Flüssigkeit, Pyridinbasen enthaltend	gegen Ungeziefer.
Oleum Mirbani Mirbanöl künstl. Bittermandelöl (Nitrobenzol)	durch Behandeln von Benzol mit Salpetersäure	gelbl., Bittermandelöl ähnliche Flüssigkeit	zur Anilinfabrikation, Seifen, zur Parfümerie etc. Abteil. 2 der Gifte.
Oleum Petrae Steinöl	natürlich vorkommendes Produkt, durch trockene Destillation der Steinkohlen im Erdinnern entstanden	O-freie Flüssigkeit (Kohlenwasserstoff) heller oder dunkler gefärbt	das amerikanische und russische als Petroleum zur Beleuchtung.
Oleum Sinapis artificiale künstliches Senföl	durch Behandeln von Glycerin mit Oxalsäure, Jod und Schwefelcyankalium	stechend riechende Flüssigkeit	als Ersatz des Senföls Abteil. 2 der Gifte.
Ossa Sepiae	Schalen, welche auf dem Rücken des Tintenfisches eingebettet sind	enthält kohlensauren und phosphorsauren Kalk und Kieselsäure	zum Polieren, Zahnpulver etc.

N a m e	Vorkommen oder Bereitung	Eigenschaften	Verwendung oder Merkmale
Paraffinum Paraffin	durch trockene Destillation der Braunkohlen gewonnen. Durch getrennte Destillation gewinnt man das feste Paraff. (Paraffin. solidum und das flüssige Paraffin (Paraff. liquidum)	gehört zu den sog. Mineralfetten	zu Salben, Lichten etc.
Pepsinum Pepsin	im Magensaft enthaltenes Ferment; wird dargestellt aus der Schleimhaut frischer Kälber- oder Schweinemagen, durch Behandeln mit Kochsalz	weisses Pulver, macht Eiweissstoffe löslich, verdaulich, die Eiweissstoffe werden dadurch in Peptone umgewandelt	zu Arzneizwecken.
Phenacetinum Phenacetin	ein dem Antifebrin ähnlicher Körper, der Karbolsäure entstammend	weisse, farblose Krystallchen, giftig!	dto.
Phenolphtaleinum Phenolphtalein	durch Oxydation aus dem Naphtalin dargestellter Farbstoff	zeigt Alkalien durch rote Färbung an	zur Massanalyse.
Phosphorus Phosphor	durch Behandeln geglüht. Knochen mit Schwefelsäure und Glühen der Phosphorsäure mit Kohle und Auffangen unter Wasser	wachsartige Masse, sehr entzündlich, unter Wasser aufzubewahren, sehr giftig	zur Zündholzfabrikat. etc. Abteil. 1 der Gifte im Phosphorschrank.
Phosphorus amorphus amorpher Phosphor	durch Verbrennen von Phosphor in luftleerem Raum oder in mit Kohlensäure gefülltem Raume	rotes Pulver, nicht selbstentzündlich und wenig giftig	zu schwed. Streichhölzern.
Physostigminum Physostigmin, Eserin	Alkaloid aus der Kalabarbohne	sehr giftig	zu Arzneizwecken.
Pilocarpinum Pilocarpin	Alkaloid aus den Jaborandiblättern	—	in der Arznei, zum Schwitzen, Haarwuchsbefördernd.
Pinksalz Rosasalz	Gemenge von Chlorzinn und Chlorammonium	—	zum Beizen in der Färberei Abteil. 3 der Gifte.
Pix liquida Holzteer	durch trockene Destillation aus Fichtenholz entstandener Teer	enthält Kreosot, Karbolsäure, Essigsäure etc.	zu Arzneizwecken, zu technischen Zwecken.
Pix fagi liquida Buchenteer	aus Buchenholz durch trockene Destillation entstandener Teer, reich an Kreosot	—	zu Arzneizwecken.
Platinum Platin	edelstes Metall, in Flüssen Russlands vorkommend	Säure beständig	zu säurefesten Tiegeln etc.

N a m e	Vorkommen oder Bereitung	Eigenschaften	Verwendung oder Merkmale
Plumbum Blei	durch Glühen von Bleiglanz (Schwefelblei) mit Eisen	—	--
Plumbum aceticum essigsaures Blei, Bleizucker, Bleiacetat	durch Auflösen von Bleiglätte in Essigsäure und Auskrystallisieren	weisse Krystalle, giftig!	zur Färberei und and. technischen Zwecken. Abteil. 3 der Gifte.
Pyridinum Pyridin	im Ol. animal. foet. enthaltene Base	giftig!	zum Denaturieren von Spiritus.
Pyrogallolum s. acid. pyrogallic.			
Realgar rotes Schwefelarsen	durch Zusammenschmelzen von Arsenik und Schwefel	giftig!	Farbe. Abteil. 1 der Gifte.
Rum	ein aus gegohr. Zuckersaft des Zuckerrohres gewonnener starker Spiritus	—	—
Saccharinum Saccharin	ein aus Benzoe-Säure gewonnener Süssstoff	—	für Diabetiker.
Saccharum Zucker	wird aus den Zuckerrüben durch Ausziehen mit Wasser oder aus Stärke durch Kochen mit Säuren gewonnen	gehört zu den Kohlehydraten	Stärkezucker ist gährungsfähig, Rohrzucker nicht.
Saccharum lactis Milchzucker	in der Milch, aus den Molken durch Abdampfen gewonnen	weisse Krystalle oder Pulver, schwer löslich in Wasser	zur Ernährung etc.
Saccharum tostum siehe Zuckercouleur			
Sal marinum Seesalz	aus dem Meerwasser d. Verdampfen	neben Kochsalz noch Brom und Jodsalze enthaltend	zu Bädern, Ia St. Yves Salz.
Sal thermarum Carolinense Karlsbadersalz (verum und factitium) natürliches und künstliches	eine Mischung von Kochsalz, Soda und Glaubersalz, natürlich in d. Karlsbader Quellen vorkommend	—	zu Arzneizwecken.
Salipyrinum Salipyrin	eine Mischung von Antipyrin und Salicylsäure	—	dto.
Salolum Salol	ein der Salicylsäure entstammendes Produkt	—	zu Mundwässern etc.
Salophenum Salophen	dto.	—	zu Arzneizwecken.

Name	Vorkommen oder Bereitung	Eigenschaften	Verwendung oder Merkmale
Santoninum Santonin	der wirksame Bestandteil der Zittwerblüten (Wurmsamen)	stark wirkend!	gegen Würmer.
Sapo domesticus Hausseife	aus Talg und Natronlauge bereitete Seife	harte Seife	—
Sapo Hispanicus oder **Sapo Venetus** Spanische, Venetianische oder Marseiller Seife	aus Olivenöl und Natronlauge gekochte Seife	dto.	zum Waschen von Wollstoffen
Sapo kalinus Kaliseife	aus Leinöl und Kalilauge gekochte Seife	weiche Seife	zu Arzneizwecken.
Sapo kalinus venalis Schmierseife (Sapo viridis)	durch Kochen von geringen Ölen mit Kalilauge	dto.	zu techn. Zwecken.
Sapo medicatus Medizinische Seife	d. Kochen von Schweinefett und Olivenöl mit Natronlauge u. Aussalzen der Seife	feste Seife oder gepulvert	zu med. Zwecken.
Siccatif	trockenes S.: pulverförmiges borsaures Manganoxydul flüssiges S.: Lösung einer Abkochung von Leinöl mit Bleiglätte oder Manganoxydul in Terpentinöl	weissliches Pulver braune Flüssigkeit	zu Trockenzwecken.
Smalte Smalte	ein durch Kobaltoxyd blau gefärbtes Glas	—	als Pulver früher zum Wäscheblauen gebr.
Sozojodolum Sozojodol	durch Einwirkung von Schwefelsäure und Jod auf Karbolsäure	als Kalium-, Natrium- und Zinksalz verwandt	zu Arzneizwecken.
Spiritus Weingeist (Äthyl-Alkohol)	aus der Kartoffelmaische durch Destillation (siehe Lehrgang: Alkohol)	spez. Gew. = 0,830 bis 0,843, enthaltend in 100 Teilen 87—86 Gewichtsteile Alkohol oder 91—90 Raumteile Alkohol	—
Stanniol Zinnfolie (Stannum in foliis)	dünn gewalztes Zinnmetall	soll kein Blei enthalten, wenn zur Umhüllung von Genussmitteln benutzt	—
Stannum Zinn	weissbläuliches Metall aus Zinnstein, durch Glühen mit Kohle dargestellt		

Name	Vorkommen oder Bereitung	Eigenschaften	Verwendung oder Merkmale
Stannum chloratum Zinnsalz, Zinnchlorür	durch Auflösen von Zinn in Salzsäure	leicht feucht werdend. Krystalle	zur Färberei Abteil. 3 der Gifte.
Stannum oxydatum Zinnasche	w e i s s e: ein fast reines Zinnoxyd	weiss	zu Glasuren.
	g r a u e: eine Mischung von Zinnoxyd mit metall. Zinn	grau	zum Polieren v. Stein, Glas und Stahl.
Stearinum (s. Acid. stearinic.)			
Stibium Antimon, Spiessglanz	silberweisses Metall, Darstellung aus Grauspiessglanzerz		
Stibium sulfuratum aurantiacum Goldschwefel (Antimonsulfid)	durch Kochen von Spiessglanz mit Natronlauge und Schwefel und Zersetzen des gebildeten Salzes (Schlippesches Salz) mit Schwefelsäure	orangerotes Pulver	zu Arzneizwecken.
Stibium sulfuratum nigrum Spiessglanz (Antimonsulfür)	kommt als Grauspiessglanzerz natürlich vor	schwarzgraues Pulver	dto.
Strontianit	ein natürlich vorkommendes kohlensaures Strontium	—	zur Darstellung and. Strontiumsalze u. zur Zuckerfabrikation.
Strontium nitricum salpeters. Strontium (Strontiana nitrica) Strontiumnitrat	durch Sättigen von Strontianit mit Salpetersäure	weisses Pulver	zu Rotfeuer.
Strychninum Strychnin	Alkaloid aus der Nux vomica (sogen. Krähenaugen) und den Fabae St. Ignatii	sehr giftig!	gegen Ungeziefer Abteil. 1 der Gifte.
Sulfonalum Sulfonal	ein neueres Schlafmittel	—	—
Sulfur Schwefel	in vulkanischen Gebirgen vorkommendes Element	gelbe Stangen	zu techn. Zwecken.
Sulfur depuratum gereinigter Schwefel	durch Auswaschen von gepulvertem Schwefel resp. Schwefelblumen mit Salmiakgeist	es wird dem Schwefel dadurch etwaige schwefl. Säure entzogen	zu Arznei- und techn. Zwecken, zu bengal. Flammen.
Sulfur praecipitatum Schwefelmilch (Lac sulfuris)	Niederschlag, entstanden durch Zersetzen von Schwefelmetallen mit verdünnten Säuren	weissgelblich. Pulver	zu Arzneizwecken.

Name	Vorkommen oder Bereitung	Eigenschaften	Verwendung oder Merkmale
Sulfur sublimatum Schwefel (Schwefelblumen) Flores sulfuris	durch Sublimieren (Erhitzen) von Rohschwefel	gelbes Pulver (nicht zu bengal. Flammen mit chlors. Kalium zu mischen!)	zu techn. Zwecken (enth. schweflige Säure).
Talcum Talk, Speckstein	eine weiche, kieselsaure Thonerde	—	dto.
Tannin (siehe Acid. tannic.)			
Tartarus boraxatus Boraxweinstein	durch Auflösen v. Borax und Tartar. depurat. in heissem Wasser und Auskrystallisieren	weisses Pulver	zu Arzneizwecken.
Tartarus depuratus Weinstein (Kalium bitartaricum) (Cremor tartari) Kaliumbitartrat	durch Auflösen des rohen Weinsteins in kochendem Wasser, klären mit Thon und Behandeln mit Kohle (Entfärbung) und darnach Auskrystallisieren	soll kalk- und eisenfrei sein	zu Arzneizwecken, Backpulver etc.
Tartarus crudus roher Weinstein	gelbliche oder rötliche in Weinfässern sich ablagernde Krystallkrusten	rohes Kaliumbitartrat	zu techn. Zwecken.
Tartarus ferratus Eisenweinstein (Ferro-Kali tartaricum)	d. Digerieren von Tartar. crudus mit Eisenfeilspähnen und Wasser	zu Kugeln geformt	zu Stahlbädern.
Tartarus natronatus (Natro Kali tartaricum) (Seignette-Salz) Kaliumn atriumtartrat	durch Lösen von Tartar. depurat. in einer Sodalösung und Auskrystallisation	farblose Krystalle od. Pulver	zu Arzneizwecken.
Tartarus stibiatus Brechweinstein (Stibio Kali tartaricum)	durch Einwirkung von Antimonoxyd auf Tartar depurat. in wässeriger Lösung	weisse, farblose Krystalle oder Pulver, brechenerregend	dto. Abteil. 2 der Gifte.
Terpene	darunter versteht man CH-Verbindungen, die d. Hauptbestandteil vieler ätherischen Öle bilden, z. B.: Terpentinöl, Wachholderöl; ferner enthalten im Citronenöl, Pomeranzenöl, Bergamottöl etc.	—	—
Terra infusoria Infusorien-Erde	eine kieselsaure Erde, aus Ablagerungen von Infusorien entstanden	—	zur Darstellung von Dynamit, als Filtriermaterial etc.

N a m e	Vorkommen oder Bereitung	Eigenschaften	Verwendung oder Merkmale
Terra Tripolitana Tripelerde	eine kieselsaure Thonerde mit Kalk	graues Pulver	zum Putzen und Polieren.
Thymolum Thymol	der krystallisierbare (campherartige) Teil des Thymianöls	farbl. Krystalle, stark n. Thymian riechend	zur Desinfektion.
Toluolum Toluol	neben Benzol im Steinkohlenteer enthaltener CH	wasserhelle Flüssigkeit	zur Anilinfabrikation etc.
Ultramarinum Ultramarin	durch Glühen von Thonerde (Kaolin) mit Soda, Kohle und Schwefel od. von Kaolin mit Glaubersalz und Kohle und nachherigem Glühen mit Schwefel	zuerst bildet sich Ultramaringrün, durch Zusatz von mehr Schwefel das Ultramarinblau	blaue Farbe. Bleiweiss und Zucker zur Bereitung von Fruchtsäften dürfen wegen des S-Gehaltes keinen Ultramarinzusatz erhalten.
Vanillinum Vanillin	in der Vanille enthalten, künstlich durch Oxydation des sog. Cambialsaftes von Koniferen	weisse Krystallschuppen	zu Parfüm, zu Speisen.
Vaseline (Adeps Petrolii) Vaseline	aus den Rückständen bei der Petroleum-Raffinerie gewonnen; Mischung von festem und flüssigem Paraffin	gelb, salbenartig. Mineralfett	zu Arznei- und techn. Zwecken.
Veratrinum Veratrin	Alkaloid des Sabadillsamens und der weissen Niesswurz	giftig, heftig Niesen erregend	zu Arzneizwecken.
Xylolum Xylol	ein Kohlenwasserstoff, neben Benzol im Steinkohlenteer sich vorfindend	wasserhelle Flüssigkeit	zu techn. Zwecken, Farben etc.
Zincum Zink	bläulichweisses Metall, Darstellung durch Glühen von Galmei mit Kohle	—	zu Gerätschaften etc.
Zincum chloratum Chlorzink Zinkchlorid	durch Auflösen von Zink in Salzsäure	kryst. Masse, ätzend	zu Arznei- und techn. Zwecken (Holz - Imprägnieren etc.) Abteil. 3 der Gifte.
Zincum oxydatum Zinkoxyd Zinkweiss	durch Glühen von Zink oder durch Ausfällen von Zinkvitriol mit Soda und Glühen des entstandenen Zinkkarbonats	weisses Pulver hygroskopisch	zu Arzneizwecken und als Zinkweiss zu Anstrichfarben.

Name	Vorkommen oder Bereitung	Eigenschaften	Verwendung oder Merkmale
Zincum sulfo-carbolicum Karbolschwefelsaur. Zink (Zinksulfokarbolat)	durch Umsetzung von karbolschwefelsaur. Baryum mit Zinkvitriol	farblose Krystalle, ätzend	zu Arzneizwecken Abteil. 3 der Gifte.
Zincum sulfuricum schwefelsaures Zink Zinkvitriol Zinksulfat	durch Auflösung v. Zink in Schwefelsäure	dto.	dto. Abteil. 3 der Gifte.
Zuckercouleur (Sacchar. tostum)	in Wasser oder Alkohol gelöster verbrannter Zucker	—	—

Repetitorium über technische Drogen und Farbwaren.

Nach

Buchheister, König, Schlickum.

Name	Vorkommen oder Bereitung	Eigenschaften	Verwendung oder Merkmale
Anilinfarben	werden erzeugt durch Behandlung von Benzol mit Salpetersäure, Reduzieren d. gebildeten Nitrobenzols zu Anilin; dasselbe wird an Säuren gebunden und die entstandenen Anilinsalze mit oxydierenden Substanzen behandelt	Anilinfarben sind wenig lichtbeständig	—
Anlegeöl (für Bronzen)	Lösung harter Kopale in gutem Leinölfirniss	—	als Mixtion bezw. zum Vergolden.
Asphaltum Asphalt	ein schwarzes, verkohltes Harz; in Terpentinöl gelöst den Asphaltlack gebend	—	I. syrischer Asphalt, II. amerik. Asphalt.
Bergblau	ein basisch kohlens. Kupfersalz, das Berggrün ist eine ähnliche Verbindung	—	zu Feuerwerk Abteil. 3 der Gifte.
Bernsteinlack	das bei der Destillation des Bernsteins zurückbleibende Harz (Bernsteinkolophonium) wird in Terpentinöl gelöst	—	—
Blanc fix Permanentweiss (Baryum sulfuric.) Schwerspath	gefällter Schwerspath (Bar. sulfuric.) aus Baryumsalzen mit Schwefelsäure gefällt	—	als Malfarbe.

Name	Vorkommen oder Bereitung	Eigenschaften	Verwendung oder Merkmale
Bolus alba (Argilla) weisser Bolus	eine kieselsaure Thonerde	—	—
Bolus armena armenischer Bolus	eine kieselsaure Thonerde, mit Eisenoxyd rot gefärbt	—	zum Chamoisfärben v. Poudres etc.
Bolus rubra roter Bolus	dem oberen ähnlich, aber dunkler rot	—	zu Rotstiften etc.
Bremerblau	eine Kupferoxydverbindung	—	— Abteil. 3 der Gifte.
Bronzen	sind fein verteilte Metallpulver, bestehend aus Kupfer, Messing und anderen Metall-Legierungen	als Hauptbestandteil Kupfer oder Metalllegierungen enthaltend	d. Bronzeöl soll möglichst s ä u r e frei sein
Cadmium sulfuratum (Schwefel-Cadmium) Cadmium-Gelb	durch Behandeln einer Cadmiumsalzlösung m. Schwefelwasserstoff	schöne und haltbare gelbe Malerfarbe	—
Caput mortuum siehe vorn	Rückstand bei der Bereitung der rauchenden Schwefelsäure	ein unreines Eisenoxyd	zum Färben.
Carminum coeruleum Blauer Karmin Indigo-Karmin	durch Lösen von Indigo in rauchender Schwefelsäure und Versetzen mit Pottasche oder mit Soda und Kochsalz	teigartige blaue Masse	zum Färben.
Carminum rubrum roter Karmin	aus der Cochenille durch Auskochen mit Wasser und Fällen mit Alaunlösung und Trocknen des Niederschlags Karminlack ist ein viel Thonerde enthaltender Karmin	schöne rote Farbe, in Salmiakgeist leicht löslich	zum Färben, Ia Naccarat
Cassler Braun	eine Kohle haltende Erde	—	—

Name	Vorkommen oder Bereitung	Eigenschaften	Verwendung oder Merkmale
Cerussa Bleiweiss (Plumbum subcarbonicum) bas. Bleikarbonat	bei der Bleiweiss-Fabrikation wird zuerst essigsaures Blei gebildet und dies durch Kohlensäure in bas. kohlensaures Blei übergeführt 1. Holländische Methode: Bleiplatten und Essig werden in einen Thontopf gethan und mit Pferdedünger zugedeckt 2. Deutsche Methode: Bleiplatten werden der Einwirkung von Essigsäure ausgesetzt und das gebildete essigsaure Blei durch Zuführen von Kohlensäure in bas. kohlensaures Blei (Cerussa) übergeführt 3. Englische Methode: Aus Bleiglätte und Essigsäure und Zuführen von Kohlensäure 4. Französische Methode: In Bleiessig wird Kohlensäure eingeleitet	—	Prüfung: Soll sich in Essigsäure lösen (sonst Schwerspathverfälschung), geriebenes Bleiweiss in Öl wird d. Lösen in Benzin von Öl befreit und dann untersucht, wie oben Abteil. 3 der Gifte.
Chromgelb	chromsaures Blei	—	Abteil. 3 der Gifte.
Cinnabaris Zinnober s. vorn Hydrarg. sulfurat. resp. Zinnober	natürlich vorkommend. Durch Sublimieren eines Gemenges von Schwefel und Quecksilber	Ia Vermillon-Zinnober	ist nicht giftig.
Coeruleum Berolinense Berliner Blau Pariser Blau	durch Fällen von Eisenoxydsalzen mit gelbem Blutlaugensalz	blaue Stücke	zur Malerei, m. Oxalsäure gelöst, blaue Tinten gebend.
Copallack	Lösung von Kopal in Terpentinöl (muss stark erhitzt werden)	harte Kopale lief. die besten Lacke	—
Cortex Quebracho Quebracho-Rinde	die Rinde des in Argentinien und Brasilien heimischen Quebrachobaumes	graue, tiefgefurchte Rinde, sehr stark Gerbsäure haltig	zum Gerben.
Cremser Weiss	ein in der oberösterreich. Stadt Krems hergestelltes feines Bleiweiss	viereckige, schwere, rein weisse Stücke	Abteil. 3 der Gifte.

Name	Vorkommen oder Bereitung	Eigenschaften	Verwendung oder Merkmale
Creta alba weisse Kreide	natürlich in Kreidebergen auf Rügen, in Schweden, Dänemark, Frankreich (in der Champagne) u. England vorkommend, mit Wasser angerührt und geschlämmt, als Schlämmkreide	ist ein natürlicher kohlensaurer Kalk	zu Malzwecken etc.
Creta Bolognensis Bologneser Kreide **Creta Hispanica** Spanische Kreide	sind weisse Thonerden	weiche u. fettige Stücke	zu Schminken.
Brianconer Kreide oder Schneiderkreide	ist eine Talcumart	—	—
Dicköl	ein durch Sonnenlicht gebleichtes eingedicktes Leinöl	—	als Ersatz für Lacke
Englisch Rot	eine Eisenoxyd haltige Thonerde	—	—
Firnis	durch Kochen von Leinöl, meist unter Zusatz v. trocknenden Metallverbindungen (Bleiglätte, Bleizucker, borsaures Manganoxydul)	gut trockendes Öl	zu Anstrichen.
Gebleichter Firnis	der gewöhnliche Firnis wird durch Sonnenlicht gebleicht	—	—
Frankfurter Schwarz	eine erdige Kohle	—	—
Fuligo Russ	durch unvollständige Verbrennung von Holz od. Kohlen entstandene feine Kohle (Meilerruss, Lampenruss)	schwarz. leichtes Pulver	zur Malerei muss e gut ausgeglüht werden.
Gelatine	ein feiner Knochenleim aus Kalbsknochen	—	—
Glacies mariae Marienglas	eine durchsichtige blättrige Gipsart (Russland) Glimmerglas	—	zu Lampen-Cylindern
Graphit siehe Plumbago			
Guano	stark Stickstoff und Phosphorsäure haltige Vogelexkremente von den Inseln der Südsee	braune erdige Massen	als künstl. Dünger.

Name	Vorkommen oder Bereitung	Eigenschaften	Verwendung oder Merkmale
Gutti (Gummi Gutti) Gummigutt	Gummiharz des Guttabaumes auf Ceylon und Siam	enthält neben drastisch wirkend. Harz einen schönen gelben Farbstoff, giftig!	zu Malzwecken. Abteil. 2 der Gifte.
Gypsum gebr. Gips s. Calcar. sulfur. ust.	durch Brennen von schwefelsaurem Calcium	—	—
Haematoxylinum siehe vorn	im Blauholz enthaltener Farbstoff	—	—
Indigo (Indicum) Indigo	Indigopflanzen werden zerschnitten, mit Wasser übergossen und einer Gährung überlassen; der gebildete graue Brei wird tüchtig durchgearbeitet und durch den Sauerstoff der Luft blau gefärbt (Indigoblau bildet sich), der Schlamm wird abgepresst und getrocknet	soll leichte blaue Stücke darstellen, die, mit dem Fingernagel geritzt, einen kupferfarbenen Strich zeigen	zur Färberei, Ia Bengal, II Java, III Guatemala.
Kaolin (China clay) Porzellanerde	eine möglichst reine, weisse kieselsaure Thonerde	—	zur Porzellanfabrikation, Papierdruck.
Kesselbraun	eine Braunkohlenerde	—	—
Kork	die äussere Rinde der Korkeiche in Spanien (Katalonien) und Algier	—	—
Krapp Färberröte	die gelbrote gemahlene Wurzel der Färberröte Krapplack heisst der an Thonerde gebundene Farbstoff des Krapp	Bestandteile des Krapp: Alizarin u. Purpurin, zwei rote Farbstoffe	zur Färberei (Türk.-Rot), Ia Holländer Krapp, Elsässer Kr., Deutscher Kr.
Lac Dye	der Farbstoff des Stocklacks, an Thonerde gebunden	braune Stücke	zum Färben.
Lacca in tabulis Schellack	ein Harz, entstanden an der Rinde von Ficusarten Ostindiens durch den Stich der Lackschildlaus Sorten: **Blond, Orange, Rubin, weisser Schellack** durch Bleichen des gelben mit Chlorkalk	löslich in Spiritus	zu Spirituslacken, Siegellack etc.

Name	Vorkommen oder Bereitung	Eigenschaften	Verwendung oder Merkmale
Lacke	man unterscheidet Öllacke aus in Terpentinöl gelösten Harzen und Spirituslacke aus i. Spiritus gelösten Harzen bestehend	—	—
Lacca musica Lackmus	der Farbstoff einer Flechtenart, durch Gährung entstanden, mit Kalk niedergeschlagen	kleine blaue Täfelchen	z. Blauen d. Wäsche, zu Lackmuspapier.
Leim	durch Auskochen zerkleinerter Tierknochen, Knorpeln, Sehnen etc. (Knochenleim) oder durch anhaltendes Kochen von tierischen Häuten, Fellen, Leder (Lederleim)	Ia. Lederleim. IIa. Knochenleim.	—
Lignum Campechianum Blauholz, Campecheholz	das Holz des Campechebaumes in Südamerika. Es enthält Hämatoxylin, einen Stoff, der mit Alkalien schön purpurrothe oder violette Färbungen giebt. Die geraspelten Spähne werden mit etwas Wasser befeuchtet, an einem warmen Orte übereinander geschichtet und entwickelt sich dadurch eine Art Gährung, bei welcher das Hämatoxylin in goldglänzenden Blättchen sich ausscheidet. Marken: I. Yucatan, II. Jamaica, III. Domingo	durch eine wässerige Abkochung und Eindampfung erhält man das Blauholz-Extrakt	z. Färberei, z. Tinte.
Lignum citrinum Gelbholz, Fustikholz	das Kernholz des Färbermaulbeerbaums in Süd-Amerika. Tyroler Gelbholz oder Fisetholz stammt vom Perrückenbaum	gelbes geraspeltes Holz	zum Gelbfärben
Lignum Fernambuci Fernambukholz, Rotholz, Brasilienholz	von einem dem Campechebaum verwandten südamerikanischen Baum	ein gelbrotes geraspeltes Holz	zur Rotfärberei, I. Brasilian. Rotholz II. Santa Martha Rotholz, III. Ostindisches Rotholz.
Lignum Santalinum rubrum rotes Sandelholz	vom Sandelbaum in Ostindien. Das dunkle und schwere Holz wird als Kaliaturholz bezeichnet	enthält roten in Alkohol löslichen Farbstoff	z. Färben von Lacken zur Anfertigung vor Räucherkerzen.

Name	Vorkommen oder Bereitung	Eigenschaften	Verwendung oder Merkmale
Lithopone	Verbindung von Schwefelzink und Schwerspath	weisse Malerfarbe, haltbar und gut deckend	—
Magnesit	eine natürlich vorkommende kohlensaure Magnesia	weisses Krystallpulver	z. Mineralwasserfabrikation (Kohlensäureentwickelung).
Manganum boracicum Borsaures Manganoxydul (Siccatif)	durch Fällen einer Mangansalzlösung mit Borax	blassrosaweisses Pulver	Trockenmittel für Ölfarben.
Minium Mennige	Verbindung von Bleioxyd mit Bleisuperoxyd. Darstellung aus Bleiglätte durch anhaltendes Erhitzen	schweres rotes Pulver	zu Anstrichen, Pflastern etc. Abteil. 3 der Gifte.
Neublau	Täfelchen aus Indigo-Karmin und Stärke geformt	—	—
Nitroglycerinum Nitroglycerin	durch Behandeln v. Glycerin mit Salpetersäure. Mit Kieselguhr (Infusorien - Erde) gemischt. $=$ Dynamit	ölige Flüssigkeit, sehr explosiv	zum Sprengen.
Ocker	Thonerden durch Eisenoxyde gelb und durch Brennen rot gefärbt erscheinend	—	zu Anstrichen.
Oleum Terebinthinae Terpentinöl, Gallicum, französisch., Americanum, amerikanisches, Germanicum, deutsches T. Oleum Pini	durch Destillation von Terpentin; als Rückstand Kolophonium, wenn o h n e Wasserzusatz, Burgunder Harz, wenn m i t Wasser destilliert. Ia. franz. und amerikan. T. II. deutsches oder polnisches T. (sog. Kiehnöl)	—	zur Fabrikation von Lacken.
Orleana Orlean	der gelbe Farbstoff v. Fruchtmus des Orleanbaumes in Südamerika, enthalt. Orellin, gelben Farbstoff und Bixin, roten Farbstoff. Ia. Cayenne O., IIa. Brasilianischer O.	gelbroter Teig	zum Färben.
Orseille	aus Farbflechten durch Gährung bereiteter roter Farbstoff	teigartig	dto.
Persio	derselben Abstammung wie Orseille, aber pulverförmig	rötlich violettes Pulver	dto.

N a m e	Vorkommen oder Be- reitung	Eigenschaften	Verwendung oder Merkmale
Petroleum Erdöl	ein Kohlenwasserstoff, in Nordamerika und am Kaukasus im Erdboden sich vorfindend, enthält Petroleumäther, Benzin, das Leuchtpetroleum und Paraffine (Vaseline)	wasserhelle Flüssigkeit, brennbar	darf nicht unter 21° C. entflammbar sein.
Pinksalz Rosasalz oder Rosasäure	Mischung von Chlorzinn und Chlorammonium	kryst. Pulver	zur Färberei als Beize. Abteil. 3 der Gifte.
Plumbago Graphit, Bleierz	mit Eisen und Thon verunreinigte Kohle	graue erdige Masse	zu Zeichenstiften, Ofenschwärze etc.
Pyroxylinum Schiessbaumwolle	durch Behandlung von Baumwolle (Watte) mit Salpetersäure	sehr explosiv!	zur Darstellung von Kollodium, zum Sprengen, zum rauchlosen Pulver etc.
Quercitron	die Rinde der nordamerikan. Quercitroneiche, gelben Farbstoff enthaltend	—	zum Färben.
Sepia	braune Farbe, dem Tintenfisch entstammend	—	als Malfarbe.
Siccatif	trockenes: borsaures Manganoxydul, flüssiges: Lösung einer Abkochung von Leinöl mit Bleiglätte oder borsaurem Manganoxydul in Terpentinöl	—	trocknender Zusatz zu Ölfarben, bis 40 g auf 1 Kilo
Smalte	durch Kobaltoxyd blau gefärbtes gepulvertes Glas	—	als Schmelzfarbe für Glas und Porzellan.
Spongiae Schwämme	Mittelding zwischen Tier und Pflanze. Man unterscheidet: Mittelmeer- oder Zimocca-Schwämme, Levantiner oder griechische Schwämme und amerikanische Schwämme. Gebleicht werden die Schwämme durch Wasserstoffsuperoxyd oder durch Chlor oder schweflige Säure	—	—
Stannum (Zinn-) Salze	finden als Beizmittel in der Färberei vielfach Anwendung	—	—
Stannum oxydatum Zinnoxyd, Zinnasche	durch Erhitzen von Zinn mit oder ohne Salpetersäure gewonnen	weisses od. gelbes Pulver	zur Glasur, zum Polieren von Marmor etc. Abteil. 3 der Gifte.

Name	Vorkommen oder Bereitung	Eigenschaften	Verwendung oder Merkmale
Sumach Schmack	die Blätter und Zweige des Sumachstrauches, Süd-Europa	enthält Gerbsäure	zum Gerben und zur Färberei.
Schweinfurter Grün	eine Verbindung von arsenigsaurem und essigsaurem Kupfer	grünes Pulver, sehr giftig	gegen Ungeziefer Abteil. 1 der Gifte.
Talcum venetum Talkum, Talkstein	eine weiche, kieselsaure Thonerde	—	zu techn. Zwecken.
Terra de Siena	eine Art Ocker mit viel Eisenoxyd	ungebrannt: gelb gebrannt: rot-braun	Farbe.
Terra Tripolitana Tripelerde	Thonerdeverbindung	gelbgraues Pulver	zum Putzen.
Terra viridis grüne Erde	eine Verbindung von Thon mit Eisen und Kieselsäure	—	zum Anstrich.
Ultramarin	eine d. Glühen von Thonerde, Soda, Kohle und Schwefel erzeugte blaue Farbe	mit verdünnten Säuren entwickelt Ultramarin $=$ Schwefelwasserstoff, welches viele Metallfarben schwärzt	nicht als Zusatz zu Bleiweiss, weil S-haltig.
Umbra Umbraun	mit Eisenoxyd oder mit erdiger Braunkohle gemengte Thonerde	—	—
Zincum oxydatum Zinkweiss Schneeweiss	durch Glühen von metallischem Zink und Verdichtung des geb. Dampfes in Kammern. Zinkgrau ist ein mit fein verteiltem metall. Zink vermischtes Zinkoxyd	weisses Pulver	zu Anstrichen.
Zinnober Cinnabaris Quecksilbersulfid siehe vorn unter Hydrarg. sulfuratum rubrum	durch Sublimation eines Gemenges von Schwefel und Quecksilber	schweres, schön rotes Pulver	zur Anstrichfarbe, Ia Vermillon.

Botanik.

Wenn wir entgegen sonstiger Gepflogenheit die Botanik erst im zweiten Abschnitte des Unterrichts behandeln, so geschieht dies nicht ohne Absicht, weil nämlich die Erklärung vieler Vorgänge des pflanzlichen Lebens ein gewisses Verständnis für chemische Vorgänge bedingt.

Die Botanik oder Pflanzenkunde beschäftigt sich mit der Erkennung und Einteilung der Pflanzen; sie macht uns mit den für die Arzneikunde wie für die Technik nützlichen Teilen der Pflanzen bekannt und lehrt uns die etwaigen Verwechslungen oder Verfälschungen derselben kennen.

Die Pflanzen gehören zu den organischen Wesen, zu den Lebewesen, welche sich selbstständig ernähren und fortpflanzen.

Die Pflanzen ernähren sich selbst. Die Nahrung derselben bilden Kohlenstoff-, Stickstoff- und Phosphorverbindungen, welche an Sauerstoff oder Wasserstoff gebunden als flüchtige Gase in der atmosphärischen Luft oder als Salze, im Wasser des Erdbodens gelöst, sich vorfinden. Die Pflanze saugt aus dem Erdboden die in ihm aufgelöst sich vorfindenden Nahrungssalze durch ganz feine Wurzelfaserchen auf, und führt dieselben dem „Saftstrom" zu, welcher dieselben bis in die äussersten Spitzen verteilt. Diese Salze, zu welchen hauptsächlich kohlensaure, salpetersaure, phosphorsaure und kieselsaure Alkalien gehören, dienen vor allem zum Aufbau des Pflanzengerüstes, indem dieselben im Verein mit der Cellulose durch Ablagerung und Ausscheidung ein ganzes System von Zellengefässen und Gängen bilden, in denen der Saftstrom auf- und absteigt und so ein reges, pulsierendes Leben hervorruft. Andererseits wird die in der Luft angehäufte, durch Atmung und Verbrennung erzeugte gasförmige Kohlensäure (CO_2) durch feine Spaltöffnungen der Blätter gewissen Zellen derselben zugeführt und dort in ihre beiden Urstoffe Kohlenstoff und Sauerstoff zerlegt. Während die Pflanze den Sauerstoff wieder ausatmet und dadurch eine Regeneration der atmosphärischen Luft herbeiführt, behält dieselbe den ausgeschiedenen Kohlenstoff bei sich zurück und benutzt denselben in Gemeinschaft mit dem in der Luft stets als Feuchtigkeit vorhandenen Wasser zur Bildung der bekannten Kohlehydrate: Cellulose, Gummi, Stärke und Zucker, sowie der unendlich vielen Präparate, welche wir bei dem Kapitel organische Chemie ausführlich besprochen haben. Die Cellulose bildet den grünen Halm der jungen Pflanze, welcher durch Aufnahme von Kieselsäure, welche sie dem Erdboden entnimmt, einen gewissen Halt erlangt, und durch Zusammenschieben der Zellen im Holze eine grosse Festigkeit aufweist. Die Stärke, die in Form fester Körnchen in den Zellen namentlich der Getreidefrüchte und Knollen sich ablagert, der Zucker, ein Umwandlungsprodukt der Stärke, sowie die verschiedenen Gummiarten, ferner die sogenannten organischen Säuren, ätherische und fette Öle, die Harze, Balsame und Gerbstoffe, sie alle sind Produkte der Zerlegung der Kohlensäure.

Andererseits werden die der Pflanze durch die Wurzeln aus dem Erdboden zugeführten stickstoffhaltigen Stoffe (Ammoniak, Salpeter) zur Bildung von Pflanzeneiweiss verwandt, welches im Zellsaft der Pflanze gelöst ist und einen Hauptbestandteil vieler Pflanzensamen ausmacht, während ein anderer Teil der stickstoffhaltigen Stoffe zu sogen. Alkaloiden umgebildet wird, welche das wirksame Prinzip vieler Pflanzenteile darstellen.

———

Lektion 58.

Aufbau der Pflanze. Teile der Pflanze. Fortpflanzung.

Die Art des Pflanzenaufbaus, welche wir als durch Bildung von Zellgefässen aus den aufgenommenen Salzen im Verein mit der Cellulose geschehend schilderten, bringt es mit sich, dass der in der Pflanze lebhaft pulsierende Saftstrom in der Jugend der Pflanze weichere, biegsamere Zellwände (Pflanzenhalm) aufführt, welche erst bei zunehmendem Alter ein festeres Gefüge aufweisen, wie wir dies beim Holz unserer Bäume konstatieren können.

Die einfachste Art des Pflanzenaufbaues zeigen die zu den niederen Pflanzen gehörigen Kryptogamen: Algen, Flechten und Pilze. Dieselben

10*

stellen höchst primitive Gebilde einer einfachen Aneinanderreihung von Zellen dar von wenig Substanz und wenig Haltbarkeit, so dass dieselben auch der als Fäulnis auftretenden Zerstörung nur äusserst geringen Widerstand zu leisten vermögen. Da ihnen das Blattgrün fehlt, erheischen sie andere Nahrung als die übrigen grünen Pflanzen und erwählen sie als solche meist Verwesungsprodukte animalischer oder pflanzlicher Herkunft.

Die Fortpflanzung dieser niederen Pflanzenwesen geschieht zum Teil durch einfache Teilung und Abschnürung von Zellen, zum Teil durch Ausbildung einzelner Zellen zu Samenhäufchen (Sporen) oder fadenartigen Gebilden, welche auf das schwammige, zellige Fruchtlager gebracht, dieses zu einer neuen Pflanze auswachsen lassen.

Viel komplizierter ist die Art der Fortpflanzung der höheren Pflanzenarten, welche, als Phanerogamen bezeichnet, deutlich gegliederte Geschlechtsorgane aufweisen, welche in den Blüten der Pflanzen systematisch geordnet sich vorfinden.

Die Blüten der phanerogamischen Pflanzen stehen an dem Blütenstiel auf dem Blütenboden, auf welchem die einzelnen Blütenteile: Kelch, Blumenblätter, Staubgefässe und Stempel angeheftet sind.

Der Kelch ist unmittelbar am Blütenboden befestigt und bildet den äusseren krautartig grünen Teil der Blüte.

Die Blumenblätter, auch Blumenkrone genannt, stehen in oder auf dem Kelch und zeichnen sich meist durch schöne Färbung aus. An ihrem Grunde befinden sich häufig kleine, den Honig enthaltende Honigdrüsen.

Die Staubgefässe, auch als Staubblätter bezeichnet, stellen die männlichen Geschlechtsorgane der Pflanzen dar; sie bestehen aus den dünnen Staubfäden, die an ihrer Spitze die Staubbeutel tragen, welche den befruchtenden Blütenstaub (Pollen) enthalten

Der Stempel, auch Fruchtblatt oder Pistill genannt, repräsentiert das weibliche Geschlechtsorgan der Pflanze. Derselbe stellt ein dem Mörserpistill ähnliches Gebilde dar, welches in seinem unteren, bauchig erweiterten Teil den Fruchtknoten enthält, in welchem die Samenknospen oder Eichen eingebettet sind; nach oben zu verengt sich der Stempel zu einem Schlauch, der als Griffel bezeichnet wird, auf welchem als Ende die sogenannte Narbe aufsitzt. Zur Zeit der Befruchtung öffnen sich die Staubbeutel und verstäuben entweder selbst den befruchtenden Blütenstaub auf die Narbe des Stempels, oder sie überlassen die Verteilung des Blütenstaubes auf die Narben den Schmetterlingen, Bienen und anderen Insekten, welche, auf der Suche nach dem süssen Honig begriffen, an ihren behaarten Leibern den Blütenstaub der Narbe auftragen. Durch ihre klebrige Beschaffenheit zur Zeit der Befruchtung hält die Narbe den ihr übertragenen Blütenstaub fest, und wächst derselbe zu einem Schlauch aus, welcher bis zu den im Fruchtknoten befindlichen Samenknospen reicht; dieselben werden beim Anlangen des Schlauches befruchtet und wachsen zu Samen aus, welche in dem zur Frucht auswachsenden Fruchtknoten eingebettet sind.

Der Samen ist das Material zur Erzeugung neuer Pflanzenindividuen, indem beim Keimen der Keimling, der die Anlage der neuen Pflanze darstellt, austritt. Das Keimpflänzchen besteht aus einem nach unten gehenden Würzelchen und einer oberhalb befindlichen Knospe, die sich in einen oder zwei Keimblätter oder Samenlappen teilt, welche, Kotyledo genannt, bei der Einteilung der phanerogamen Pflanzen in Monokotyledonen (mit 1 Samenlappen) und Dikotyledonen (mit 2 Samenlappen) eine grosse Rolle spielen.

Ausser der eben besprochenen Art der Erzeugung neuer Pflanzen durch Keimung aus Samen kennen wir noch eine andere, ungeschlechtlich genannte Art der Fortpflanzung der Pflanzen aus Knospen. Jede der Blattknospen, die in den Blattwinkeln oder an Zweigenden sich bildet, ist befähigt, vom Stamm getrennt zu einer neuen selbstständigen Pflanze auszuwachsen und benutzt man diese Eigenschaft der Blattknospen bei der Veredelung sog. Wildlinge, um durch Auf pflanzen von Knospen edler Gewächse auf Wildlingen eine edle Art zu erzeugen. Diese Veredelung geschieht entweder durch Okulieren (bei den Rosen), indem man die Blattknospe einer edlen Pflanze mit einem Teil der losgelösten Rinde in eine Spalte des Wildlings einfügt und fest umwickelt, oder durch Pfropfen bei den Obstbäumen, indem man das keilartig geschnittene Edelreis mit dem dazu passend zugeschnittenen Zweig des Wildlings fest verbindet.

Lektion 59.

Einteilung der Pflanzen. Linnés (künstliches) System. Natürliche Systeme.

Nachdem wir in vorstehender Lektion eine Erklärung der wichtigsten Vorgänge des Pflanzenlebens gegeben haben, müssen wir uns mit der Einordnung der Pflanzen in gewisse Systeme etwas näher vertraut machen. Der schwedische Naturforscher Linné teilte die

Pflanzen in offenblütige = (Phanerogamen) und verborgenblütige Pflanzen (Kryptogamen). Zu den Kryptogamen rechnete
er alle die Pflanzen, welche keine deutlich gegliederten geschlechtlichen
Organe (Staubgefässe und Stempel) aufweisen, und gehören zu den
Kryptogamen: die Algen, Flechten, Pilze, Moose und Farnkräuter.

Zu den „offenblütigen Pflanzen" oder Phanerogamen
zählte er alle die übrigen Pflanzen, welche deutlich gegliederte, er-
kennbare Geschlechtsorgane aufweisen. Er teilte die Phanerogamen
in 23 Klassen, die er nach der Anzahl, Grösse und Anordnung der
Staubgefässe benannte, während die Zahl und Art des Auftretens
der Stempel oder die Art der Fruchtbildung die Grundlage für
die sogen. Ordnungen abgab. Als 24. Klasse reihte er die Kryptogamen an, und so stellt sich dann das als künstlich bezeichnete
Linnésche System folgendermassen dar:

Linnésches System.

(Die Namen sind dem Griechischen entlehnt.)

———

1. Klasse Monandria (1 männig) (1 Staubgefäss enthaltend)
2.   „   Diandria   (2 Staubgefässe)
3.   „   Triandria   (3   „   )
4.   „   Tetrandria   (4   „   )
5.   „   Pentandria   (5   „   )
6.   „   Hexandria   (6   „   )
7.   „   Heptandria   (7   „   )
8.   „   Octandria   (8   „   )
9.   „   Enneandria   (9   „   )
10.   „   Dekandria   (10   „   )
11.   „   Dodekandria (12, 16 und 18 Staubgefässe)
12.   „   Ikosandria   (20 und mehr Staubgefässe, welche aus
                     dem Kelche entspringen)
13.   „   Polyandria (sehr viele Staubgefässe, welche aus
                     dem Blumenboden entspringen)
14.   „   Didynamia (2 längere und 2 kürzere Staubgefässe).

(Klammer-Beischrift links, senkrecht:) Männliche und weibliche Geschlechtsorgane sind in einer Blüte vereinigt (Zwitterblüten). Die Staubbeutel sind einzeln aufzufinden.

15. Klasse Tetradynamia (4 längere und 2 kürzere Staubgefässe)

16. „ Monadelphia (die Staubfäden sind in 1 Bündel oder Röhre verwachsen)

17. „ Diadelphia (die Staubfäden sind in 2 Bündel verwachsen)

18. „ Polyadelphia (die Staubfäden sind in 3 oder mehr Bündel verwachsen)

19. „ Syngenesia (bei welchen die Staubbeutel verwachsen sind)

20. „ Gynandria (bei welchen die Staubfäden mit dem Stempel verwachsen sind).

21. „ Monoecia (männliche und weibliche Blüten stehen gesondert, aber auf einem Stamme)

22. „ Dioecia (männliche und weibliche Blüten stehen gesondert auf verschiedenen Stämmen)

23. „ Polygamia (neben Zwitterblüten kommen getrennte männliche und weibliche Blüten auf demselben Stamme vor).

24. „ Cryptogamia (verborgenblütige Pflanzen).

Die Ordnungen der ersten 13 Klassen bestimmte und bezeichnete Linné durch die Anzahl der Stempel (weibliche Geschlechtsorgane) und gehören demnach in die 1. Ordnung:

Monogynia, Pflanzen mit 1 Stempel
Digynia,   „   „ 2   „
Trigynia,   „   „ 3   „
Tetragynia   „   „ 4   „
Pentagynia   „   „ 5   „
Polygynia   „   „ vielen Stempeln.

Die Ordnungen der 14. und 15. Klasse werden nach der Gestalt der Frucht bezeichnet:

14. Klasse Didynamia:

1. Ordnung = Gymnospermia (mit nacktsamigen Früchten),
2. Ordnung = Angiospermia (die Samen sind von einer Fruchthülle umgeben).

15. Klasse Tetradynamia:
1. Ordnung: Siliculosa (die Frucht ist eine kleine Schote, Schötchen),
2. Ordnung: Siliquosa (die Frucht ist eine grössere Schote).

Die Ordnungen der übrigen Klassen werden wieder wie bei 1—13 bezeichnet; dagegen wird die 19. Klasse, Syngenesia, in die 3 Ordnungen:
1. Polygamia aequalis (die Blüten sind alle 2geschlechtlich),
2.   „   superflua (2geschlechtliche und daneben noch weibliche Blüten),
3.   „   frustranea (neben 2geschlechtlichen sind ungeschlechtliche Blüten vorhanden) eingeteilt.

Die 24. Klasse, Cryptogamia, endlich wird eingeteilt in:
Algen, Flechten, Moose, Pilze und Farnkräuter.

Verschiedene Botaniker bemühten sich, eine Verbesserung des sogenannten künstlichen Linnéschen Systems herbeizuführen, indem sie nicht nur auf die Fortpflanzungsorgane, sondern auch auf die, bestimmten Pflanzengruppen eigentümlichen, charakteristischen Gesamt-Eigenschaften Rücksicht nahmen.

Im Gegensatze zu dem sogenannten künstlichen Linnéschen System bezeichnet man die auf Charakterähnlichkeit, auf natürlicher Verwandtschaft basierenden Systeme als natürliche Systeme, von denen das Jussieusche als das älteste und auch heute noch als gut anerkannte hier Erwähnung finden mag. Jussieu nahm bei seiner Einteilung der Pflanzen hauptsächlich Rücksicht auf das Vorhandensein oder Fehlen von Samenlappen beim Keimling und teilte die Pflanzen danach ein in:
a) Pflanzen ohne Samenlappen — Akotyledonen
(die Kryptogamen umfassend),
b) Pflanzen mit Samenlappen, die er wieder in solche mit 1 Samenlappen — Monokotyledonen und solche mit 2 Samenlappen — Dikotyledonen
(beide die Phanerogamen umfassend)
einteilte.

Ich habe es immer für praktisch gefunden, den Schülern, denen in ihrer Schule meist die Botanik auf Grund des Linnéschen Systems gelehrt worden ist, an der Hand dieses Systems den nötigen Unterricht weiter aufzubauen, zumal sich dasselbe zur Bestimmung der Pflanzen als das praktischste erwiesen hat.

Zur Demonstration nehme man an bekannten Pflanzen resp. deren Blüten die ersten praktischen Versuche zum Bestimmen der Pflanzen vor; man sucht sich deren Beschreibung in einer der vielen botanischen Floren (z. B. Flora von Schlesien und Wimmer u. a.) auf, und sucht die dort angegebenen Merkmale — Staubgefässe? Stempel? Wie stehen die Staubgefässe? — einzeln oder verwachsen, — die Art der Blätter, der Wurzel u. s. w. an der Pflanze selbst auf. (Z. B. Hederich, Bienensaug, Löwenzahn, Schöllkraut etc. etc.)

In kurzer Zeit wird der lernbegierige Lehrling resp. Schüler die Sache erfasst haben, so dass er wenigstens an einigen häufig vorkommenden Pflanzen seine Kenntnisse bezüglich des Baues und der Gliederung der Pflanzen üben und bethätigen kann. Er wird deswegen noch lange kein Botaniker sein, aber die Lust und Liebe zur Natur wird in ihm erwachen und ihn auf eine idealere Bildungsstufe bringen, die nicht nur ihm, sondern auch dem ihn anleitenden Lehrherrn Nutzen bringen und Freude schaffen wird.

Lektion 60.

Pflanzen-Drogen.

Nachdem wir so die Einteilung der Pflanzen nach geordneten Systemen kennen gelernt haben, kommen wir nunmehr zu der Beschreibung der vom Drogisten teils zu Arzneizwecken, teils zu technischen Zwecken benötigten einzelnen Teile der Pflanzen selbst.

Wir fangen von unten an und zwar mit der Wurzel. Die Wurzel ist der Teil der Pflanze, welcher dieselbe im Erdboden befestigt und ihr aus demselben die Nahrung zuführt.

Die Wurzel (Radix, Plural: Radices) bildet also den unteren, im Erdboden befindlichen Teil der Pflanze. Doch nicht alle als Wurzeln danach erscheinenden, unterirdischen Teile der Pflanzen sind Wurzeln, sondern nur derjenige Teil der Pflanze, welcher stetig nach unten fortwächst. Ein Hauptcharakteristikum der echten Wurzel ist das Fehlen jeglicher Blattansätze und das Fehlen des Blattgrüns und des Markes.

Wir verwenden von den Wurzeln sowohl die ganzen Wurzeln, wie auch die abgelöste Rinde derselben. Die verschiedensten Stoffe sind in den Wurzeln vorhanden. Einige enthalten schleimige Bestandteile, andere enthalten Salze, wieder andere ätherische Öle und endlich noch andere enthalten Gerbsäure und färbende Stoffe.

Beispiele echter Wurzeln sind: die Radix althaeae, R. levistici R. liquiritiae, R. valerianae, R. alcannae etc.

Der **Wurzelstock** (**Rhizoma**, Plural: Rhizomata), früher häufig fälschlich auch als Wurzel, radix, bezeichnet, stellt eine wurzel**ähnliche** Verdickung des unterirdischen **Stammes** dar. Derselbe unterscheidet sich von der echten Wurzel vor allem durch **blattartige Ansätze**, und es fehlt demselben die durch Absterben verloren gegangene Hauptwurzel, statt deren schwache Nebenwurzeln die Ernährung der Pflanze übernehmen. Ferner enthält der **Wurzelstock** stets das der echten Wurzel fehlende **Mark** und charakterisiert sich dadurch als ein Teil des Stammes.

Die Bestandteile der Wurzelstöcke sind neben Stärkemehl grösstenteils dieselben, wie die bei den Wurzeln erwähnten.

Beispiele von Wurzelstöcken sind: Rhiz. calami, Rhiz. galangae, Rhiz. iridis, Rhiz. zingiberis etc.

Die **Zwiebel** (**Bulbus**, Plural: Bulbi) ist ebenfalls ein unterirdischer, verdickter, knolliger Stengel oder Stamm. Die Zwiebel zeigt noch sehr deutlich ihre Zugehörigkeit zum Stamme durch die sie umgebenden, wenn auch abgestorbenen Blätter, aus deren Grunde Blattknospen sich entwickeln, die zu neuen Pflanzen auswachsen. Den unteren Teil der Zwiebel stellt der fleischige Zwiebelboden vor, an welchem die kleinen Wurzeln entspringen.

Beispiele von Zwiebeln: Bulbus scillae.

Die **Knolle** (**Tuber**, Plural: **Tubera**) ist ebenfalls ein unterirdischer, fleischiger, verdickter Teil des Stengels, der **blattlos** ist, aber Blattknospen treibt. Beim Wachstum der aus den Blattknospen der Knollen sich entwickelnden Pflanze dient der Stärkegehalt der alten Knolle der jungen Pflanze als Nahrung und stirbt die Knolle nach der Entwickelung der Pflanze ab.

Beispiele von Knollen: Die Kartoffel, die Tubera aconiti, Tub. Salep.

Während also die echte Wurzel keine Blattknospen entwickeln kann, erzeugen alle die anderen wurzelartigen Stengelgebilde Blattknospen und enthalten in ihrem Innern ein Mark. Dies der Unterschied zwischen einer echten Wurzel und den anderen wurzelartigen Gebilden.

Der **Stamm**, bei kleineren Pflanzen auch **Stengel** genannt, ist der nach oben wachsende Teil der Pflanze, der aus dem Keimling sich entwickelt. Der Stamm ist einjährig, wenn er alljährlich nach der Frucht abstirbt, wie dies bei vielen krautartigen Pflanzen der Fall, zweijährig, wenn er durch zwei Jahre sich erhält, oder **ausdauernd**, wenn er eine Reihe von Jahren weiter wächst, wie dies bei unseren Bäumen der Fall ist.

Aus dem Stamme entwickeln sich als Seitenorgane die **Blätter**.

Das Blatt (Folium, Plural: F o l i a) stellt gleichsam die Lunge der Pflanze dar; es besteht, wie der Stamm, aus vielen Zellen, deren einige mit B l a t t g r ü n (Chlorophyll) angefüllt sind, und denen durch feine Spaltöffnungen die Feuchtigkeit und die Kohlensäure der Luft zugeführt wird, um hier zu Kohlehydraten verarbeitet zu werden. Das Blatt besteht aus Blattscheide, Blattstiel, und Blattfläche mit den Blattnerven. Das Blatt heisst sitzend, wenn der Blattstiel fehlt, es heisst gestielt, wenn ein Blattstiel vorhanden, es heisst e i n f a c h , wenn es ein g a n z e s Blatt vorstellt, es heisst geteilt, wenn es mit tiefen Einschnitten versehen ist oder scheinbar aus mehreren Blättern gebildet erscheint, wie dies bei den sogenannten gefiederten Blättern der Akazie der Fall. Je nach der Beschaffenheit der Form des Blattes und Randes wird dasselbe spitz, rund, gezähnt, gesägt, und je nach der Stellung am Stamme als herablaufend, stengelumfassend, quirlständig u. s. w. genannt.

Die Bestandteile der Blätter sind: Blattgrün, schleimartige und harzige Stoffe, sowie häufig ätherische Öle, Salze und Gerbsäure.

Werden von einer Pflanze B l ä t t e r und S t e n g e l gesammelt und zusammen verwandt, so bezeichnen wir die betreffenden Droge als H e r b a , K r a u t , während die Blätter ohne Stengel als Folia bezeichnet werden.

Die B l ü t e (Flos, Plural: F l o r e s) stellt den aus der Blütenknospe hervorgegangenen Fortpflanzungsapparat der phanerogamen Pflanze dar. Man unterscheidet als sogenannte Blütenstände: die Ähren, Kätzchen, Zapfen, Kolben, Trauben, Rispen, Dolden, Blütenköpfchen und Blütenkörbchen.

Die Bestandteile der Blüten sind: Schleimige Stoffe, ätherische Ole und Farbstoffe. Die Blüten sind an sonnigen Tagen zu sammeln und dann dünn ausgestreut auf luftigen Böden unter öfterem Wenden schnell zu trocknen. Aufbewahrt werden die Blüten in Blechgefässen an lufttrockenen Orten.

Die F r u c h t (Fructus, Plural: F r u c t ū s) ist der nach geschehener Befruchtung ausgewachsene, die Samen enthaltende Fruchtknoten, welcher den untersten Teil des Stempels ausmacht. Der Fruchtknoten erfüllt bei fortschreitendem Wachstum den ganzen Raum des Stempels, von dem als Überbleibsel an den Früchten die Narbe sich konstatieren lässt.

Doch auch andere Blütenteile, als nur der Fruchtknoten, können an der Bildung der Frucht teilnehmen, und man bezeichnet je nach der Anzahl der Stempel und der Art der mit an der Umbildung zur Frucht teilnehmenden Blütenteile die Früchte als e i n f a c h e , z u s a m m e n · g e s e t z t e und als S c h e i n f r ü c h t e .

Zu den einfachen Früchten zählt man die Früchte der Bohne, Erbse, Haselnuss etc., zu den zusammengesetzten die fleischigen Früchte der Himbeere, der Ananas, der Maulbeere. Zu den Scheinfrüchten zählt der Fruchtstand der Feige und der Hagebutte, sowie die Zapfenfrüchte der Nadelhölzer, weil bei ihnen noch andere Blütenteile als nur der Fruchtknoten an der Bildung der Frucht sich beteiligen.

Die Früchte stellen häufig fleischige Gebilde dar, in denen die Samen, von häutigen bis steinartigen Wänden geschützt, eingebettet sich vorfinden; andererseits bilden dieselben feste, beim Reifen zusammenschrumpfende Gehäuse, aus welchen bei der Fruchtreife die locker gewordenen Samen leicht sich loslösen.

Die fleischigen Früchte, zu denen auch unser Obst gehört, enthalten neben Fruchtsäuren sogenannte Fruchtäther, die Träger des Aromas der Früchte; einige andere enthalten neben den Fruchtsäuren Farbstoffe (Orlean etc., Fruct. myrtillor.) Zu den trockenen Früchten gehören die meisten der offizinellen Früchte, vor allem die kleinen Früchte von Fenchel, Kümmel, Kardamom etc., die wegen der in Frucht und Samen enthaltenen ätherischen Öle als Drogen Verwendung finden.

Ganz abnorm ist der Fruchtinhalt der Baumwollenfrucht gestaltet, der statt des Fruchtfleisches aus feinen weissen Haaren (der Baumwolle) besteht, von welchen die Samen eingehüllt sind.

Der Samen (Semen, Plural: Semina) entsteht aus dem durch die Befruchtung zur Reife gelangten Eichen; er besteht aus dem Samenkern und der denselben umgebenden Samenschale. Aus den Samen werden neue Pflanzenindividuen erzeugt, und zwar durch den in den Samen enthaltenen Keim, welcher zur neuen Pflanze auswächst. Neben dem Keim enthält der Samenkern häufig auch noch einen dem Eiweiss ähnlichen Stoff, das sogenannte Pflanzeneiweiss, welches im Verein mit ebenfalls vorhandener Stärke und fetten Ölen der neuen Pflanze als Nahrung dient.

Die Hauptbestandteile der Samen bilden: Stärke, ätherische und fette Öle, schleimige und harzige Stoffe; häufig finden sich auch stark wirkende Stoffe, Alkaloide, in den Samen vor.

Viele der jetzt richtiger als Früchte bezeichneten Drogen (Anis, Fenchel etc.) fanden sich in früheren Lehrbüchern als Samen verzeichnet; das charakteristische Überbleibsel der Stempelnarbe, sowie ihre ganze Beschaffenheit hat aber ihre Einteilung zu den Früchten als gerechtfertigt erscheinen lassen; ebenso werden die früheren Nuces — Nüsse und die Bohnen — Fabae jetzt ebenfalls als Samen — Semen — aufgeführt.

Wir kommen nunmehr zu den durch das fortschreitende Wachstum der Pflanzen gebildeten Teilen des Stammes, dem Holz und der Rinde, die ebenfalls wichtige Zweige des Drogenhandels bilden.

Das Holz (Lignum, Plural: Ligna) stellt das durch Verdickung der Zellenwände entstandene härtere Gewebe der Pflanzen dar.

Die für uns wichtigen Hölzer enthalten vor allem Farbstoffe, ferner Harze, ätherische Öle und endlich Bitterstoffe.

Beispiele: Lign. quassiae, Lign. campechianum, Lign. guajaci etc.

Die Rinde (Cortex, Plural: Cortices) ist der äusserste Teil des Pflanzenstammes oder der Wurzel oder der Frucht; sie besteht wie das Holz aus verdickten Zellengeweben und enthält eine Menge von Umsetzungsprodukten und Ablagerungsstoffen des Kohlenstoffs wie: Harze, ätherische Öle, Gerbstoff, Bitterstoffe und Alkaloide.

Beispiele: Cort. cascarillae, Cort. quercus, Cort. Chinae etc.

Lektion 61.

Pflanzliche Drogen und Abscheidungsprodukte.

Zum Schluss unserer botanischen Ausführungen müssen wir noch des Vorkommens einiger unregelmässiger Ausbildungen von Pflanzenteilen erwähnen, die als Drogen Verwendung finden, und zwar der

Glandulae, Drüsen, öl- und harzhaltige Ausscheidungen, die an Blüten und Fruchtteilen sich vorfinden, der

Strobuli, zapfenartige, fruchtähnliche Blütenstände und endlich der

Summitates, Zweigspitzen (spez. von Coniferen).

Es bleiben uns jetzt noch die Ausscheidungsprodukte der Pflanzen zu besprechen übrig. Dazu gehören vor allem die Öle.

Die ätherischen Öle sind Pflanzenabscheidungen harziger Art, welche die Riechstoffe der Pflanzen enthalten und in eigenen Behältern, den Ölzellen, und zwar in allen Teilen der Pflanzen verteilt, sich vorfinden. Die ätherischen Öle sind ihrer chemischen Natur nach entweder reine Kohlenstoff-Wasserstoffverbindungen (dazu gehören die Öle unserer Nadelhölzer), oder sie bestehen aus Gemischen von Kohlenstoff, Wasserstoffverbindungen mit sauerstofthaltigen Verbindungen (hierzu gehört die Mehrzahl unserer ätherischen Öle). Endlich giebt e ätherische Öle, welche neben Kohlenstoff und Wasserstoff noch Schwefel enthalten; dazu gehören die ätherischen Öle der Zwiebel, des Knob lauchs und das ätherische Senföl. Letzteres findet sich übrigens im Senfsamen nicht fertig gebildet vor, sondern wird erst durch Einwirkung eines eiweissartigen Körpers, des Myrosin, auf die nur im schwarzen Senfsamen enthaltene Myronsäure durch Erhitzung mit Wasser gebildet. Ein ähnlicher eiweissartiger Körper, das sogenannte Emulsin der Mandeln, veranlasst bei der Erhitzung mit Wasser die Zerlegung des nur in den bitteren Mandeln enthaltenen Stoffes Amygdalin in Blausäure und Bittermandelöl.

Sehr viele der ätherischen Öle bestehen aus einem flüssigen Anteil, dem sog. Elaeopten, und einem festen Anteil, dem sog. Stearopten, welch letzteres durch Anwendung starker Kälte krystallinisch ausgeschieden werden kann (s. Menthol und Thymol). Die Darstellung der ätherischen Öle geschieht zumeist durch Erhitzen der betreffenden Pflanzenteile mit Wasser — Destillation; nur einige wenige, wie Pomeranzen-, Zitronen- und Bergamottöl werden dnrch blosses Auspressen der Frucht resp. der Fruchtschalen gewonnen, und deshalb auch .als Schalenöle bezeichnet.

Die fetten Öle und die festen Pflanzenfette repräsentieren, wie die tierischen Fette, Verbindungen sogenannter Fettsäuren mit Glycerin, und zwar stellen die flüssigen Fette Verbindungen des Glycerin mit Ölsäure, die festen solche mit Stearinsäure dar.

Die Pflanzenfette finden sich in den Früchten und Samen verschiedener Pflanzen vor. Man unterscheidet die flüssigen Fette oder fetten Öle in trocknende Öle (Mohnöl, Leinöl, Ricinusöl) und in nichttrocknende Öle (Olivenöl, Rüböl, Mandelöl) und benutzt die ersteren als Anstrichmittel, die letzteren zu Speise- und kosmetischen Zwecken.

Zu den weiteren Ausscheidungsprodukten der Pflanzen sind die Harze zu rechnen, welche als Oxydationsprodukte von ätherischen Ölen anzusehen sind. Wir sehen die Harzbildung sehr gut, wenn durch Unsauberkeit der Flaschenrand des Lavendelöls nicht ordentlich gesäubert ist, an der klebrigen, harzigen Beschaffenheit desselben. Dieselben weisen meist einen aromatischen Geruch auf und enthalten schwache Säuren, sog. Harzsäuren.

Hierher gehören ebenfalls die Gummiharze und Balsame; die Gummiharze sind als Mischungen verdickter Milchsäfte der Pflanzen mit verdickten ätherischen Ölen, die Balsame als Lösungen von Harzen in ätherischen Ölen zu betrachten.

Zu den sauerstofffreien Gummiharzen gehören die verdickten Milchsäfte Kautschuk und Guttapercha, welche durch Schmelzen mit Schwefel elastisch, formbar — vulkanisiert werden.

Die Gerbstoffe sind ebenfalls Umsetzungsprodukte der sog. Kohlehydrate und finden sich in vielen Pflanzenteilen vor. Sie finden zum Gerben des Leders und zur Erzielung von Farben vielfach Verwendung.

Alkaloide werden die in vielen Pflanzen vorkommenden, starkwirkenden Stoffe genannt, welche das wirksame Prinzip der betreffenden Pflanzenteile darstellen. Ihre Abstammung ist dem der Pflanze als Nahrung zugeführten Stickstoff zuzuschreiben, da die Alkaloide im wesentlichen aus diesem Element und Abkömmlingen der Kohlehydrate bestehen

Zuletzt wollen wir noch der technischen Ausdrücke für die Drogen aus dem Reiche der Kryptogamen gedenken.

Die zu den Algen gehörenden Drogen werden als Fucus bezeichnet, z. B. Fucus crispus (Carrageen): die Flechtendrogen bezeichnet man als Lichen (Flechte), z. B Lichen Islandicus, Isländisch Moos; die Pilzdrogen führen die Bezeichnung Fungus, z. B. Fungus laricis (früher Boletus laricis) Lärchenschwamm, und die oberirdischen Teile der höheren Kryptogamen wie der Moose, der Schachtelhalme werden als Herba bezeichnet, z. B. Herba lycopodii, Herba equiseti etc.

Damit hätten wir das wichtige Kapitel der angewandten Botanik und zugleich den eigentlichen wissenschaftlichen Teil des Unterrichtes überhaupt beendet. Wenn nun auch selbst der alle diese Ausführungen mit Verständnis und Liebe zur Sache bearbeitende Schüler noch lange nicht ein Gelehrter dadurch geworden sein wird, so hoffe ich doch, dass dadurch bei so manchem unserer jungen Fachgenossen die Lust und Liebe zum Studium der Natur und der gar wunderbaren mannigfaltigen Naturerscheinungen angeregt werden wird. Und das wäre schon von grossem Wert für unseren jungen Nachwuchs.

Im Anschluss an die wissenschaftlichen Ausführungen folgt im Repetitorium die Aufzählung und Beschreibung der Drogen selbst, das heisst derjenigen Pflanzenteile, die als Arzneimittel oder zu technischen Zwecken Verwendung finden.

Repetitorium der Drogen aus dem Pflanzen- und Tierreiche.

Nach dem

deutschen Arzneibuch, Buchheister, König, Schlickum u. a.

Frage Leitfad. 1	Name	Abstammung	Vaterland	Bestandteile	Eigenschaften, event. Sorten und Verwendung
409	**Agar - Agar**	Fucus amylaceus (Alge)	`Ost-Indien	Schlcim-Gallert	ist die eingetrocknete Gallerte der betr. Alge
1629	**Alizarin**	Bestandteil der Rubia tinctorum (Krappwurzel)	Orient und Europa	Farbstoff	wird jetzt auch künstlich aus Teerölen dargestellt.
964/67	**Aloë**	Eingedickter Saft von Aloë-Sorten	Afrika u. West-Indien	Aloëbitter (Aloin) u. Harz	I. Aloë lucida, glänzende A. grünlich durchscheinend (A. capensis). II. Aloë hepatica, braun, undurchsichtig, lcberfarben (Ross-Aloë).
952	**Ambra**	Abscheidung des Pottwals (auf dem Meer schwimmend)	—	—	zur Parfümerie
690	**Ammoniacum**	1 Gummiharz, der eingetr. Milchsaft von Dorema Ammoniacum	Persien	Gummiharz	Ia in lacrimis (in Thränen). IIa in massa (in Masse).
614/15	**Amygdalae amarae** bittere Mandeln	Samen von Amygdalus communis	Afrika und Süd-Europa	fettes Öl und Amygdalin	Amygdalin zerfällt durch Emulsin, welches in süssen, wie in bitteren Mandeln enthalten, bei Destillation in Bittermandel-Öl und Blausäure.
	Amygdalae dulces süsse Mandeln		Sorten: Bari und Valencia	fettes Öl	

No.	Name				
657/59	**Amylum** Stärke	Gräserfrüchte (Reis, Mais) Knollengewächse (Kartoffeln etc.)	—	geh. zu den Kohlehydraten	Rohstärke = Reisstärke Kochstärke – Weizenstärke
571	**Anacardia** Elefantenläuse	Frucht von I. Anacardium occidentale und II. Semecarpus Anacardium	West-Indien Ost-Indien	Kardol, blasenziehender Stoff, der auch zu unauslöschlicher Tinte benutzt wird	I bohnenartig, nierenförmig II. stumpf, dreieckig, herzförmig
550	**Antophylli** Mutternelken	die reifen Früchte von Caryophyllus aromaticus	Molukken, Afrika, West-Indien	ätherisches Öl	obsolet.
660	**I. Arrow Root** (Amylum maranthac)	das Stärkemehl von I. Marantha arundinacea (Pfeilwurzel, westindisches)	West-Indien	—	I. giebt bläulichen Kleister.
	II. Malabar Arrow Root	II. von Curcuma-Arten (ostindisches)	Ost-Indien	—	II. giebt weissen Kleister.
691	**Asa foetida** Teufelsdreck	Milchsaft von Ferula Asa foetida	Persien	Gummiharz	—
712	**Asphaltum** Asphalt (Judenpech)	bituminöses Harz, entstanden durch trockene Destillation fossiler Harze	—	—	Ia. Syrischer (bräunlich) A., IIa. Amerikan. A.
	Atropinum Atropin	Alkaloïd der Tollkirsche	—	sehr giftig	zu Arzneizwecken.
765	**Balsamum canadense** (Kanadabalsam)	dünner Terpentin von der kanadischen Balsamfichte (Pinus canadensis)	—	—	zur Porzellanmalerei, zu mikroskop. Präparaten.
756/69	**Balsamum Copaivae** Copaivabalsam	Harzsaft von Copaifera-Arten	Süd-Amerika	ätherisches Öl und Copaivasäure	Ia. Parabalsam, IIa. Maracaibobalsam, Verfälschung Gurjunbalsam.
772,75	**Balsamum peruvianum** (Bals. nigr., B. indicum) Perubalsam	harziger Balsam von Myroxylon	Central-Amerika	Harz und Zimmtsäure	wird gewonnen durch Schwälen der Rinde, zu Räucher-Essenzen, Einreibungen etc.

Frage Leitfad. 1	N a m e	Abstammung	Vaterland	Bestandteile	Eigenschaften, event. Sorten und Verwendung
776	**Balsamum toluta-num** Tolubalsam	harziger Balsam von Myroxylon toluiferum	Neu-Granada	ähnlich wie bei Bals. Peruvian	—
714/17	**Benzoë**	Milchsaft von Styrax-arten	Asien	Ia. Siam, enthaltend nur Benzoësäure, IIa. Sumatra oder Penang, Benzoësäure und Zimmtsäure enth.	zu Tinkturen, zu Räucher-Essenzen etc.
	Boletus siehe Fungus				
	Brucinum Brucin	Strychnin ähnliches Alkaloïd	—	sehr giftig	gegen Ungeziefer.
	Bulbus Scillae Meerzwiebel	Zwiebel von Scilla mari-tima	am mittelländisch. Meer	scharfen, blasenzieh. Stoff (Scillitin)	dto.
869/72	**Camphora** Kampher	Stearopten (fester Teil) des ätherischen Öles von Cinnamomium Camphora	Japan und China	—	der flüssige Teil (Elae-opten) des ätherischen Öles ist das leichte Kampheröl.
841	**Canella alba** (Costus dulcis) Weisser Kanehl	dicke, graue Rinde vom weissen Zimmt-Baum	Domingo	ätherisches Öl	wenig gebräuchliches Ge-würz
895/88	**Cantharides** spanische Fliegen	Lytta vesicatoria (Käfer)	Süd-Europa und Russland	Cantharidin	— Abteil. 2 der Gifte.
582/83	**Caricae** Feigen	fleischig gewordener Fruchtboden von Ficus Carica	Süd-Europa	Zucker	Ia. Smyrna-Feigen, gross IIa. Kranz-Feigen.
410/12	**Carrageen** Irländisches Moos	Chondrus crispus (Alge)	Irland	Schleim	dient als Schlichte und Thee.
546/49	**Caryophylli** Gewürz-Nelken	d. unentwickelten Blüten-knospen v. Caryophyllus aromaticus	Molukken, Afrika, West-Indien	ätherisches Öl	Ia. Amboina-Nelken, IIa. Zanzibar-Nelken, IIIa. Antillen-Nelken.

	Cassia fistula Röhren-Cassia	Samenhülsen von Cassia fistula	Ost- und West-Indien	purgierendes Mark	zum Abführen.
485	**Cassia lignea** (Cassia vera)	dicke Rinde des Malabar-Zimmt-Baumes	Malabar	wenig ätherisches Öl	ist die geringste Zimmt-rinde.
1005/6	**Castoreum cana-dense** Kanadisches Bibergeil	} Ausscheidungs-produkt von Castor fiber (Biber)	Canada	—	—
	Castoreum sibiri-cum Sibirisches Bibergeil		Russisch-Asien	—	—
960/62	**Catechu** (Terra japonica)	die eingedickte Abkoch-ung des Holzes und der Blätter von Acacia Catechu (Palme)	Ost-Asien	Catechugerbsäure	Ia. Pegu Catechu, dunkles IIa. Gambir Catechu, helles.
930/34	**Cera alba** Weiss-Wachs	durch Chlor gebleichtes Wachs	Europa	—	} Prüfung durch Fest-stellung des spezifi-schen Gewichts.
	Cera flava Gelb-Wachs	Abscheidung von Apis mellifica (Biene)	dto.	—	
936	**Cera Carnauba** Carnauba-Wachs (Palm-Wachs)	Pflanzenfett aus den Blättern der Carnauba-Palme	Brasilien	—	sehr hart.
937/38	**Cera japonica** japanisches Wachs	Pflanzenfett aus den Früchten von Rhus succe-danea (Sumachart)	Japan	—	lässt sich wie Wachs kneten.
939/42	**Cetaceum** Walrat (Sperma ceti)	festwerdendes Fett in der Kopfhöhle von Physeter macrocephalus	nordische Meere	—	Wallrath, auf Papier ge-tropft, soll keinen Fett-fleck hinterlassen (sonst andere Fette zugegen).
	Chininum hydro-chloricum salzsaures Chinin, Chininhydrochlorid	Alkaloïd aus den China-rinden	—	kryst. Nadeln, sehr bitter	zu Arzneizwecken.

Frage Leitfad. 1	N a m e	Abstammung	Vaterland	Bestandteile	Eigenschaften, event. Sorten und Verwendung
	Chininum sulfuri-cum schwefelsaur. Chinin, Chininsulfat	Alkaloïd aus Chinarinden	--	kryst. Nadeln, sehr bitter	zu Arzneizwecken.
	Chinoidinum Chinoidin	der harzige Rückstand bei der Chininbereitung	—	schwarze Masse	dto.
	Chinidinum Chinidin	ebenfalls ein Alkaloid der Chinarinden	--	nadelförm. Krystalle	dto.
	Cinchonidinum und **Cinchoninum**	ebenfalls China-Alkaloïde	---	—	—
	Cocain Cocain	Alkaloïd der Cocablätter	—	stark wirkend giftig!	zu Arzneizwecken.
989/92	**Coccionella** Cochenille	die getrockneten Weib- chen der Nopalschildlaus Coccus cacti	Amerika, Afrika, Asien	Karmin	Ia. Honduras C. IIa. Vera Cruz C. } silber-grau IIIa. Teneriffa C. IVa. Java C. (schwarz).
	Codein Codein	Alkaloïd des Opium	—	giftig, stark wirkend	--
	Coffein Coffein	Alkaloïd der Kaffee- bohnen	--	stark wirkend	--
997/98	**Colla piscium** (Ichtyocolla) Hausenblase	die Schwimmblase von Stör und Hausen	Russland	Leim	Ia. Saliansky Hausen- blase.
747	**Colophonium** Geigenharz	Rückstand bei der Destil- lation von Fichtenharz	Europa	Harz	zu Lacken etc.
1000	**Conchae praepa-ratae** präparierte Austern- schalen	aus gebrannten Austern- schalen durch Pulvern u. Schlemmen	Nordsee	kohlensaurer Kalk (Kreide)	zu Zahnpulvern.

	Confectio Auranti-orum Orangeat	in Zucker gekochte Pommeranzenschalen	Italien (Genua) Genua	—	—
492	**Confectio Citri** Citronat	in Zucker gekochte Art dickfleischiger Citronenfrüchte (nicht die sauren Citronen)	Genua, Livorno	—	—
	Confectio Cinae kandierte Zittwerblüten	—	—	—	—
718/25	**Copal**	fossiles Harz, welches aus der Erde gegraben wird	Ost- und West-Afrika, Manila und Australien	Harz	Ia. Zanzibar Kop. u. Sierra Leone Kop. } harte Kopale IIa. Kauri. Austr. IIIa. Manilla Kopal } weiche Kopale
999	**Cornu cervi raspatum** geraspeltes Hirschhorn	Drechselspähne von Hirschgeweihen	—	Leim und phosphorsauren Kalk	zum Klären von Flüssigkeiten.
	Cornu cervi ustum gebranntes Hirschhorn	meist weiss gebrannte Knochen	—		früher zu Arzneizwecken.
447	**Cortex Angosturae** Angostura-Rinde	Rinde vom Angostura-Baum	Süd-Amerika	Bitterstoff	zu Likören.
	Cortex Angosturae spurius falsche Angostura-Rinde	von einer Strychnosart	dto.	Brucin ††† (sehr giftiges Alkaloïd)	—
478/80	**Cortex Aurantiorum** Pommeranzenschale	Fruchtschale von Citrus vulgaris	Süd-Europa	ätherisches Öl und Bitterstoff	Flavedo Aurantii ist die von der weissen inneren schwammigen Markschicht befreite Schale.
	Cortex Aurantiorum curacao Cüraçaoschalen	dünne grüne Fruchtschale einer Pommeranzenart	West-Indien	wie oben	zu Likören etc.

Frage Leitfad. 1	Name	Abstammung	Vaterland	Bestandteile	Eigenschaften, event. Sorten und Verwendung
482	**Cortex Cascarillae** Cascarillrinde	röhrenartige Rinde von Croton eluteria	Süd-Amerika	ätherisches Öl, Gerbsäure und Bitterstoff	zum Räuchern und zur Tabakssauce.
484	**Cortex Cassiae cinnamomi** Zimmtrinde	stärkere Rinde vom chinesischen Zimmt-Baum (Cinnamomum aromaticum)	China u. Ost-Idien	ätherisches Öl	dunkel zimmtbraun, schleimig.
483/87	**Cortex Cinnamomi ceylanici** Ceylon-Zimmtrinde, auch Kanehl genannt	dünne, von der Korkschicht befreite Rinde von Cinnamomum ceylanicum	Ceylon und Java	dto.	hellzimmtfarbig, scharf, brennender Geschmack.
487	**Cortex Chinae succirubrae** offic. Chinarinde (ostindische)	dünne gerollte, graubraune Rinde von Cinchona succirubra	Ost-Indien	Chinin und Cinchonin	ist die offizinelle Sorte. (Ph. G.)
489	**Cortex Chinae fuscus** braune Chinarinde	dünne Zweigrinden von Chinabäumen	Süd-Amerika	wie oben	zu Haarwässern etc.
489	**Cortex Chinae regius** oder Cortex Chinae calisayae Königs-Chinarinde	dicke Stammrinde von Cinchona Calisaya	dto.	wie oben	wurde früher als beste Marke geführt.
492	**Cortex Citri** Citronenschale	Fruchtschale von Citrus Limonum	Süd-Europa	Citronen-Öl	zu Küchenzwecken.
493	**Cortex Frangulae** Faulbaumrinde	Rinde von Rhamnus Frangula	Europa	Cathartinsäure (abführend)	soll innen rotbraun, nicht gelb sein, da sonst zu frisch und zu drastisch wirkend.
494	**Cortex radicis Granati** Granatwurzelrinde	Rinde der Wurzel von Punica Granatum	Süd-Europa	Gerbsäure u. drastisch purgierender Stoff (Punicin)	gegen Bandwurm.

	Cortex fructuum Granati Granatapfelrinde	Schale der Frucht von Punica Granatum	Süd-Europa	Gerbstoff und weniger Punicin	—
495	**Cortex Juglandis** Wallnussschalen	unreife Fruchtschalen von Iuglans regia	Europa	Gerbsäure	als Abkochung zu Nussbaumbeize.
	Cortex Mezerei Seidelbastrinde	Rinde von Daphne Mezeréum	dto.	scharfes, blasenzich. Harz	zu Arzneizwecken.
	Cortex Quercus Eichenrinde	Rinde von Quercus Robur	dto.	Gerbsäure	dto.
496	**Cortex Quillajae** Quillaya-Rinde	Rinde eines grossen Baumes, Quillaja saponaria	Chile und Peru	Saponin, seifenähnl. Stoff	zum Waschen von Wollwäsche.
538/42	**Crocus** Saffran	die Griffel mit Narben von Crocus sativus	Süd-Frankreich und Spanien	ätherisches Öl und gelben Farbstoff	Ia. Crocus hispanicus u. Gatinais Saffran. Verfälschungen mit: 1. Glycerin und Öl (er darf, auf weisses Papier gedrückt, keine Fettflecke machen), 2. Staubfäden (sind dünner, gelb), 3. Foeminell, die getrockneten Blumenblätter der Ringelblume (beim Aufweichen kenntlich).
	Cumarin	Darstellung geschieht aus Zimmtsäure	—	weisse feine Krystalle enthalten in den Tonkabohnen, Waldmeister und Steinklee	zu Parfümerien.
	Dammara Dammarharz	Harz von Dammarbäumen	Ost-Indien	Harz	zur Herstellung von Dammarlack.
	Digitalinum Digitalin	Alkaloïd aus den Digitalisblättern	—	giftig	zu Arzneizwecken.
	Dividivi	die Schoten von Caesalpinia Coriaria	Süd-Amerika	Gerbsäure	zum Gerben.

Frage Leitfad. 1	N a m e	Abstammung	Vaterland	Bestandteile	Eigenschaften, event. Sorten und Verwendung
731/32	**Elemi** Elemiharz	weiches Harz von einer Tannenart	Brasilien und Ost-Indien	Harz	zu Lacken.
	Ergotinum Ergotin	Extrakt von Secale cornutum	—	stark wirkend	—
692	**Euphorbium**	der getrocknete Milchsaft von Wolfsmilchpflanzen	Afrika	scharfes Harz	Vorsicht beim Pulvern, (niesen)! Abteil. 2 der Gifte.
636/38	**Fabae Calabaricae** Calabarbohnen	Samen von Physostigma venenosum	West-Afrika	Eserin oder Physo-stigmin (giftiges Al-kaloïd)	die Bohnen haben eine tiefe, breite Furche (Nabel).
	Fabae St. Ignatii	Samen von Strychnos St. Ignatii	Philippinen	Strychnin und Brucin	sehr giftig.
667	**Fabae Tonco** Tonkabohnen	Samen von Dipterix odorata	Süd-Amerika	Cumarin	zur Parfümerie.
	Flores Acaciae Schlehenblüte	Blüten von Prunus spinosa	Europa	—	als Thee.
543	**Flores Arnicae** Arnikablüten	Blüten von Arnica montana	Europa, Hoch-gebirge	ätherisches Öl und Bitterstoff	cum calicibus, mit Blüten-kelchen; sine calicibus, ohne Blütenkelche (offic).
	Flores Aurantii Orangenblüten	Blüten von Citrus vulgaris	Süd-Europa	ätherisches Öl (Ol. neroli)	zur Parfümerie.
544/45	**Flores Brayerae** (Flor. Koso) Kosoblüten	die weiblichen Blüten von Hagenia abessinica	Abessinien	Santonin ähnlicher Stoff	gegen Bandwurm.
1641,44	**Flores Carthami** Safflorblüten	die Blüten einer Distel-art, Carthamus tinctoria	Asien	Carthamin, roter Farbstoff	—
551	**Flores Cassiae** Zimmtblüten (Zimmtnägelein)	Blüten des Zimmt-Baumes	Indien	ätherisches Öl	als Gewürz.

552	**Flores Chamomillae romanae** römische Kamillen	Blüten von Anthemis nobilis	Europa	ätherisches Öl	Ia. sächs. (klein, ölreich), IIa. belg. (gross, schwach), alle mit vollem Blütenboden.
553/56	**Flores Chamomillae vulgaris** (echte) Kamillen	Blüten von Matricaria Chamomilla	dto.	blaues ätherisches Öl	h o h l e r Blütenboden (Unterschied von den anderen Kamillenarten).
557/58	**Flores Cinae** Zittwerblüten fälschlich Zittwer- samen	die Blütenköpfchen einer Beifussart	Persien	Santonin	zu Arzneizwecken.
	Flores Lamii albi weisse Nesselblüten	Blüten von Lamium album	Deutschland	—	als Thee.
559	**Flores Lavandulae** Lavendelblüten	Blüten von Lavandula officinalis	Süd-Europa	ätherisches Öl	zu aromatisch. Kräutern.
560	**Flores Malvae arboreae** Stockrosen, schwarze Malven	Blüten von Althaea rosea	dto.	Schleim und Farbstoff	zum Gurgeln.
	Flores Malvae vulgaris blaue Malven	Blüten von Malva syl- vestris	Deutschland	dto.	dto.
561	**Flores Paeoniae** Päonienblätter	Blumenblätter von Paeonia officinalis	dto.	—	zu Räucherpulver.
565	**Flores Rhoeados** Klatschrosen oder rote Mohnblumen	Blumenblätter von Papaver Rhoeas	dto.	roter Farbstoff und Schleim und Spuren von Opium	zum Teer.

Frage Leitfad. 1	N a m e	Abstammung	Vaterland	Bestandteile	Eigenschaften, event. Sorten und Verwendung
562/64	**Flores Pyrethri** Insektenpulverblüten	Blüten verschiedener Pyrethrum-Arten	Dalmatien, Montenegro, Persien, Kaukasus	ätherisches Öl u. ein scharfes Weichharz	Ia. Dalmatiner (aus geschlossenen Blüten) gelbliche Blüten, IIa. Persisches und Kaukasisches (violette Blüten). Prüfung auf: Curcuma mit Speichel (darf nicht gelb färben); auf Chromgelb, Ausziehen mit salpetersäurehaltigem Wasser u. dazu Schwefelwasserstoff (darf nicht schwarz werden)
	Flores Rosae Rosenblüten	Blüten von Rosa centifolia	Orient	ätherisches Öl (Ol. rosarum)	zu Riechkissen u. Arzneizwecken.
566	**Flores Sambuci** Fliederblüten, Hollunderblüten	Blüten von Sambucus nigra	Deutschland	Schleim und ätherisches Öl	müssen an trockenen Tagen gepflückt und gut getrocknet werden.
	Flores Stoechados Katzenpfötchen	Blüten von Helichrysum arenarium	dto.	—	zu Arzneizwecken.
	Flores Tiliae Lindenblüten	Blüten von Tilia europaea	dto.	Schleim und ätherisches Öl	1. Flor. Tiliae cum bractëis (m. Hüllkelchblättern, Flügeln, off. 2. Flor. sine bractëis (ohne Flügel).
567	**Flores Verbasci** Wollblumen, Königskerze	Blüten ohne Hüllkelch von ·Verbascum thapsiforme	dto.	Schleim und Salze	an trockenen Tagen sammeln, schnell trocknen, als Thee.
	Folia Aurantii Pommeranzenblätter	Blätter von Citrus vulgaris	Süd-Europa	ätherisches Öl und Bitterstoff	als Thee.
498	**Folia Belladonae** Tollkirschenblätter	Blätter von Atropa Belladonna	Deutschland	Atropin, sehr giftiges Alkaloïd	—

	Folia Bucco Buccoblätter	Blätter von Barosma crenata	Afrika	harntreibender Stoff	—
499	**Folia Coca** Cocablätter	von Erytroxylon Coca	Süd-Amerika	Cocain, giftig	—
500	**Folia Digitalis** Fingerhutblätter	Digitalis purpurea	Deutschland	Digitalin, giftiges Alkaloïd	—
	Folia Eucalypti Eucalyptusblätter	Blätter von Eucalyptus globulus	Australien	ätherische Öle und Gerbstoff	zu Mundwässern etc.
501	**Foliae Farfarae** Huflattigblätter	Tussilago Farfara	Deutschland	Schleim	Verwechselung: Blätter von Tussilago Petasites (sind sehr gross und wenig filzig).
502	**Folia Jaborandi** Jaborandiblätter	Pilocarpus pinnatus	Amerika	Pilocarpin (schweisstreibend)	—
	Folia Lauri Lorbeerblätter	Blätter von Laurus nobilis	Süd-Europa	ätherisches Öl	zu Küchenzwecken.
503	**Folia Lauro cerasi** Kirschlorbeerblätter	Prunus Lauro cerasus	Klein-Asien	Amygdalin	giebt bei der Destillation Blausäure und Bittermandelöl.
531	**Folia Menthae crispae** Krauseminze	Mentha crispa	Deutschland	ätherisches Öl	Geschmack brennend, nicht kühlend, Blätter ohne Stiel, Rand der Blätter kraus.
532	**Folia Menthae piperitae** Pfefferminze	Mentha piperita	dto.	dto.	Blätter sind gestielt, nicht sitzend, Geschmack kühlend, gestielte, gezähnte Blätter.
504	**Folia Millefolii** Schafgarbenblätter	Achillea Millefolium	dto.	Bitterstoff	zu Thees.
	Folia Patchouli Patchouliblätter	Pogostemon Patchouly	Ost-Indien	ätherisches Öl	zu Parfümeriezwecken.
505	**Folia Rosmarini** Rosmarinblätter Synon. (Folia anthos)	Rosmarinus officinalis	Süd-Europa	dto.	zu aromat. Bädern, gegen Motten etc.

Frage Leitfad. 1	Name	Abstammung	Vaterland	Bestandteile	Eigenschaften, event. Sorten und Verwendung
506	**Folia Salviae** Salbeiblätter	Salvia officinalis	Europa	ätherisches Öl und Gerbsäure	zum Gurgeln.
507/8	**Folia Sennae alexandrina** alexandrin. Sennesblätter	Cassia acutifolia	Ägypten	Cathartinsäure und Leibschmerzen verursachendes Harz, daher nie kochen, sondern brühen	kleine Blätter (wenig schleimig).
	Folia Sennae Tinnevelly Tinnevelly-Sennesblätter	Cassia augustifolia	Ost-Indien		grosse Blätter (sehr schleimig).
510	**Folia Stramonii** Stechapfelblätter	Datura Stramonium	Europa	Daturin, giftiges Alkaloïd	—
	Folia Theae I. schwarzer Thee	Blätter von Thea chinensis	China	Thëin	I. die gerösteten Blätter werden einer Gährung unterworfen.
	II. grüner Thee				II. schwach geröstete Blätter (häufig gefärbt).
511	**Folia Trifolii** Dreiblatt oder Bitterklee	Blätter von Menyanthes trifoliata	Deutschland	Bitterstoff	zu Thees.
512	**Folia Uvae ursi** Bärentraubenblätter	Arctostaphylos Uva ursi	dto.	Arbutin und Gerbsäure	der Rand der Blätter ist nicht umgeschlagen, zu Thees.
568,70	**Fructus Amomi** Piment, Nelkenpfeffer, englisches Gewürz	Früchte von Pimenta officinalis	Süd-Amerika, West- und Ost-Indien	ätherisches Öl	Ia. Jamaika (klein, aromatisch), IIa. Mexikanische (gross, dickschalig), als Speisegewürz.
	Fructus Anethi Dillsamen	Früchte von Anethum graveolens	Deutschland	dto.	als Küchengewürz.

Nr.	Name	Abstammung	Heimat	Bestandteile	Bemerkungen
572/73	**Fructus Anisi stellati** Sternanis	Früchte von Illicium anisatum (Samen dunkelbraun)	China	ätherisches Öl	Verwechselung: Früchte von Illicium religiosum (giftig, von bitterem Geschmack, grössere Frucht, längerer Schnabel, hellbrauner Samen).
574	**Fructus Anisi vulgaris** Anis	Früchte von Pimpinella anisum (Teilfrüchte)	Deutschland (Erfurt)	dto.	soll graugrün und schwer sein, von kräftigem Geruch.
	Fructus Aurantii immaturi unreife Pommeranzen	unreife Früchte von Citrus vulgaris	Süd-Europa	ätherisches Öl, Bitterstoff	zu Essenzen etc.
575/77	**Fructus Capsici annui** spanischer Pfeffer	Schoten von Capsicum annuum	Süd-Amerika, Ungarn	scharfes Harz	gepulvert als Paprika.
578	**Fructus Capsici cayenne** Cayenne-Pfeffer	Schoten von Capsicum minimum	Süd-Amerika	wie oben	als Speisegewürz.
579/81	**Fructus Cardamomi** Kardamomen	Früchte von Elettaria Cardamomum	Ost-Indien	die Samen enthalten ätherisches Öl	Ia Malabar, kleine Früchte, IIa. Ceylon, lange Früchte.
584	**Fructus Carvi** Kümmel	Frucht von Carum Carvi (Teilfrucht)	Deutschland (Halle), Holland, Russland	ätherisches Öl	zu Arznei- und Küchenzwecken.
590/91	**Fructus Colocynthidis** Coloquinten	Früchte von Citrullus Colocynthis (Gurkenart)	Afrika	Colocynthin (drastisch purgierender Stoff)	gegen Ungeziefer Abteil. 3 der Gifte.
592	**Fructus Coriandri** Corianderfrüchte	Coriandrum sativum	Süd-Europa	ätherisches Öl	Speisegewürz.
593/95	**Fructus Cubebae** Cubeben, Schwanzpfeffer	unreife getrock. Früchte von Cubeba officinalis	Ost-Indien	dto.	stielartige Verlängerung an den Früchten charakteristisch, zu Arzneizwecken.

Frage Leitfad. 1	N a m e	Abstammung	Vaterland	Bestandteile	Eigenschaften, event. Sorten und Verwendung
596	**Fructus Foeniculi** Fenchel	Früchte von Foeniculum officinale (Teilfrucht)	Deutschland	ätherisches Öl	Ia. Kammfenchel (der Kroatische ist grösser und stammt von Foeniculum dulce).
598	**Fructus Juniperi** Wachholderbeeren	fleischig gewordene Zapfenfrucht von Juniperus communis	dto.	ätherisches Öl, Harz und Zucker	als Arzneimittel und Küchengewürz.
599/600	**Fructus Lauri** Lorbeeren	Steinfrüchte von Laurus nobilis	Süd-Europa	ätherisches und fettes Öl	zu Arzneizwecken.
	Fructus Myrtillorum Blaubeeren	Getrocknete Früchte von Vaccinium Myrtillus	Deutschland	Gerbstoff und Fruchtsäure	gebr. als Arzneimittel.
601	**Fructus Papaveris immaturi** unreife Mohnköpfe	halbreife Fruchtkapseln von Papaver somniferum	Deutschland und Orient	Opium-Alkaloïde (Morphium etc.)	im Handverkauf verboten.
	Fructus Phellandri Wasserfenchel	Früchte von Oenanthe Phellandrium	Europa	ätherisches und fettes Öl	Tierarzneimittel.
607/8	**Fructus Spinae cervini** Kreuzdornbeeren	Steinfrüchte von Rhamnus cathartica	dto.	abführender Stoff und roter Farbstoff, der durch Alkalien grün wird (Saftgrün)	Abführmittel.
610	**Fructus Tamarindorum** Tamarinden	Fruchtschoten von Tamarindus indica	Ost- und West-Indien	Weinsäure, Citronensäure und Äpfelsäure	mit Wasser angerührt, von den Samen befreit, = Pulpa Tamarindorum dep.
611/13	**Fructus Vanillae** Vanille	Fruchtschoten einer Schlingpflanze, Vanilla planifolia	Central-Amerika	Vanillin	Ia. { Bourbon V. Mexikanische V. IIa. Brasilianische V.
	Fungus Cervinus Hirschbrunst	ein Pilz	—	—	obsolet.

	Fungus igniarius Feuerschwamm Wundschwamm	Polyporus fomentarius, an alten Bäumen wachsend	—	—	darf als Wundschwamm keinen Salpeter enthalten.
405/6	**Fungus Laricis** oder Agaricus albus oder Boletus Laricis Lärchenschwamm	ein Schwamm oder Pilz	Süd-Russland	stark purigierendes Harz	er soll weiss und leicht sein.
1017	**Fel Tauri** Ochsengalle	Abscheidungsprodukt des Rindes	—	fettlösend	zum Reinigen.
652/56	**Gallae (Aleppo Ia.)** Galläpfel	durch den Stich einer Wespe auf den Blättern von Eichen	Deutschland, Asien etc.	} Gerbsäure	gute Gallen sollen schwer, nicht löcherig sein.
	Gallae sinensis chinesische Galläpfel	durch den Stich einer Blattlaus auf den Blättern einer Sumachart	China		Knoppern sind durch den Stich von Wespen angeschwollene Fruchtbecher von Eichen.
733	**Gallipot**	eingetrocknetes Harz von Pinusarten	Europa	Terpentinöl	als Fruchtpech verwend.
1439	**Gelatine**	sehr reiner Knochenleim aus Kalbsknochen	—	—	zu Küchenzwecken.
497	**Gemmae Populi** Pappelknospen	die unentwickelten Knospen von Populus nigra	Europa	ätherisches Weichharz	zu Salben.
	Glandes Quercus tostae Eichelkaffee	die gerösteten Eicheln	Deutschland	in Dextrin umgewandelte Stärke	als Nährmittel.
	Glandulae Lupuli Hopfendrüsen	die Öldrüsen der Hopfenfrucht	—	Harz und ätherisches Öl	als Arzneimittel.
	Guarana	eine feste Pasta aus den Samen v. Paulinia sorbilis	Brasilien	Coffein	zu Arzneizwecken.

Frage Leitfad. 1	N a m e :	Abstammung	Vaterland	Bestandteile	Eigenschaften, event. Sorten und Verwendung
675/82	**Gummi arabicum** arabisches Gummi	Ausschwitzung von Acacia-Arten	Afrika, Ost-Indien	Gummi	die sogen. arabischen Gummi, wie Suakin, Djedda, Embavi sind hart und lassen sich leicht pulvern; sie lösen sich vollständig im Wasser
	Gummi senegal Senegal-Gummi				die Senegal-Gummi ziehen Feuchtigkeit an, lassen sich schwer pulvern und lösen sich nur unvollständig im Wasser.
697/704	**Gummi elasticum** Kautschuk	der eingetrocknete Milchsaft von Euphorbium-Arten	Süd-Amerika	Kohlenwasserstoffverbindung	mit Schwefel geschmolzen heisst der Kautschuk vulkanisiert.
705/7	**Gutta-Percha**	eingetrockneter Milchsaft von Isonandra-Gutta	Ost-Indien	dto.	liefert mit Benzol und Alkohol gereinigt Gutta Percha depurata.
693	**Gummi gutti** Gummigutt †	eingetrockneter Milchsaft des Guttibaumes (giftig)	Ceylon	gelbes, drastisch wirkendes Gummiharz	— Abteil 2 der Gifte.
	Haematoxylinum Hämatoxylin	im Blauholz enthaltener Farbstoff	—	giebt mit verschiedenen Alkalien schön gefärbte Verbindungen	zu technischen Zwecken.
514/15	**Herba Absynthii** Wermutkraut	während der Blütezeit gesammeltes wildes Kraut v. Artemisia absynthium	Deutschland	ätherisches Öl und Bitterstoff	Blätter weisslich, filzig, bitter.
516	**Herba Artemisiae** Beifusskraut	blühendes Kraut von Artemisia vulgaris	dto.	ätherisches Öl	Blätter breiter, weniger filzig als bei Wermut und n i c h t bitter.

	Herba Asperulae Herba matrisylviae Waldmeisterkraut	vor dem Blühen zu sammelndes Kraut von Asperula odorata	Deutschland	Cumarin	als Thee, zu Bowlen.
	Herba Basilici Basilikumkraut	Ocimum basilicum	dto.	ätherisches Öl	als Speisegewürz.
517/18	**Herba Cannabis indicae** indisches Hanfkraut	die weiblichen Pflanzen von Cannabis indica	Indien	Cannabin, von narkotischer Wirkung	—
519	**Herba Cardui benedicti** Cardobenediktenkraut	Cnicus benedictus	Europa	Bitterstoff	zu Thees.
520	**Herba Centauri** Tausendguldenkraut	Erythrea Centaurium	dto.	dto.	nicht zu verwechseln mit der kleineren Erythrea pulchella, zu Thees.
	Herba Cichorii Wegwarte	Cichorium intybus	Deutschland	Stärke	die Wurzel dient geröstet als Cichorie, als Kaffeesurrogat, auch als Thee.
522	**Herba Conii maculati** Schierlingskraut †	braunrot geflecktes Kraut von Conium maculatum	Europa	Coniin, giftiges Alkaloïd	Stengel unbehaart, glatt rund und hohl (riecht gerieben nach Mäusekot).
521	**Herba Cochleariae** Löffelkraut	Cochlearia officinalis	Russland, Schweden	eine Art Senföl	zur Darstellung von Spiritus Cochleariae.
	Herba Dracunculi Estragon	Artemisia Dracunculus	Deutschland	ätherisches Öl	als Speisegewürz.
526	**Herba Equiseti hiemalis** (dicker) Schachtelhalm, Zinnkraut	Equisetum hiemale	dto.	viel Kieselsäure	zum Polieren.
	Herba Equiseti arvensis (dünner) Schachtelhalm	Equisetum arvense	dto.		als Thee.

Frage Leitfad. 1	Name	Abstammung	Vaterland	Bestandteile	Eigenschaften, event. Sorten und Verwendung
	Herba Galeopsidis Hanfnessel, Lieber'sche Kräuter	Galeopsis ochroleuca	Deutschland	—	als Schwindsuchtsmittel bekannt.
527	**Herba Hyoscyami** Bilsenkraut †	Hyoscyamus niger	dto.	Hyoscyamin, giftiges Alkaloïd	—
	Herba Hyperici Johanniskraut	Hypericum perforatum	dto.	Harz	als Thee.
528	**Herba Lactucae virosae** Giftlattichkraut	Lactuca virosa	Deutschland, Frankreich	Milchsaft, der einge-trocknet das Lactu-carium darstellt	dem Opium ähnlich.
529	**Herba Majoranae** Majorankraut	blühendes Kraut von Origanum Majorana	Deutschland	ätherisches Öl	Speisegewürz.
	Herba Mari veri Marumverum, Katzen-kraut	Teucrium Marum	Süd-Europa	dto.	obsolet.
	Herba Marrubii Andorn	Marrubium vulgare	Deutschland	—	dto.
530	**Herba Meliloti** Steinklee	Melilotus officinalis	dto.	Cumarin	—
533	**Herba Origani cretici** spanischer Hopfen	Origanum creticum	Griechenland	ätherisches Öl	—
	Herba Origani vulgaris Dost	Origanum vulgare	Deutschland	—	obsolet.
	Herba Plantaginis Wegerich, Spitz-wegerich	Plantagoarten	Europa	—	als Thee.

	Herba Polygoni avicularis Vogelknöterich	Polygonum aviculare	Europa	—	als Schwindsuchtsmittel, Homeriana-Thee.
	Herba Pulmonariae Lungenkraut	Pulmonaria officinalis	dto.	—	als Thee.
	Herba Pulmonariae arborea Lungenflechte, ist eine Flechtenart	—	—	—	dto.
534/36	**Herba Sabinae** oder Sumitates sabinae, Sadebaumspitzen	Juniperus Sabina	Deutschland	ätherisches Öl und Harz	im Handverkauf verboten! (Abortivmittel).
	Herba Saturejae Pfefferkraut	Satureja hortensis	Europa	ätherisches Öl	als Küchengewürz.
	Herba Serpylli Feldkümmel, Quendel	Thymus Serpyllum	dto.	dto.	als Thee zu aromatischen Kräutern.
	Herba Tannaceti Rainfarrn	Tanacetum vulgare	Deutschland	—	als Wurmmittel für Vieh.
	Herba Thymi Thymian	Thymus vulgaris	Deutschland und Frankreich	ätherisches Öl (Thymol)	als Thee.
537	**Herba Violae tricoloris** Stiefmütterchen	Viola tricolor	Deutschland	leicht abführend	gelblich oder hellviolett
	Hyoscyaminum (Duboisin)	Alkaloïd aus dem Bilsenkraut	—	giftig	zu Arzneizwecken.
651	**Kamala**	Fruchtdrüsen von Rottlera tinctoria	Philippinen	Rottlerin	gegen Bandwurm.
	Kefyr (Kephir)	hornartige Substanz, aus Hefepilzen bestehend, welche den Zucker der Milch in Alkohol und Kohlensäure umsetzen	—	—	Getränk.

Frage Leitfad. 1	N a m e	Abstammung	Vaterland	Bestandteile	Eigenschaften, event. Sorten und Verwendung
1628/34	**Krapp** Krappwurzel (Färberröte)	Wurzeln von Rubia tinctorum	Levante, Deutschland	Alizarin und Purpurin, roter Farbstoff	der jetzt künstlich aus Teer hergestellt wird.
	Krapplack	Thonerdeverbindung des Krappfarbstoffs	—	—	—
1001	**Lapides cancrorum** Krebsaugen	kalkige Ablagerungen der Krebse	—	—	—
1024	**Lapis calaminaris** Galmei	Mineral-Material zur Zinkbereitung	—	unreines Zinkoxyd	—
1025	**Lapis haematitis** Blutstein	Mineral	—	Verbindung v. Eisenoxyd mit Kieselsäure	zum Zeichnen auf Marmor.
1026	**Lapis pumicis** Bimsstein	vulkanische Schlacke	Italien	aus Kieselsäure und Thonerde bestehend	soll leicht und porös sein.
1027	**Lapis smiridis** Schmirgel	Korunt, Gestein	Griechenland, Naxos	Thonerde und Kieselsäureverbindung	zum Polieren.
407/8	**Lichen islandicus** isländisches Moos	Cetraria islandica (Flechtenart)	Deutschland (Gebirge)	Moosstärke u. Bitterstoff	der Bitterstoff wird durch Wasser entzogen.
1605/10	**Lignum campechianum** Blauholz	Holz (von der Rinde befreit) von Haematoxylon campechianum)	Süd-Amerika	Hämatoxylin (Farbstoff)	I. Yukatan-B., II. Jamaika-B., III. Domingo-B.
473/74	**Lignum Guajaci** (Lignum sanctum) Pockholz (Franzosenholz)	Guajacum officinale	West-Indien	Harz, leicht purgierend	zu Thees.
475/76	**Lignum Quassiae** Quassiaholz	Quassia amara	Brasilien	Bitterstoff	zu Arzneizwecken und Fliegenvertilgung
1645/46	**Lignum santalinum** Sandelholz	Pterocarpus santalinus	Ost-Indien	roter Farbstoff	zu Zahnpulvern etc.

459	**Lignum Sassafras** Sassafrasholz	Sassafras officinale	Nord-Amerika	ätherisches Öl und eine Kampferart	zu Thees.
648/49	**Lycopodium** Bärlappsamen	Sporen von Lycopodium clavatum	Europa	fettes Öl	zu techn. Zwecken (Formen) u. als Streupulver.
633	**Macis** Muskatblüte	der Samen-Mantel von Myristica moschata	Molukken	fettes und ätherisches Öl	als Gewürz.
673/74	**Manna**	der eingetrocknete Zuckersaft der Manna-Esche	Italien	Fruchtzucker (Mannit)	Ia. Manna cannellata (Röhren-Manna), IIb. Manna-Gerace (schmierig).
743/44	**Mastix**	Harz von Pistacia lentiscus	Griechenland	Harz	klebt beim Kauen den Zähnen an, zu Zahnkitten und Lacken.
	Mentholum Menthol	der feste Teil (Stearopten) des japanischen Pfefferminzöles	—	weisse, nadelförmige Krystalle, n. Pfefferminzöl riechend	zu Mentholstiften etc.
	Morphinum Morphium	Alkaloïd aus dem Opium	—	giftig!	zu Arzneizwecken.
1007/15	**Moschus**	Ausscheidungen in den Drüsen des männlichen Moschushirsches	Tibet	riechende Bestandteile	Ia. M. Tonquinensis, IIa. M. Cabardinus; darf erhitzt nicht nach verbranntem Horn riechen (sonst Blut etc. eingemengt).
694	**Myrrha** Myrrhe	der eingetrocknete Milchsaft von Balsamodendron Myrrha	Arabien	Gummiharz und ätherisches Öl	zu Tinktur, Zahnpulvern etc.
	Nicotinum Nikotin	Alkaloïd aus den Tabaksblättern	—	giftig	—
817/23	**Oleum Amygdalarum amarum** Bittermandelöl	aus bitteren Mandeln d. Destillation mit Wasser	Süd-Europa	Blausäure †, von welcher es zu Genusszwecken befreit werden muss (sine Acido borussico)	aus dem in den bitteren Mandeln enthaltenen Amygdalin und Emulsin entsteht Bittermandelöl und Blausäure bei der Destillation.

Frage Leitfad. 1	Name	Abstammung	Vaterland	Bestandteile	Eigenschaften, event. Sorten und Verwendung
898	**Oleum Amygdalarum (dulce)** Süssmandelöl	das fette Öl aus süssen und bitteren Mandeln	—	—	nicht trocknendes Öl.
824	**Oleum animale foetidum** stinkendes Tieröl	bei der trockenen Destillation von Horn und Knochen gewonnenes Teeröl	—	Pyridinbasen (zur Spiritus-denaturierung)	gegen Ungeziefer.
	Oleum Anisi Anisöl (Anethol)	aus den Früchten von Pimpinella Anisum	Deutschland	enth. viel Stearopten	—
	Oleum Anisi stellati Sternanisöl	aus den Früchten von Illicium anisatum	—	—	—
	Oleum Aurantii amarum bitt. Pomeranzenöl (Portugalöl)	aus der Schale der bitteren Pomeranze	—	—	zur Parfümerie.
	Oleum Aurantii dulce süss. Pommeranzenöl	aus der Schale der süssen Orange (Apfelsine)	—	—	dto.
825	**Oleum Aurantii florum** Neroliöl	aus Orangeblüten	Süd-Europa	—	Ia. Ol. Neroli bigarade, IIa. Ol. Neroli Portugal.
829	**Oleum Bergamottae** Bergamottöl	aus den Schalen von Citrus Bergamia	dto.	—	—
830/32	**Oleum Cajeputi** Cajeputöl	aus den Blättern von Melaleuca Cajeputi	Ost-Indien	--	grünes Öl, ist häufig mit Kupfersalzen gefärbt.
833/35	**Oleum Carvi** Kümmelöl (Carvon)	aus den Früchten von Carum Carvi	Deutschland	Carven (Terpen), Carvon (O-haltig, Träger des Geruchs)	IIa. Kümmelspreu-Öl.

836,37	**Oleum Caryophyllorum** Nelkenöl (Eugenol)	aus den Nelken	Molukken, Zanzibar	--	die Fuchsinprobe auf Alkohol nicht anwendbar, da Nelkenöl selbst das Fuchsin löst.
838/39	**Oleum Cassiae** Zimmtöl	aus der Zimmt-Rinde	China, Ceylon	--	—
	Oleum Chamomillae (blaues) Kamillenöl	aus frischen Kamillenblüten	—	—	von blau-grünlich. Farbe.
840	**Oleum Citri** Citronenöl	aus der Schale v. Citrus vulgaris	Süd-Europa	—	—
848	**Oleum Citronellae** Citronellöl	von einer Grasart (Andropogon)	Ost-Indien	--	zur Seifenfabrikation (Parf. der Glycerinseifen).
441	**Oleum Eucalypti** Eucalyptusöl	aus den Blättern von Eucalyptus globulus	Australien	desinfizierend (Eucalyptol)	zu Mundwässern etc.
842,43	**Oleum Gaultheriae** Wintergreen-Öl	aus Blättern von Gaultheria procumbens	Nord-Amerika	Salicylsäure	zur Parfümerie.
844	**Oleum Geranii** Geraniumöl	von Blüten von Pelargonien- oder Geranium-Arten	—	—	Ia. Französ. Geran-Öl IIa. Spanisch. „ „ III. Réunion „ „ IV. Ostindisch. „ „ (Palmarosa-Öl) V. Gingergras-Öl von einer wohlriechenden Grasart.
902,6	**Oleum Jecoris Aselli** Leberthran	Fett aus den Lebern vom Schellfisch, Dorsch und Kabeljau	Norwegen	Fett und Spuren von Jod	Ia. Dampfthran
	Oleum Iridis Veilchenwurzelöl	bei gewöhnlicher Temperatur butterartiges Öl aus Rhizom. iridis	Süd-Europa	—	zur Parfümerie.
845 47	**Oleum Lavandulae** Lavendelöl	aus Blüten von Lavandula officinalis	dto.	—	Ia. Mitcham und Mont Blanc, IIa. Spieköl von Lavandula spica.

Frage Leitfad. 1	N a m e	Abstammung	Vaterland	Bestandteile	Eigenschaften, event. Sorten und Verwendung
	Oleum ligni Juniperi Wachholderholzöl, Krumbholzöl	Gemisch von Terpentinöl und Öl aus Wachholder- sprossen	—	—	—
907/12	**Oleum Lini** Leinöl	fettes Öl aus den Lein- samen	Holland, Deutsch- land	—	trocknend. Öl, daher zu Firnis. Ia. holländisches Leinöl.
	Oleum Macidis Macisöl	das ätherische Öl der Macis und Muskatnuss	—	—	—
	Oleum Menthae crispae Krauseminzöl	aus fol Menthae crispae destilliert	—	—	—
849/51	**Oleum Menthae piperitae** Pfefferminzöl	aus Blättern von Mentha piperita destilliert	Deutschland, Eng- land, Amerika	Menthol (Stearopten)	Ia. Mitcham, englisches und französisches, IIa. deutsches und ameri- kanisches.
947/48	**Oleum Nucistae** Muskatbutter	fettes Öl aus den Muskat- nüssen	—	—	—
913/19	**Oleum Olivarum** Olivenöl	aus den Früchten von Olea europaea (kalt gepresst)	Süd-Europa	—	nicht trocknendes Öl, Ia. Provencer (fst. Jung- fern-Öl), IIa. Baumöl (weisses Baumöl durch Bleichen gewonnen).
920	**Oleum Papaveris** Mohnöl	fettes Öl aus den Mohn- samen	Europa	—	gut trocknendes Öl, Mal- mittel.
	Oleum Pini syl- vestris Waldwollöl, Fichten- nadelöl	aus Fichtennadeln destil- liert	—	—	—
	Oleum Pini Pumi- lionis Edeltannenöl	aus Sprossen der Pinus Pumilio destilliert	--	—	—

	Oleum Pini Kienöl	deutsches Terpentinöl	—	—	—
921/22	**Oleum Raparum** Rüböl	fettes Öl aus den Samen von Brassica Rapa	Europa	—	nicht trocknendes Öl.
923/26	**Oleum Ricini** Ricinusöl (Castoroil, Ol. palmae christi)	fettes Öl aus den geschälten Samen von Ricinus communis	Süd-Europa	—	zum Abführen.
852/55	**Oleum Rosae** Rosenöl	aus den Blüten von Rosen-Arten	Balkan (Kazanlik)	aus flüssigem Eläopten und festem Stearopten bestehend	soll reich an Stearopten sein, welches bei 18⁰ sich ausscheidet.
	Oleum Santali Sandelholzöl	aus Lignum Santali alb.	Ost-Indien	—	als Arznei und zur Parfümerie.
929	**Oleum Sesami** Sesamöl	fettes Öl aus den Samen von Sesamum orientale	dto.	—	als Provenceröl-Ersatz.
856/59	**Oleum Sinapis** Senföl	ätherisches Öl, durch Destillation aus den schwarzen Senfsamen	Deutschland	Gemenge v. Schwefel-Allyl und Cyan-Allyl (Schwefelcyan-Verbindungen)	bei der Destillation des Senfsamens wird die Myronsäure durch Myrosin in Senföl umgewandelt.
860 63	**Oleum Terebinthinae** Terpentinöl	durch Destillation von Terebinthina erhaltenes ätherisches Öl (Terpen)	Europa, Amerika	—	Ia. Ol. Tereb. gallic. und amerikanisches, IIa. Ol. Tereb. germanicum, Dicköl ist verdicktes Terpentinöl.
	Olibanum Weihrauch	das Harz von Boswellia serrata	Abessynien	—	zum Räuchern.
937,77	**Opium**	der eingetrocknete Milchsaft der unreifen Früchte von Papaver somniferum	Europa, Klein-Asien	Morphium und Morphium-Alkaloïde (†)	—
1637/39	**Orleana** Orlean	das Fruchtmus von Bixa Orellana	Brasilien	zwei Farbstoffe, Bixin und Orellin	brasilian. Orlean = teigförmig, Cayenne-Orlean = in Kuchen.
1002	**Ossa Sepiae**	Rückenschale des Tintenfisches	mittelländ. Meer	Kalk	zu Formen und Zahnpulvern.

Frage Leitfad. 1	N a m e	Abstammung	Vaterland	Bestandteile	Eigenschaften, event. Sorten und Verwendung
	Penghawar Yambi (Penawar oder Penghawaer Djambi)	die Spreuhaare eines Wedelfarrenkrautes	Ost-Indien	Gerbstoff	zum Blutstillen.
	Physostigminum (Eserin)	Alkaloïd aus den Calabarbohnen	—	giftig!	—
	Pilocarpinum Pilocarpin	Alkaloïd aus den Jaborandiblättern	—	—	zu Arzneizwecken.
603,5	**Piper album** weisser Pfeffer	die reife Frucht des Pfefferstrauches	Ost- und West-Indien Afrika	Piperin und scharfes Weichharz	Sorten: Singapore, Penang.
	Piper nigrum schwarzer Pfeffer	die unreife Frucht des Pfefferstrauches			Sorten: Singapore, Penang.
606	**Piper longum** langer Pfeffer	die vor der Reife gesammelten Fruchtstände von Chavica officinarum	Molukken	Piperin und Harz	als Abkochung gegen Fliegen.
414/15	**Radix Alcannae** Alkannawurzel	Anchusa tinctoria.	Süd-Europa	Alcannin, roter Farbstoff	der nur in der Wurzelrinde sich befindet.
416/18	**Radix Althaeae** Eibischwurzel	Althaëa officinalis	Deutschland (Schweinfurt)	Schleim	Prüfung mit Oxalsäure auf Kalk.
419,21	**Radix Angelicae** Angelikawurzel	Archangelica officinalis	Deutschland	ätherisches Öl	gut getrocknet. Verwechselungen: mit Angelica sylvestris (klein, widerlich) mit R. Levistici (hellere Wurzel).
422	**Radix Bardanae** Klettenwurzel	Lappa tomentosa (Distelart)	dto.	Stärke und Gerbstoff	—
435	**Radix Gentianae** Enzianwurzel	Gentiana lutea	Alpen	Bitterstoff und Zucker	zu Arzneizwecken.
429	**Radix Helenii** (R. inulae), Alantwurzel	Inula Helenium	Deutschland	Stärkemehl (Inulin)	dto.

442	**Radix Ipecacuanhae** Brechwurzel	Cephaelis Ipecacuanha	Süd-Amerika	Emetin (Brechen erregend)	—
444	**Radix Levistici** Liebstöckelwurzel	Levisticum officinale	Deutschland	ätherisches Öl	—
445,47	**Radix Liquiritiae** Süssholzwurzel	Glycyrrhiza glabra (Spanisches Süssholz)	Spanien, Deutschland	Glycyrrhizin, zuckerartiger Stoff	spanisches Süssholz = dünnere, innen dunkelgelbe Wurzeln.
		Glycyrrhiza echinata (Russisches Süssholz)	Russland		russisches Süssholz = dickere, hellgelbe geschälte Wurzeln.
448	**Radix Pimpinellae** Bibernellwurzel	Pimpinella Saxifraga	Deutschland	scharfes Harz	—
449	**Radix Ratanhiae** Ratanhiawurzel	Krameria triandra	Peru	Ratanhagerbsäure u. roter Farbstoff	—
450/52	**Radix Rhei sinensis** chin. Rhabarberwurzel	6—8 jährige Wurzeln von Rheum officinale	China	Chrysophansäure und oxalsaure Salze	gute Rhabarber-W. muss schwer und fest und schön marmoriert sein.
453	**Radix Rhei austriaca** (oder angiica) deutsche oder englische Rhabarberwurzel	Rheum rhaponticum	Österreich, England	enthalten keine oxalsauren Salze	ist leicht, schwammig, auf dem Bruch strahlig.
456	**Radix Saponariae** Seifenwurzel	Saponaria officinalis	Deutschland	Saponin (seifenähnlicher Stoff)	Ia. Radix Saponar. rubr., IIa. Levantiner Seifenw. von Gypsophila, weissgrau.
457	**Radix Sarsaparillae** Sarsaparillwurzel	Smilax officinalis	Central- und Süd-Amerika	Smilacin und Stärke	Ia. Honduras (officinal.) hellgelb, braun, IIa. Vera Cruz (dunkel, lehmig).
461	**Radix Senegae** Senegawurzel	Polygala Senega	Nord-Amerika	Senegin, dem Saponin ähnlich	—
464/65	**Radix Valerianae** Baldrianwurzel	Valeriana officinalis	Harz und Thüringen	Baldriansäure und ätherisches Öl	Ia. Harzer Baldrianwurzel (klein und dünn).

Frage Leitfad. 1	N a m e	Abstammung	Vaterland	Bestandteile	Eigenschaften, event. Sorten und Verwendung
446	**Radix Vetiverae** (R. Ivaranchusae) Vetiverwurzel	Wurzelstock von Andropogon muricatus (Grasart)	Ost-Indien	ätherisches Öl	zur Parfümerie.
	Radix (od. Bulbus) Victorialis Allermannsharnischwurzel	Zwiebeln von Allium Victorialis	Alpen	—	obsolet.
	Resina Pini burgundica Burgunder Harz, Weisspech	der Rückstand bei der Destillation von Terpentinöl aus Terpentin mit Wasser	—	Harz	welches d. den Wassergehalt undurchsichtig ist.
423/24	**Rhizoma Calami** Calmuswurzel	Wurzelstock von Acorus Calamus	Deutschland	ätherisches Öl, welches in der äusseren Rinde enthalten ist	offizinell: geschälter Wurzelstock, zu Bädern auch der ungeschälte-
425/28	**Rhizoma Curcumae** Curcuma-Wurzel	Hauptwurzelstock (longa) und Nebenwurzelstöcke (rotunda) von Curcuma	China, Asien	Curcumin, gelber Farbstoff (Reagens für Borsäure u. Alkalien)	Ia. Chines. (dunkelgelb), IIa. Java (heller).
430/32	**Rhizoma Filicis** Johanniswurzel	Wurzelstock von Aspidium Filix mas	Europa	fettes Öl und Filixsäure	Bandwurmmittel.
433/34	**Rhizoma Galangae** Galgantwurzel	Wurzelstock von Alpinia Galanga (oder officinarum)	China	scharfes Harz	Arzneimittel.
436	**Rhizoma Graminis** Queckenwurzel	Wurzelstock von Triticum repens	Deutschland	Zucker	—
437/38	**Rhizoma Hellebori albi** weisse Nieswurzel	Veratrum album	Europa	scharfes, niesenerregendes Alkaloïd, Veratrin †	zu Schneeberger.
439	**Rhizoma Hellebori nigri** schwarze Nieswurzel	Helleborus niger	dto.	Helleborin † (wie oben)	—

443	**Rhizoma Iridis** Veilchenwurzel	Wurzelstöcke von Iris florentina	Italien	ätherisches Öl und Stärke	Ia. Florentiner.
463	**Rhizoma Tormentillae** Tormentillwurzel Blutwurzel, Haideckern	Wurzelstock von Potentilla Tormentilla	Deutschland	Gerbstoff	blutstillend.
467/8	**Rhizoma Zedoariae** Zittwerwurzel	Wurzelstock von Curcuma Zedoaria	Asien	scharfes Harz, ätherisches Öl	Verunreinigung: Krähenaugen, welche sich filzig anfühlen.
469/71	**Rhizoma Zingiberis** Ingwerwurzel	Wurzelstock von Zingiber officinale	West- und Ost-Indien und China	scharfes Harz	Ia. Chinesischer Ingwer, grau, ungeschält, IIa. Jamaika, geschält weiss, gekalkt.
750	**Sandaraca** Sandarak	Harz von Callitris quadrivalvis	Afrika	—	zu Lacken.
730	**Sanguis Draconis** Drachenblut	Harz einer Palmenart	Ost-Indien	rotes Harz	zum Färben von Lacken.
	Santoninum Santonin	der wirksame Bestandteil der Zwitterblüten	—	giftig	zu Arzneizwecken.
461/3	**Secale cornutum** Mutterkorn	das Dauerlager (Mycelium) eines Pilzes, Claviceps purpurea	Deutschland, auf Getreide	Ergotin, giftiges Alkaloïd †	im Handverkauf verboten.
617/20	**Semen Cacao** Kakaobohnen	Samen der gurkenähnlichen Frucht von Theobroma Cacao	Mexiko, Central- und Süd-Amerika	Theobromin (dem Coffein ähnlich), Stärke, fettes Öl und Eiweiss	durch Abpressen d. fetten Öles zwischen heissen Platten wird das Oleum Cacao getrennt und der Kakao entölt. Durch Behandlung des entölten Kakaos mit Pottaschelösung wird der Kakao aufgeschlossen. Sorten: Guayaquil und Caracas.
623	**Semen Colchici** Zeitlosensamen	Samen von Colchicum autumnale	Deutschland	Colchicin, giftiges Alkaloïd †	zu Arzneizwecken.

Frage Leitfad. 1	N a m e	Abstammung	Vaterland	Bestandteile	Eigenschaften, event. Sorten und Verwendung
	Semen Cydoniae Quittenkerne	Samen der Quitten (Äpfelart)	Russland, Deutschland	Schleim	Ia. russische, ganze
624/25	**Semen Erucae** gelber Senfsamen	Samen von Sinapis alba	Deutschland	enthält nur Myrosin (keine Myronsäure)	Speisegewürz.
626	**Semen Foenugraeci** Foenum graecum Bockshornsamen	Samen von Trigonella Foenum graecum, einer Kleeart	Süd-Europa	—	als Vieharznei, zu Umschlägen etc.
627/28	**Semen Lini** Leinsamen	Samen von Linum usitatissimum	Deutschland, Russland, Holland	fettes Öl	Placenta lini sind die vom Öl befreiten Presskuchen.
629/32	**Semen Myristicae** (Nuces moschatae) Muskatnüsse	Samen von Myristica moschata od. M. fragrans	Molukken	fettes und ätherisches Öl	sie müssen schwer und nicht wurmstichig sein. Holländ. M. sind meist gekalkt.
634	**Semen Nigellae** Schwarzkümmel	Samen von Nigella sativa	Deutschland	—	—
640	**Semen Psyllii** Flohsamen	Samen von Plantago Psyllium	Süd-Europa	Schleim	zum Stärken von Seidenzeug.
641/44	**Semen Sinapis** schwarzer Senf	Samen von Brassica nigra	Holland, Deutschland	Myrosin und Myronsäure, welche bei Destillation Senföl bilden	russischer (Sarepta) Senf sehr scharf, zu Mostrich etc.
645/46	**Semen Strychni** Krähenaugen	Samen von Strychnos Nux vomica	Ost-Indien	Strychnin und Brucin, sehr giftige Alkaloïde	gegen Ungeziefer Abteil. 2 der Gifte.
472	**Stipites Dulcamarae** Bittersüssstengel	Stengel von Solanum Dulcamara	Deutschland	—	—
	Strychninum Strychnin	das Alkaloïd aus dem Krähenaugensamen	—	feine weisse Nadeln, sehr giftig!	gegen Ungeziefer Abteil. 1 der Gifte.
478/79	**Styrax** Storax	Balsam aus der Rinde von Liquidambar orientale	Syrien	Zimmtsäure und Harz	zu Arzneizwecken und Parfümerien.

751/53	**Succinum** Bernstein	ein fossiles Harz von untergegangenen Fichten	Ostsee	Bernsteinsäure und ätherisches Öl	von welchem es zur Lackfabrikation befreit werden muss.
968/72	**Succus Liquiritiae** Lakritzen	eingedickter wässeriger Auszug der Süssholzwurzel	Italien, Spanien	—	guter Lakritzen muss schwarz, glänzend und hart sein. Sorten: Baracco, Bayonne.
780	**Terebinthina communis** Terpentin	ein Harzbalsam verschiedener Pinus- und Abiesarten	Deutschland	Terpentinöl	ist wasserhaltig, daher nicht zu Lacken.
781/83	**Terebenthina veneta** (oder laricina) venetian. od. Lärchen-Terpentin	Harzbalsam der Lärchentanne Larix decidua	Süd-Frankreich	dto.	zu Lacken.
	Thymolum Thymol	der feste Bestandteil (Stearopten) d. Thymianöles	—	—	desinfizierend.
683/85	**Tragacantha** Traganth	Gummiart, aus Astralagusarten gewonnen	Griechenland, Klein-Asien, Persien	Gummi und Bassorin, ein nur aufquellendes Gummi	Ia. Smyrna T. in schönen Blättern.
413	**Tubera Aconiti** Akonitknollen	Wurzelknollen von Aconitum Napellus	Europa	Aconitin, giftiges Alkaloïd †	zu Arzneizwecken.
440/41	**Tubera Jalapae** Jalapenknollen	Wurzelknollen von Ipomoea purga	Mexiko	drastisch wirkendes Harz (Resina Jalapae)	dto.
454/55	**Tubera Salep** Salepknollen	Wurzelknollen verschiedener Orchisarten	Deutschland, Klein-Asien	Bassorin, Stärke und Zucker	Ia. Deutsche, klein, grauweiss, IIa. Levantiner, gross, bräunlich.
	Turiones Pini Fichtensprossen	die jungen Sprösslinge der Zweige von Fichten	Deutschland	Terpentinöl	zu Bädern.
	Veratrinum Veratrin	Alkaloïd der Sabadillsamen und der Nieswurz	—	weissliches Pulver, giftig! niesenerregend	zu Arzneizwecken.
1016	**Zibethum**	salbenartiges Abscheidungsprodukt der Zibethkatze	Asien und Afrika	Riechstoffe	zu Parfümerien.

Zum Schlusse müssen wir doch noch einer Materie gedenken, deren Kenntnis für den jungen Drogisten ebenfalls unerlässlich ist; es ist dies die

Gesetzgebung,

wie solche speziell für unser Fach Bedeutung hat.

Als Kaufmann unterliegt der Drogist vor allem den Bestimmungen des Handelsgesetzbuches, wonach er namentlich ordnungsmässig Bücher zu führen hat und über den jeweiligen Stand seines Vermögens unterrichtet sein muss.

Als Spezialfachmann, als Drogist, muss er aber auch mit den einschlägigen gesetzlichen Bestimmungen über den Verkehr mit Medizinal- und technischen Drogen, speziell auch über den Verkehr mit den sog. Giften vertraut sein. Die Regelung des Arzneimittelverkehrs geschieht durch die

Kaiserliche Verordnung vom 27. Januar 1890, betreffend den Verkehr mit Arzneimitteln.

Diese Verordnung ist in zwei Teile zu teilen, von denen der eine die der Apotheke vorbehaltenen Arzneimittel, der andere die dem freien Verkehr überlassenen Arzneimittel aufführt.

Kaiserliche Verordnung betr. den Verkehr mit Arzneimitteln.

Der Apotheke sind vorbehalten: Die nachfolgenden Zubereitungen:	Dem freien Verkehr sind überlassen: Die nachfolgenden Zubereitungen:
Laut Verzeichnis A:	1. Verbandstoffe,
	2. Zubereitungen zur Herstellung von Bädern,
	3. Medizinische Seifen,
	4. Künstliche Mineralwässer, welche in ihrer Zusammensetzung den natürlichen entsprechen (sie dürfen aber nicht enthalten: Antimon, Arsen, Baryum, Chrom, Kupfer, freie Salzsäure und freie Schwefelsäure). Ferner:
1. Abkochungen u. Aufgüsse,	keine,
2. Ätzstifte,	keine,

<table>
<tr><td>

3. Extrakte und Tinkturen,

</td><td>

3b. Von Extrakten und Tinkturen sind freigegeben: Arnikatinktur, Baldriantinktur, Benzoetinktur, Myrrhentinktur, Eichelkaffeeextrakt, Fichtennadelextrakt, Fleischextrakt, Kaffeeextrakt, Malzextrakt, auch mit Eisen, Leberthran u. Kalk, Theeextrakt, Wachholderextrakt. Himbeeressig, Lakritzen, auch mit Anis (Cachou),

</td></tr>
<tr><td>

4. Gemischte Pulver, Salze und Thees.

</td><td>

4b. Brausepulver (auch parfüm.), Mineralwassersalze auch(künstl.), Riechsalz, Salicylstreupulver.

</td></tr>
<tr><td>

5. Flüssige Mischungen und Lösungen, gemischte Balsame, Honigpräparate und Sirupe,

</td><td>

5b. Ameisenspiritus, Eucalyptuswasser, Hoffmanns-Tropfen, Kampferspiritus, Leberthran mit Pfefferminzöl, Pepsinwein, Seifenspiritus, Fenchelhonig, Rosenhonig, Fruchtsirupe und weisser Sirup.

</td></tr>
<tr><td>

6. Gefüllte Gelatinekapseln und gefüllte Oblaten,

</td><td>

6b. Kapseln mit Brausepulver, Kopaivabalsam, Leberthran, Natriumbikarb., Ricinusöl, Weinsäure,

</td></tr>
<tr><td>

7. Latwergen,

</td><td>

keine,

</td></tr>
<tr><td>

8. Linimente,

</td><td>

8b. Flüchtiges Liniment,

</td></tr>
<tr><td>

9. Pastillen, Pillen und Körner.

</td><td>

9b. natürliche und künstl. Mineralwasser-Pastillen, Molkenpastillen, Pfefferminzplätzchen, Salmiakpastillen,

</td></tr>
<tr><td>

10. Pflaster und Salben,

</td><td>

10b. Englisch Pflaster, Heftpflaster, Hühneraugenringe, Pechpflaster, Senfpapier; Cold Cream, Lippenpomade, Pappelpomade, Salicyltalg,

</td></tr>
<tr><td>

11. Suppositorien.

</td><td>

keine.

</td></tr>
</table>

Hoffschildt.

Ferner der Apotheke vorbehalten:

Laut Verzeichnis B: folgende Drogen und Chemikalien (ca. 280 St.) (nur die wichtigsten hier):

Antifebrin, Benzoesäure, sublimierte, Milchsäure, Bernsteinsäure, Baldriansäure, Eisen-Salmiak, Bittermandelwasser, getrockn. Meerzwiebel, Canthariden, Chinin, Kokain, Chinarinde, Granatrinde, Kubeben, Eisenzucker, reduziertes Eisen, Zittwerblüten, Cocablätter, Koloquinten, Lärchenschwamm, Mohnköpfe, Kalomel, Jodoform, Jodkalium, Holzkreosot, Manna, Morphium, salicylsaures Natrium, Phenacetin, Opium, Rhabarberwurzel, Sarsaparillwurzel, Jalapenknollen, Bittersüssstengel, schwefelsaures Zink etc. etc.

Freigegeben:

Ferner nur zum Gebrauch für Tiere (laut Verordnung vom 25. II. 1895):

Aloetinktur, Bleiwasser, Kresolseifenlösung, Mischung von Hoffmannstropfen, Kampferspiritus u. Seifenspiritus, ferner Bleisalbe, Borsalbe, Terpentinsalbe, Zinksalbe, Hufkitt.

Der Handel mit Giften.

Nicht minder wichtig für den Drogisten als Fachmann ist die Kenntnis der Gesetze, welche den Verkehr mit den Giften regeln. Der Handel mit Giften bedarf einer sog. Giftkonzession, welche in kleineren Städten der Kreissauschuss, in grösseren Städten der Stadtausschuss erteilt. Den Verkehr mit Giften selbst regelt das sog. Giftgesetz, welches auf Grund des Bundesratsbeschlusses vom 29. Nov. 1894 erlassen worden ist. Nach diesem Giftgesetz werden die Gifte in drei Abteilungen eingeteilt.

Abtheilung 1 enthält die stärksten Gifte, welche in einer Giftkammer unterzubringen sind. (Gift!) Die uns interessierenden sind:

Aufbewahrung im Giftschrank (Gift!) mit Tischplatte.

{ signiert: Weiss auf Schwarz.
Eigene Löffel, Wage, Mörser.
Abgabe: in festen Gefässen, sign.: Weiss auf Schwarz, Gift.
gegen Giftschein. Abteil. 1.

Weisser Arsenik (arsenige Säure) (darf nur mit wasserlösl. grün. Farbe versehen abgegeben werden; (arsenhaltig. Fliegenpapier ist neuerdings freigeg.)

Schweinfurter Grün (arsenhaltige Kupferfarbe)

Cyankalium

Fluorwasserstoffsäure (in Kautschukflaschen aufzubewahren)

Ätzsublimat (Quecksilberchlorid)

Schwefelsaures Quecksilber

Strychnin

Uranverbindungen

} beide erfordern stets polizeilichen Erlaubnisschein

Phosphor und Phosphorbrei und Phosphorpillen { im Phosphorschrank (eingemauerte Kellernische mit Eisenthür verschlossen) aufzubewahren

Abteilung 2 enthält **starke Gifte**; die uns interessierenden sind:

Bittermandelöl (blausäurehaltig)

Krähenaugen

Chromsäure

Gummi Gutti

Niesswurz

Nitrobenzol (Mirbanöl)

Oxalsäure (Zuckersäure)

Strychninhaltiges Getreide (muss rot gefärbt sein).

Abteilung 3 enthält **hauptsächlich giftige Farben, Säuren, Laugen**, sowie uns interessierend:

Salpetersaures Baryum

Bittermandelwasser (zu Liqueuren)

Bleiessig

Bleizucker

Chlorgold

Kalium und Natrium, metall. (muss unter Petroleum aufbewahrt werden)

doppelt chromsaures Kalium

Kleesalz

Chlorsaures Kalium

Karbolsäure

Koloquinten

Kupfervitriol

Ätzkali und Ätznatron (Seifenstein)

Pikrinsäure

Schwefelkohlenstoff

Höllenstein.

Die Randbemerkungen (seitlich gedruckt):

Aufbewahrung: Getrennt von allen anderen Artikeln, namentlich Genussmitteln! Signiert: Rot auf Weiss.

Eigene Wage, Mörser, Löffel.

Abgabe: in festen Gefässen, sign.: Rot auf Weiss, Gift gegen Giftschein.

Eigene Wage, Mörser, Löffel.

Jede Farbe eigenen Löffel. Schiebkasten in fester Füllung.

Abgabe: in festen Beuteln. sign.: Rot auf Weiss. Gift oder Vorsicht.

Gesundheitsschädliche Farben.

Dazu werden gerechnet:

Farben, welche enthalten

  Antimon,

  Arsen,

  Baryum (ausser Baryumsulfat),

  Blei,

  Cadmium (ausser Schwefelcadmium),

  Chrom (ausser Chromoxyd),

  Kupfer,

  Quecksilber (ausser Zinnober),

  Uran,

  Zink (ausser Zinkweiss),

  Zinn (ausser Zinnoxyd und Schwefelzinn),

  Gummi gutti,

  Korallin,

  Pikrinsäure.

Diese gesundheitsschädlichen Farben sind v e r b o t e n bei der Herstellung

a) von Nahrungsmitteln und Genussmitteln,

b) von kosmetischen Mitteln, welche zur Pflege, Reinigung und Färbung der Haut, der Haare und der Mundhöhle dienen,

c) von Spielwaren und Tuschfarben

sowie für

  Umhüllungen und Vorratsgefässe von Nahrungs- und Genussmitteln.

Über den Verkehr mit leicht entzündlichen Flüssigkeiten.

Zu diesen gehören:

Petroleumäther, Benzin und Schwefelkohlenstoff.

Die grösseren Vorräthe sollen in hellem Keller (mit Tageslicht) aufbewahrt werden und zwar soll der Platz, wo die Vorrathsgefässe stehen, mit einer ca. 30 cm hohen Steinmauer umgeben sein; der Boden dieses Platzes soll mit Sand dick bedeckt sein.. Benzin, welches zu Brennzwecken verkauft wird, muss in Gefässen abgegeben werden, welche die Angabe „Feuergefährlich", „nur mit besonderen Vorsichtsmassregeln zu Brennzwecken zu verwenden", zeigen. Benzin etc. darf nie bei offenem Licht eingefasst werden.

Als Schluss wollen wir noch die Vorschriften anfügen

Über den Verkehr mit Feuerwerkskörpern.

Feuerwerkskörper dürfen nie an Kinder unter 16 Jahren abgegeben werden. Für den Laden ist ein Vorrat von höchstens 1 kg gestattet. Grössere Vorräte müssen in einem abgesonderten Raum auf dem Boden unter dem Dache, und zwar in eisenbeschlagenen Kisten oder dergl. aufbewahrt werden. Der betr. Raum darf nie mit einem offenen Lichte betreten werden. Der Postversandt ist nicht gestattet.

Pikrinsäure ist ebenfalls vom Postversandt ausgeschlossen.

In nachstehendem soll den Kollegeu eine kurze Anleitung gegeben werden zur Erkennung der Echtheit der chemischen Präparate und zur Untersuchung von einzelnen Drogen und Chemikalien auf etwaige denselben häufig zum Zwecke der Verbilligung beigemengten Verunreinigungen und Verfälschungen.

Unter Anlehnung an die in dem Neuen Deutschen Arzneibuch angegebenen Identitätsbestimmungen sind möglichst genau die notwendigen Gewichts- oder Massmengen angegeben. Bei Flüssigkeiten ist stets das ccm (= 1 g Wasser) als Einheit angenommen, ohne auf die spez. Schwere Rücksicht zu nehmen. Um nun nach den Angaben genau zu arbeiten, ist die Anschaffung von Probierröhren notwendig, an denen ein Papierstreifen befestigt wird, der in Strichen die Differenz zwischen den einzelnen Gramm Wasser angegeben enthält. Ein Gramm Wasser wird eingewogen und der Strich, bis zu welchem das Gramm Wasser reicht, mit 1 g = 1,0 bezeichnet. Der Punkt, bis zu welchem jedes einzelne weiter abgewogene Gramm reicht, wird mit 2,0, 3,0, 4,0, 5,5, u. s. w. bis zu 25 g = 25,0 bezeichnet. Sind in der Ausführungsarbeit z. B. 5 ccm Schwefelsäure angegeben, so wird darunter die Ausfüllung desjenigen Raumes, den an der Einteilung 5 g Wasser einnehmen, mit Schwefelsäure verstanden (die Reagentienkästen enthalten solche Probierröhre).

Für die Ermittelung des spez. Gewichtes von Flüssigkeiten ist als leichteste Ausführungsart die durch Aräometer gewählt, deren Handhabung als bekannt vorausgesetzt wird. Unter den angegebenen Lösungen und Reagentien sind die in dem Deutschen Arzneibuch verzeichneten zu verstehen. Praktische Reagentienkästchen, die in sehr handlicher Form 45 Reagentien von der geforderten Beschaffenheit in starken weissen Gläsern mit Glasstopfen sowie die Reagenspapiere und Platindraht und Blech enthalten, sind vom Verfasser selbst hergestcllt und können von diesem die hübsch ausgestatteten Kästchen komplet zum Preise von 22 Mark bezogen werden (siehe Schlussbemerkung).

Bei der Ermittelung von Natrium, Kalium, Lithium und Strontium durch die Flammenfärbung hält man das Öhr des Platindrahtes mit dem Salz in die äussere Flamme einer Weingeistlampe:

Natriumsalze färben die Flamme . . . . gelb.
Kaliumsalze färben diese . . . . hell violett.
Lithium- und Strontiumsalze färben diese . . . schön rot.
Baryumsalze färben diese . . . . grün.

Unter Neutralisation versteht man das Versetzen einer alkalischen Lösung mit so viel der vorgeschriebenen Säure, dass die neu entstandene Flüssigkeit rotes Lackmuspapier nicht mehr bläut und blaues nicht mehr rötet. Ebenso werden saure Lösungen durch die betreffenden Alkalilösungen neutralisiert. 1 g von den leichten Flüssigkeiten (wie Spiritus, Äther), rechne = 30—40 Tropfen, 1 g Wasser = 20 Tropfen, 1 g Säure = 12 Tropfen.

Bei selbst anzufertigenden Präparaten sind, ebenso wie bei den meisten Rohdrogen, Prüfungen weggelassen, da solche im Neuen Deutschen Arzneibuch ausführlich und leichtverständlich angegeben sind. Ebenso wurde von Prüfungen auf Prozentgehalt nur die leicht ausführbare Methode der Essigsäurebestimmung angezogen: es sollte dadurch gleichsam zu weiteren selbständigen Arbeiten angeregt werden. Die betreffenden Prüfungen finden sich ausführlich im Deutschen Arzneibuch.

Die Prüfung der ätherischen Öle auf Identität und Reinheit ist grösstenteils eine so schwierige, dass sie, als nicht in den Rahmen dieser Arbeit gehörig, hier weggelassen wurde. Die notwendige Prüfung auf Geruch und Geschmack sind wohl Jedem geläufig, die Untersuchung auf Reinheit so schwierig, dass nur geraten werden kann, die ätherischen Öle von vorzüglichen Häusern zu beziehen, und wenn notwendig, nach den Angaben des Deutschen Arzneibuches oder Buchheister's Drogisten-Praxis die Untersuchung auszuführen. Das hier Gesagte gilt auch für die fetten Öle und Fette.

Die Prüfungen auf Verunreinigungen sind thatsächlich nur da angegeben, wo deren Bestimmung in Bezug auf den Preis wichtig erschien.

Im Übrigen werden auch in dieser Beziehung die sich dafür Interessierenden auf die sehr leicht verständlichen Ausführungen des Deutschen Arzneibuches verwiesen.

Es soll eben diese kleine Arbeit hauptsächlich dem Nicht-Chemiker eine brauchbare, leicht verständliche Anleitung sein zur notwendigen Bestimmung der Identität der bezogenen Waren. Der Drogist ist erst dann wirklicher Drogist, wenn er von der richtigen Beschaffenheit der von ihm geführten Waren durch eigene Überzeugung die Versicherung sich schaffen kann, und thatsächlich sich verschafft.

----

* In der Neuzeit hat Verfasser, da die gedruckten Etiketten und die Pappkästen wenig gute Haltbarkeit aufwiesen, sehr hübsche Kästen aus Holz und Flaschen mit eingebrannter Schrift anfertigen lassen, welche äusserst haltbar und praktisch sind. Diese Reagentienkästen eignen sich sehr gut als wertvolle Weihnachtsgeschenke, sowie auch für den Gebrauch im Geschäft, und werden dieselben komplet mit 45 Mark berechnet.

N a m e	Charakteristik	Spez. Gewicht	Zu lösen
Acetonum Aceton	Farblose Flüssigkeit, Geruch wie Essigäther	0,80	—
Acetum Essig	Farblose bis schwach gelbliche Flüssigkeit, nach Essigsäure riechend	—	—
Acet. pyrolignos. crudum Roh-Holzessig	Braune, nach Teer und Essigsäure riechende Flüssigkeit	—	—
Àcet. pyrolignos. rectificat. ger. Holzessig	Hellgelbe, nach Teer und Essigsäure riechende Flüssigkeit	—	—
Acid. acetic. Essigsäure	Klare Flüssigkeit von saurem, stechendem Geruch nach Essigsäure	1,064	—

n Drogen und Chemikalien

d andere geforderte Eigenschaften.

n

ister, König, Schlickum.

Prüfung	Erscheinung	Nachweis
—	—	—
laues Lackmuspapier damit befeuchtet	Wird rot	= Säure.
ccm Essig mit 2 ccm Alkohol und 2 ccm Schwefelsäure erhitzt	Geruch nach Essigäther	Essigsäure.
f Essigsäuregehalt: 10 ccm Essig mit Tropfen Phenolphtaleinlösung versetzt, zu Normal-Kalilauge bis zur bleibenden violetten Färbung	—	? $^0/_0$ Essigsäure 1 ccm der verbraucht. Normal-Kalilauge $= 0{,}06\,^0/_0$ Essigsäure.
aues Lackmuspapier damit befeuchtet	Wird rot	= Säure: Geruch: Essigsäure.
Wie oben	Wie oben	Wie oben.
Blaues Lackmuspapier wird	Gerötet	= Säure.
cm Essigsäure mit 2 ccm Alkohol und 2 ccm Schwefelsäure erhitzt	Giebt Geruch nach Essigäther	Essigsäure
einer Mischung von 2 ccm Essigsäure d 18 ccm Wasser werden 5 Tropfen enolphtaleinlösung gemischt und dazu rmal-Kalilauge bis zur bleibenden violetten Färbung zugesetzt	Es sollen mindestens 16 ccm Normal-Kalilauge verbraucht werden	? $^0/_0$ Essigsäure. Jeder ccm Normal-Kalilauge entsprech. $0{,}06\,^0/_0$ Essigsäure. $= 96\,^0/_0$ Essigsäure.

Name	Charakteristik	Spez. Gewicht	Zu lösen
Acid. acetic. dilut. verd. Essigsäure	Wie bei Acid. acet.	1,041	—
Acid. arsenicos. Arsenige Säure	Porzellanartige oder durchsichtige weisse Stücke oder weisses Pulver	—	1 Messerspitze in 15 ccm kochendem Wasser
Acid. benzoic. Benzoesäure	Weissliche bis gelbliche seidenartige Blättchen, brenzlich und nach Benzoe riechend	—	—
Acid. boricum Borsäure	Farbl., glänzende Krystalle, beim Erhitzen auf Platinblech schmelzend, eine glasartige Masse beim Erkalten bildend	—	0,2 Borsäure in 10 ccm Wasser
Acid. carbolic. pur. Karbolsäure	farblose, eigentümlich riechende Krystallmasse, nach Karbolsäure riechend	—	—
Acid. chromic. Chromsäure	dunkelbraune, rote Krystalle, die leicht zerfliessen	—	—

P r ü f u n g	Erscheinung	Nachweis
Auf Essigsäure wie oben	—	? ^{0}o Essigsäure.
5 ccm der Säure werden mit 10 ccm Wasser gemischt und 5 Tropfen Phenolphtaleinlösung, dazu Normal-Kalilauge bis zur bleibenden violetten Färbung	—	Jeder ccm Normal-Kalilauge entsprech. 0,06 ^{0}o Essigsäure.
Eine Messerspitze auf Holzkohle gethan und mit dem Lötrohr auf der Kohle erhitzt	Erzeugt knoblauchartigen Geruch	Arsen.
Mit 5 Tropfen reiner Salzsäure angesäuert, dazu 5—10 ccm Schwefelwasserstoffwasser	Gelber Niederschlag von Schwefelarsen	Arsen.
Soll aus Siam-Benzoe sublimirt sein		
1 g Benzoesäure mit 1 g Kaliumpermang. und 10 ccm Wasser erwärmt	Darf nicht nach Bittermandelöl riechen	sonst Sumatra-Benzoesäure.
0,1 g Benzoesäure in 1 ccm Salmiakgeist gelöst	Soll gelbbräunliche, trübe Lösung geben	Siambenzoesäure.
	Wenn klare, farbl. Lösung	Harnbenzoesäure.
Nach Zusatz von 5 Tropfen Salzsäure, Eintauchen von Curcumapapier u. Trocknen	Braunrote Färbung des Papiers	Borsäure.
1 g Borsäure in 15 ccm Weingeist gelöst und angezündet	M. Salmiakgeist besprengt wird es blauschwarz	Borsäure.
	Färbt die Flamme grün	Borsäure.
wässerige Lösung giebt es mit einigen Tropfen Liq. Ferr. sesquichlorat.	schön violette Färbung	Karbolsäure.
ein Krystall mit 5 ccm Salzsäure erhitzt	entwickelt Chlorgeruch	Chromsäure.

Name	Charakteristik	Spez. Gewicht	Zu lösen
Acid. citricum Citronensäure	farblose Krystalle, sauer schmeckend	—	1 g Citronensäure in 9 ccm Wasser 100 g Acid. citricum werden zerkleinert und gut gemischt und davon 1 g in 3 ccm Wasser gelöst
Acid. hydrochloricum Salzsäure	farblose Flüssigkeit	1,124	—
Acid. nitricum Salpetersäure	dto.	1,153	—
Acid. nitricum fumans rauchende Salpetersäure	rotbraune, an der Luft rauchende Flüssigkeit	1,45—1,50	—
Acid. phosphoricum Phosphorsäure	farb- und geruchlose Flüssigkeit	1,154	—
Acid. salicylicum Salicylsäure	leichte, weisse, nadelförmige Krystalle, oder lockeres, weisses krystallinisches Pulver	—	1 Messerspitze in 10 ccm Wasser
Acid. sulfuricum Schwefelsäure	farblose, ölartige Flüssigkeit	1,836—1,840	—

Prüfung	Erscheinung	Nachweis
von dieser Lösung 1 ccm mit 40 ccm Kalkwasser vermischt, gekocht und in bedecktem Gefässe (Becherglas) erkalten lassen	bleibt klar beim Mischen; beim Kochen flockig-weisser Niederschlag, der nach dem Erkalten (nach 2—3 Stunden) sich vollständig löst	Citronensäure.
zu 5 ccm der Lösung 5 ccm Liq. Kalii acetic.	muss klar bleiben	sonst Weinsäure.
Prüfung auf Weinsäure auf dem Platinblech erhitzt	verkohlt die Citronensäure, sie darf dabei jedoch nicht nach verbranntem Zucker riechen	dto.
1 g Citronensäure in ganz reinem Mörser mit 10 ccm reiner Schwefelsäure gelöst und in einem Probierglase im Wasserbade eine Stunde erhitzt	färbt reine Citronensäure gelb; mit Weinsäure vermischte braun	—
Versetzen von 1 ccm Salzsäure mit 5 g Wasser und 10 Tropfen Höllenstein-Lösung	weisser, käsiger Niederschlag, der auf Zusatz von Salmiakgeist verschwindet	Salzsäure.
1 Messerspitze Braunstein mit 3 ccm der zu prüfenden Salzsäure erhitzt	Entwickelung von Chlorgeruch	dto.
in 5 ccm Salpetersäure thut man ein Stückchen Kupfer und erwärmt	blaue Färbung der Flüssigkeit und gelbrote Dämpfe	Salpetersäure.
wie bei Acid. nitricum	—	—
1 ccm Phosphorsäure versetzt man so lange mit Lösung von Natriumbikarbonat bis neutral. Zu dieser neutralen Lösung fügt man 10—20 Tropfen Höllensteinlösung	gelber Niederschlag, der in Salmiakgeist und Salpetersäure löslich ist	Phosphorsäure.
Zusatz von 5 Tropfen Liq. Ferri sesquichlorati	blauviolette Färbung	Salicylsäure
1 ccm mit 10 ccm Wasser verdünnt, dazu 1 ccm Baryumnitratlösung	weisser Niederschlag, der in Salpetersäure nicht löslich ist	Schwefelsäure.

N a m e	Charakteristik	Spez. Gewicht	Zu lösen
Acid. tannicum Gerbsäure	weisses oder gelbliches Pulver	—	1 Messerspitze in 5 ccm Wasser
Acid. tartaricum Weinsäure	farblose Krystalle, resp. weisses Pulver	—	0,5 g Weinsäure in 10 ccm Wasser
Äther Äther	farblose, leicht bewegliche eigentümlich riechende Flüssigkeit	0,720	—
Aether aceticus Essigäther	farblose, leicht bewegliche, eigentümlich riechende Flüssigkeit	0,900—0,904	—
Alumen Alaun	farblose Krystalle oder krystallinisches Pulver	—	1 g in 10 ccm Wasser
Alumen ustum gebrannter Alaun	weisse, poröse Masse oder weisses Pulver	—	—
Aluminium sulfuricum schwefelsaures Aluminium, Aluminiumsulfat	weisse krystallinische Stücke	—	1 g in 10 ccm Wasser
Ammonium bromatum Brom-Ammonium, Ammoniumbromid	weisses, krystallinisches Pulver	—	1 g in 10 ccm Wasser
Ammonium carbonicum kohlensaures Ammonium Ammoniumkarbonat	farblose, harte, krystallinische Masse, stark nach Salmiakgeist riechend	—	1 g in 10 ccm Wasser
Ammon. chloratum Salmiak, Ammoniumchlorid	weisse, faserige Krystallkuchen oder weisses Krystallpulver	—	1 g in 5 ccm Wasser

Prüfung	Erscheinung	Nachweis
auf Zusatz von 5—10 Tropfen Liq. Ferri sesquichlorati	blauschwarzer Niederschlag	Gerbsäure.
1 kleines Krystall oder Messerspitze auf Platinblech erhitzt	verkohlt unter Verbreitung eines Caramellgeruchs (wie verbrannter Zucker)	Weinsäure.
auf Zusatz von 4—5 ccm Liq. Kalii acetici	krystallinischer Niederschlag	dto.
—	—	Geruch.
—	—	dto.
auf Zusatz von etwas Natronlauge: (wenn zu viel Natronlauge zugesetzt wurde, löst sich der Niederschlag, wird durch Ammoniumchloridlösung aber wieder hervorgerufen)	weisser, gallertartiger Niederschlag	Aluminium.
wie bei Alumen	—	—
auf Aluminium, wie oben	—	Aluminium.
Zusatz von 2 g Baryumnitratlösung:	weisser, in Salzsäure unlöslicher Niederschlag	Schwefelsäure.
auf Zusatz von 2 ccm Chlorwasser und 2 ccm Chloroform	erscheint das Chloroform (unten) rotgelb gefärbt	Brom.
1 Messerspitze mit 2 ccm Natronlauge erhitzt	Geruch nach Salmiakgeist	Ammonium.
auf Zusatz von einigen Tropfen Salzsäure	Gasentwickelung	Kohlensäure.
1 Stück wie ein Pfefferkorn mit 5 ccm Natronlauge erhitzt	Geruch nach Salmiakgeist	Ammonium.
Zusatz von 10 Tropfen Höllensteinlösung	weisser, käsiger Niederschlag, der in Salmiakgeist löslich ist	Chlor.
1 Messerspitze mit 2 ccm Natronlauge erhitzt	Geruch nach Salmiakgeist	Ammonium.

N a m e	Charakteristik	Spez. Gewicht	Zu lösen
Amylum tritici Weizenstärke	weisses, feines Pulver oder zusammengebackene Stücke	—	—
Aqua Calcariae Kalkwasser	klare, farblose Flüssigkeit	—	—
Aqua chlorata Chlorwasser	gelbgrüne, erstickend nach Chlor riechende Flüssigkeit	—	—
Aqua Plumbi Bleiwasser	etwas trübe Flüssigkeit	—	—
Argentum nitricum Höllenstein, salpetersaures Silber, Silbernitrat	weisse Stäbchen oder Krystalle, strahlig krystallinisch	—	0,1 g in 10 ccm Wasser
Argentum nitricum cum Kali nitrico salpeterhaltiger Höllenstein	weisse Stäbchen oder Krystalle, weniger strahlig, krystallinisch als Höllenstein	—	—
Auro-Natrium chlorat. Chlorgold-Natrium	goldgelbes Pulver	—	1 Spur in 2 ccm Wasser
Balsamum Copaivae Kopaivbalsam	klare, gelbbräunliche, ölige Flüssigkeit von eigenartigem Geruch	0,96—0,99	—
Balsamum peruvianum Perubalsam	braune, ölige Flüssigkeit von angenehmem, vanilleartigem Geruch	1,135—1,145	—

Prüfung	Erscheinung	Nachweis
0,5 g Weizenstärke mit 25 ccm Wasser kochen	darf nicht nach Bohnen riechen, sonst	Kartoffelmehl.
	mit Jodlösung blaue Färbung	Stärkemehl.
rotes Lackmuspapier eingetaucht	wird gebläut	—
5 ccm Kalkwasser mit 2 ccm Ammonoxalatlösung	starke weisse Trübung bis weisser Niederschlag	Kalk.
blaues Lackmuspapier	wird gebleicht	Chlor.
5 ccm mit 5 Tropfen Höllensteinlösung versetzt	weisser Niederschlag	dto.
5 ccm Aqua Plumbi mit 2 ccm Schwefelwasserstoffwasser versetzt	schwarzer Niederschlag	Blei.
10 Tropfen Salzsäure zugesetzt	weisser Niederschlag, der sich in Salmiakgeist, nicht in Salpetersäure löst	Silber.
Prüfung wie Argent. nitric.	auf	dto.
die Hälfte giebt mit 5 Tropfen Höllensteinlösung	weissen Niederschlag	Chlor.
die andere Hälfte mit 2 Tropfen Salzsäure und 2 ccm Schwefelwasserstoffwasser gemischt	schwarzbraunen Niederschlag	Gold.
auf Gurjunbalsam: 1 ccm Kopaivabalsam in 20 ccm Schwefelkohlenstoff gelöst, werden mit einer abgekühlten Mischung von 2 ccm Schwefelsäure und 2 ccm Salpetersäure versetzt	wenn rote oder violette Färbung eintritt	ist Gurjunbalsam vorhanden
auf Verfälschung: 10 Tropfen Perubalsam mit 20 Tropfen Schwefelsäure in einer kleinen Porzellanschale gemischt	muss eine zähe Masse geben, welche nach einigen Minuten mit kaltem Wasser übergossen, auf der Oberfläche violett gefärbt erscheint und nach dem Auswaschen mit kaltem Wasser sich zerbröckeln lässt; wenn die Masse weich und schmierig ist	so sind fette Öle vorhanden

N a m e	Charakteristik	Spez. Gewicht	Zu lösen
Benzinum Petrolei Petroleumbenzin	farblose, flüchtige Flüssigkeit, nicht unangenehm riechend	0,64—0,67	—
Bismuthum subnitricum basisch salpetersaures Wismut, Wismutsubnitrat	weisses, krystallin. Pulver	—	0,5 in 1 ccm Salpetersäure und 10 ccm Wasser
Borax Borax, borsaures Natrium Natriumborat	weisse Krystalle oder krystallinisches Pulver	—	1 g in 10 ccm Wasser
Calcaria chlorata Chlorkalk	weisses, nach Chlor riechendes Pulver	—	—
Calcium carbonicum kohlensaurer Kalk Calciumkarbonat	weisses Pulver	—	—
Calcium phosphoricum phosphorsaurer Kalk Calciumphosphat	leichtes, weisses Pulver	—	1 g in 2 ccm Salpetersäure und 15 ccm Wasser
Calcium sulfuricum ustum gebrannter Gips	weisses Pulver	—	—

Prüfung	Erscheinung	Nachweis
1 ccm Schwefelsäure und 4 ccm rauchende Salpetersäure werden gemischt und erkalten gelassen, dazu mischt man 2 ccm Benzin und schüttelt	die Mischung darf sich kaum färben und darf nicht nach Bittermandel- öl riechen	sonst Steinkohlen- benzin vorhanden.
1 Messerspitze mit 5 ccm Wasser geschüttelt	färbt blaues Lackmus- papier rot	—
mit 5 ccm Schwefelwasserstoffwasser versetzt	schwarzer Niederschlag	Wismut.
Versetzen mit 1 ccm Salzsäure, in die Mischung Curcumapapier eingetaucht und getrocknet	braune Färbung, die mit einigen Tropfen Salmiak- geist besprengt, blau- schwarz erscheint	Borsäure.
1 g Borax in 5 ccm Wasser gelöst, dazu 1 g Schwefelsäure und 2 ccm Alkohol und in einer Porzellanschale angezündet	die Flamme erscheint grüngesäumt	dto.
1 g Chlorkalk mit 10 ccm Wasser und 3 ccm Essigsäure angerieben, filtriert und dazu 2 ccm Ammonoxalat-Lösung gegeben	entwickelt starken Chlor- geruch	Chlor.
	weisser Niederschlag	Kalk.
2 g Calc. carbon. in 10 ccm verdünnter Essigsäure gelöst und mit 5 ccm Ammon- oxalat-Lösung versetzt	Aufbrausen	Kohlensäure.
	weisser Niederschlag	Kalk.
diese Lösung wird mit 2 ccm Salmiak- geist etwa neutralisiert, dann zur Hälfte derselben 10 Tropfen Höllensteinlösung gethan, zu der anderen Hälfte 20—30 Tropfen Ammonoxalatlösung	gelber Niederschlag	Phosphorsäure.
—	weisser Niederschlag	Kalk.
Gemisch von 10 g Gips mit 5 ccm Wasser	muss innerhalb 5 Minuten erhärten	Gips.

Name	Charakteristik	Spez. Gewicht	Zu lösen
Cera flava gelbes Wachs	von gelber Farbe, angenehm nach W a c h s riechend	0,962—0,966	—
Cera alba weisses Wachs	weisse Tafeln	0,966—0,970	—
Cerussa Bleiweiss basisch kohlensaures Blei, Bleisubkarbonat	weisses, schweres Pulver	—	—
In Öl angeriebenes Bleiweiss	—	—	—

Prüfung	Erscheinung	Nachweis
im Aräometercylinder mischt man 90 ccm Wasser mit 30 g oder so viel Spiritus, dass, nachdem die Luftblasen aufgestiegen sind, ein Stückchen (etwa 3—5 g) des Wachses, in die Flüssigkeit gethan, schwebend bleibt, also etwa in dem oberen Achtel schweben bleibt	es wird nun das spez. Gewicht der das Schweben ermöglichend. weingeistigen Flüssigkeit ermittelt; es soll bei reinem Wachs 0,962—0,966 sein	das spezifische Gewicht der betreffend. Flüssigkeit ist gleich dem des Wachses.
die angeführte Untersuchungsmethode ist noch die zuverlässigste. Jedenfalls giebt aber der Bezug von vertrauenswürdigen Produzenten eine bessere Garantie als alle komplizierten Untersuchungen	Verunreinigung mit Ceresin, Talg	zeigt sich durch geringeres spezifisches Gewicht an.
durch Ermittelung des spezifischen Gewichts, wie bei Cera flava	—	die das Schweben ermöglichende Flüssigkeit soll spez. Gewicht von 0,966 bis 0,970 haben.
1 g in 10 ccm verdünnter Essigsäure gelöst, zu dieser Lösung 5 ccm Schwefelwasserstoffwasser	Aufbrausen	Kohlensäure.
	schwarzer Niederschlag	Blei.
auf Verfälschungen: 1 g Bleiweiss in 2 ccm Salpetersäure und 5 ccm Wasser gelöst	muss sich fast vollständig lösen	sonst Schwerspat zugegen.
Versetzen dieser Lösung mit Natronlauge, so lange, bis ein weisser Niederschlag entsteht. Dieser Niederschlag muss sich wieder auflösen beim Hinzufügen von mehr Natronlauge	—	sonst Kreide zugegen.
eine Bohne gross wird mit etwa 5—8 ccm Benzin geschüttelt und auf ein Filter gebracht. Der Rückstand wird mit Benzin nachgewaschen und dann das Filter mit dem Rückstand getrocknet. Der Rückstand wird dann, wie oben angegeben, auf Schwerspat und Kreide untersucht	—	—

Name	Charakteristik	Spez. Gewicht	Zu lösen
Chininum hydrochloric. salzsaures Chinin Chininhydrochlorid	weisse, nadelförmige, seidenartige Krystalle	—	— 1 Messerspitze in 20 ccm Wasser 1 Messerspitze in 10 ccm Wasser 0,5 g in 20 ccm Wasser und abfiltrieren
Chininum sulfuricum schwefelsaures Chinin Chininsulfat	weisse, feine, nadelförmige Krystalle	—	—
Crocus Saffran	braunrote, röhrenartige Griffel mit Narben	—	—
Cuprum sulfuricum Kupfervitriol, Kupfersulfat	blaue Krystalle	—	1 g in 10 ccm Wasser

Prüfung	Erscheinung	Nachweis
—	schmeckt bitter	Chinin.
dazu 5 ccm Chlorwasser und Zusatz von 3 ccm Salmiakgeist	es entsteht neben einem weissen Niederschlag eine grüngefärbte Lösung	dto.
dazu 5 Tropfen Salpetersäure und 5 Tropfen Höllensteinlösung	weisser Niederschlag	Chlor.
auf schwefelsaures Chinin	—	—
dazu 3 ccm salpetersaure Baryumlösung	es darf kein weisser Niederschlag sich bilden	sonst Chininum sulfuricum zugegen.
—	schmeckt bitter	Chinin.
0,3 Chininum sulfuricum mit 20 ccm Wasser geschüttelt, abfiltriert. Vom Filtrat wird ein Drittteil mit 1 Tropfen Schwefelsäure versetzt	diese Lösung schillert bläulich	Chininsulfat.
einem andern dritten Teil werden 5 Tropfen Salpetersäure und dann 3 ccm salpetersaure Baryumlösung zugefügt	weisser Niederschlag	Schwefelsäure.
der dritte Teil wird mit 2 ccm Chlorwasser und 2 ccm Salmiakgeist versetzt	es entsteht neben einem weissen Niederschlag eine grüne Färbung der Flüssigkeit	Chinin.
Aufweichen von einigen Saffranfäden in einem Gemisch von 3 Teilen Wasser und 1 Teil Salmiakgeist	man erkennt dann deutlich die Gestalt der dreizähnigen Narben. Die gelben Staubfäden sollen nur in geringer Menge vorhanden sein. Foeminellsaffran ist in der Salmiakgeist-Lösung leicht heraus zu finden, durch das Fehlen der dreiteiligen Narbe	—
die Hälfte der Lösung zeigt nach Zusatz von 5 ccm Salmiakgeist	schön blaue Färbung	Kupfer.
die andere Hälfte giebt mit 3 ccm Baryumnitratlösung	weissen Niederschlag	Schwefelsäure.

Name	Charakteristik	Spez. Gewicht	Zu lösen
Ferrum citricum oxydatum citronensaures Eisen Eisencitrat	dünne, durchscheinende, rubinrote Blättchen	—	— 2 g in 20 ccm Wasser
Ferrum sesquichloratum Eisenchlorid	gelbe, krystallinische, leicht feucht werdende Masse	—	1 Messerspitze in 10 ccm Wasser
Ferrum sulfuricum Eisenvitriol Ferrosulfat	grüne Krystalle	—	0,5 g in 10 ccm Wasser
Ferrum sulfuric. sicc. entwässertes Eisenvitriol	weisses Pulver	—	0,5 g in 10 ccm Wasser
Glycerinum Glycerin	klare, farb- und geruchlose, syrupdicke Flüssigkeit	1,225—1,235	—
Gummi arabicum arabisches Gummi	krystallartige, weisse bis gelbbraune Stückchen	—	—
Hydrargyrum Quecksilber	flüssiges, schweres Metall	—	—
Hydrargyrum bichlor. Ätzsublimat (Vorsicht!) Quecksilberchlorid	weisse, strahlige, krystallin. Stücke	—	0,2 g in 10 ccm Wasser
Kali causticum fusum Ätzkali	weisse, an der Luft feucht werdende Stangen	—	1 g in 10 ccm Wasser

Prüfung	Erscheinung	Nachweis
—	schmecken schwach nach Eisen	–
die Hälfte giebt mit 10 Tropfen gelber Blutlaugensalzlösung	blauen Niederschlag	Eisen.
die andere Hälfte wird mit 5 ccm Kalilauge versetzt; die abfiltrierte Flüssigkeit wird mit so viel Essigsäure versetzt, dass blaues Lackmuspapier gerötet wird; dann fügt man 3 ccm Chlorcalciumlösung zu und erhitzt zum Sieden	bildet sich grellroter Niederschlag	dto.
	es bildet sich ein krystallinischer Niederschlag	Citronensäure.
zur ersten Hälfte 5 Tropfen gelbe Blutlaugensalzlösung	blauer Niederschlag	Eisen.
zur anderen Hälfte 5 Tropfen Salpetersäure und 5 Tropfen Höllensteinlösung	weisser Niederschlag	Chlor.
die eine Hälfte mit 5 Tropfen roter Blutlaugenlösung	blauer Niederschlag	Eisen.
die andere Hälfte mit 5 Tropfen Salpetersäure und 10 Tropfen Baryumnitratlösung versetzt	weisser Niederschlag	Schwefelsäure.
wie bei Ferrum sulfuricum	—	—
das spezifische Gewicht und die Farblosigkeit	—·	—
1 Teil muss sich in 2 Teilen Wasser vollkommen lösen	wenn nicht	Traganth zugegen od. schlechte Gummisorten.
beim Erhitzen auf dem Platinblech	verflüchtigt es sich vollständig	—
die eine Hälfte mit 10 Tropfen Höllensteinlösung versetzt	giebt weissen Niederschlag	Chlor.
die andere Häfte mit 5 Tropfen Salzsäure und 3—5 ccm Schwefelwasserstoffwasser versetzt	schwarzer Niederschlag	Quecksilber.
zu dieser Lösung 5 ccm Weinsäurelösung	weisser, krystallinischer Niederschlag (nach längerem Stehen)	Kalium.

N a m e	Charakteristik	Spez. Gewicht	Zu lösen
Kalium bicarbonicum doppeltkohlensaures Kalium Kaliumbikarbonat	farblose Krystalle	—	1 g in 5 ccm Wasser
Kalium bromatum Bromkalium Kaliumbromid	weisse, würfelförmige Krystalle	—	1 g in 20 ccm Wasser
Kalium carbonicum kohlensaures Kalium (Pottasche), Kaliumkarbonat	weisses Salz	—	1 g in 5 ccm Wasser
Kalium chloricum chlorsaures Kalium Kaliumchlorat	farblose, blätterige Krystalle oder solches Krystallmehl	—	1,5 g in 20 ccm Wasser
Kalium di- oder **bichromic.** rotes chromsaures Kalium Kaliumdichromat	dunkelgelbrote Krystalle	—	0,3 g in 5 ccm Wasser
Kalium jodatum Jodkalium, Kaliumjodid	weisse, würfelförmige Krystalle	—	1 g in 20 ccm Wasser
Kalium nitricum Kalisalpeter Kaliumnitrat	farblose Krystalle oder krystallinisches Pulver	—	2 g in 10 ccm Wasser

Prüfung	Erscheinung	Nachweis
dazu 2 ccm Salzsäure	wird gelöst unter Aufbrausen	Kohlensäure.
dazu 5 ccm Weinsäurelösung	weisser, krystallinischer Niederschlag nach längerem Stehen	Kalium.
zur Hälfte der Lösung setzt man 3 ccm Chlorwasser und 3 ccm Chloroform zu	das unten am Boden des Probierglases befindliche Chloroform erscheint rotgelb gefärbt	Brom.
die andere Hälfte der Lösung mit 5—8 ccm Weinsäurelösung vermischt	weisser, krystallinischer Niederschlag nach längerem Stehen	Kalium.
dazu 5—8 ccm Weinsäurelösung	Aufbrausen	Kohlensäure.
	weisser, krystallinischer Niederschlag nach längerem Stehen	Kalium.
die Hälfte der Lösung mit 2 ccm Salzsäure versetzt und erwärmt	Chlorentwickelung	Chlorsäure.
zur anderen Hälfte 5—8 ccm Weinsäurelösung	weisser, krystallinischer Niederschlag nach längerem Stehen	Kalium.
wird nach Zusatz von 5 ccm Salzsäure erhitzt und allmählich 3 ccm Weingeist zugethan	grüne Färbung	Chromsäure.
zur Hälfte der Lösung 3 ccm Chlorwasser und 3 ccm Chloroform	das Chloroform erscheint violett gefärbt	Jod.
zur anderen Hälfte 5 ccm Weinsäurelösung	weisser, krystallinischer Niederschlag nach längerem Stehen	Kalium.
zur Hälfte der Lösung tropft man vorsichtig am Rande des Probierrohres entlang 10 Tropfen Schwefelsäure — nicht schütteln, ruhig schräg halten — und tropft so das Probierrohr schräg haltend, vorsichtig 10—15 Tropfen Eisenvitriollösung hinzu	an der Einfallstelle der Eisenvitriol-Lösung, gerade über der Schwefelsäure, die an den Boden fliesst, bildet sich ein braunschwarzer Streifen	Salpetersäure.
die andere Hälfte wird mit 5 ccm Weinsäurelösung versetzt	weisser, krystallinischer Niederschlag nach längerem Stehen	Kalium

Name	Charakteristik	Spez. Gewicht	Zu lösen
Kalium permanganic. übermangansaures Kalium Kaliumpermanganat	dunkelviolette Krystalle	—	—
Kalium sulfuratum Schwefelleber Kaliumsulfid	leberbraune bis gelbgrüne Stücke	—	2 g in 10 ccm Wasser
Kalium sulfuricum schwefelsaures Kalium Kaliumsulfat	weisse Krystalle oder Krusten	—	1 g in 10 ccm Wasser
Kalium tartaricum weinsaures Kalium Kaliumtartrat	farblose Krystalle	—	—
Liquor Aluminii acetici essigsaure Thonerde-lösung	klare, farblose Flüssigkeit	— 1,044—1,046	—
Liquor Ammonii caustici Salmiakgeist Ätzammoniakflüssigkeit	klare, farblose Flüssigkeit	0,960	—
Liquor Ferri acetici essigsaure Eisenlösung Eisenacetatlösung	rotbraune Flüssigkeit	1,087—1,091	—
Liquor Ferri albuminati Eisenalbuminatlösung	trübe, rotbraune Flüssigkeit	—	—

Prüfung	Erscheinung	Nachweis
ein Krystall in Wasser gelöst	blaurote Farbe	übermangansaures Kalium.
zur Lösung 2 ccm Salzsäure	Entwickelung von Schwefelwasserstoff- geruch	Schwefelalkali.
die Hälfte mit 5 ccm Weinsäurelösung versetzt	weisser, krystallinischer Niederschlag nach länge- rem Stehen	Kalium.
die andere Hälfte mit 3 ccm salpeter- saurer Baryumlösung versetzt	weisser Niederschlag	Schwefelsäure.
1 Stückchen, wie eine Erbse gross, auf dem Platinblech erhitzt	verkohlt unter Entwicke- lung von Karamelgeruch	Weinsäure.
1 Stückchen am Platindraht in die äussere Weingeistflamme gehalten	färbt die Flamme violett	Kalium.
blaues Lackmuspapier	wird gerötet	—
10 ccm der Flüssigkeit mit 0,2 g schwefel- saurem Kali im Mörser angerieben und in einer Porzellanschale im Dampfbade er- hitzt	die Flüssigkeit gerinnt bei dem Erwärmen und wird nach dem Erkalten wieder klar und dünn- flüssig	Aluminium (Thon- erde).
5 ccm mit 2 ccm Schwefelsäure und 3 ccm Alkohol im Probierglase erhitzt	entwickelt Geruch nach Essigäther	Essigsäure.
rotes Lackmuspapier	wird gebläut	charakteristischer Salmiakgeistgeruch.
5 Tropfen mit 10 ccm Wasser verdünnt, dazu 2 Tropfen Salzsäure und 5 Tropfen gelbe Blutlaugensalzlösung	blauer Niederschlag	Eisen.
2 ccm mit 2 ccm Schwefelsäure und 3 ccm Alkohol im Probierrohr erhitzt	Geruch nach Essigäther	Essigsäure.
2 ccm mit 5 ccm Wasser verdünnt, dazu 10 Tropfen Salzsäure, dazu 10 Tropfen gelbe Blutlaugensalzlösung	es findet eine Trübung statt	Eiweiss.
	blauer Niederschlag	Eisen.

N a m e	Charakteristik	Spez. Gewicht	Zu lösen
Liquor Ferri sesqui-chlorati Eisenchloridlösung	klare, dunkelgelbbraune Flüssigkeit	1,280—1,282	—
Liquor Kali caustici Kalilauge	farblose Flüssigkeit oder schwachgelb	1,126—1,130	—
Liquor Natri caustici Natronlauge	farblose Flüssigkeit	1,168—1,172	—
Liquor Natrii silicici Natronwasserglaslösung	farblose oder schwachgelb-liche Flüssigkeit	1,30—1,40	—
Liquor Plumbi sub-acetici Bleiessig	farblose Flüssigkeit	1,235—1,240	—
Lithargyrum Bleiglätte	gelbliches oder rötlichgelbes Pulver	—	—
Lithium carbonicum kohlensaures Lithium Lithiumkarbonat	weisses Pulver	—	—
Lycopodium Bärlappsamen	blassgelb., sehr bewegliches Pulver	—	—
Magnesia usta gebrannte Magnesia	leichtes, weisses Pulver	in verd. Säure (darf nicht auf-brausen, sonst Magnes. car-bon zug.).	—

Prüfung	Erscheinung	Nachweis
20 Tropfen mit 10 ccm Wasser gemischt. Die Hälfte der Mischung mit 10 Tropfen Höllensteinlösung versetzt	weisser Niederschlag	Chlor.
die andere Hälfte mit 10 Tropfen gelber Blutlaugensalzlösung versetzt	blauer Niederschlag	Eisen.
rotes Lackmuspapier	wird gebläut	Alkali.
3 ccm Kalilauge mit 3 ccm Wasser verdünnt und mit 3—5 ccm Weinsäurelösung versetzt	nach längerem Stehen weissen, krystallinischen Niederschlag	Kalium.
rotes Lackmuspapier	wird gebläut	Alkali.
1 Tropfen am Platindraht verdampft	färbt die äussere Flamme der Spirituslampe gelb	Natrium.
5 ccm mit 10 Tropfen Salzsäure versetzt	sofortige Bildung einer Gallerte	Kieselsäure.
rotes Lackmuspapier	wird gebläut	Natrium.
5 ccm mit 10—15 Tropfen Liquor Ferri sesquichlorat. vermischt	hellrosa Niederschlag, nach einiger Zeit setzt sich am Boden ein weisser Niederschlag ab von	(Chlor-)Blei.
	die darüberstehende Flüssigkeit erscheint dunkelrot gefärbt (essigs. Eisen)	Essigsäure.
1 Messerspitze in 10 Tropfen Salpetersäure und 5 ccm Wasser gelöst, mit 3 ccm Schwefelwasserstoffwasser versetzt	schwarzer Niederschlag	Blei.
1 Messerspitze in 5—10 Tropfen Salpetersäure gelöst und 1 Tropfen davon am Platindraht verdampft	Aufbrausen	Kohlensäure.
	färbt die äussere Weingeistflamme rot	Lithium.
$^1/_2$ Theelöffel mit 10 ccm Wasser tüchtig geschüttelt	das Lykopodium s c h w i m m t o b e n, Schwefel, Magnesia, Talcum etc. sinken auf den Boden des Probierglases nieder	Verfälschungen.
0,2 g werden in 5 ccm verdünnter Schwefelsäure gelöst, dazu 3 ccm Chlorammoniumlösung, 3 ccm Salmiakgeist und 3 ccm Natriumphosphatlösung	weisser, krystallinischer Niederschlag von phosphorsaurer Ammoniak-M a g n e s i a	Magnesium.

Name	Charakteristik	Spez. Gewicht	Zu lösen
Magnesium carbonicum kohlensaures Magnesium Magnesiumkarbonat	leichte weisse, leicht zer-reibliche Masse	—	—
Magnesium sulfuricum Bittersalz schwefelsaures Magnesium, Magnesium-sulfat	kleine Krystalle	—	— 1 g in 10 ccm Wasser
Minium Mennige	rotes Pulver	—	—
Naphthalinum Naphthalin	glänzende, farblose Krystall-|blätter	—	—
Natrium aceticum essigsaures Natrium Natriumacetat	farblose Krystalle	—	— 0,5 g in 3 ccm Wasser

Prüfung	Erscheinung	Nachweis
0,5 g in 3 ccm verdünnter Schwefelsäure gelöst, dann Prüfung wie bei Magnesia usta	Aufbrausen	Kohlensäure. Magnesium.
schmecken bitter salzig	—	—
ein Drittteil mit 5 ccm Natronlauge versetzt	weisser, voluminöser Niederschlag, der auf Zusatz von mehr Natronlauge sich nicht löst	sonst Zink.
das zweite Drittteil der Lösung mit 3 ccm Chlorammoniumlösung, 3 ccm Salmiakgeist und 3 ccm Natriumphosphatlösung versetzt	weisser, krystallinischer Niederschlag	Magnesium.
das letzte Drittteil mit 3 ccm Baryumnitratlösung versetzt	weisser Niederschlag	Schwefelsäure.
1 reichliche Messerspitze mit 4 ccm Salzsäure erhitzt	starker Chlorgeruch (erzeugt durch das Blei-Superoxyd)	Mennige-Blei-Superoxyd
	es bleibt ein grauer Rückstand, über welchem ein weisser, glitzernder Krystallniederschlag sich bildet	(Chlor-)Blei.
durchdringender Geruch	—	Naphtalin.
ein Stückchen am Platindraht erhitzt	färbt die Weingeistflamme gelb	Natrium.
dazu 2 ccm Schwefelsäure und 3 ccm Alkohol und erhitzt	Geruch nach Essigäther	Essigsäure.
1 Messerspitze in 5 ccm Wasser gelöst, dazu 5 Tropfen Liquor Ferri sesquichlor.	dunkelrote Färbung	dto.

N a m e	Charakteristik	Spez. Gewicht	Zu lösen
Natrium bicarbonicum doppeltkohlensaures Natrium Natriumbikarbonat	weisse Krystallkrusten oder weisses Pulver	—	—
Natrium bromatum Bromnatrium Natriumbromid	weisses, krystallinisches Pulver	—	— 0,5 g in 3 ccm Wasser
Natrium carbonicum kohlensaures Natrium Soda, Natriumkarbonat	farblose, durchscheinende Krystalle	—	—
Natrium chloratum Kochsalz, Chlornatrium Natriumchlorid	weisses, krystallinisches Pulver	—	— 0,5 g in 5 ccm Wasser
Natrium jodatum Jodnatrium Natriumjodid	weisses, krystallinisches Pulver	—	— 0,5 g in 5 ccm Wasser
Natrium nitricum salpetersaures Natrium Natriumnitrat	farblose, durchsichtige Krystalle	—	—

Prüfung	Erscheinung	Nachweis
schwach alkalisch schmeckend	—	—
1 Messerspitze am Platindraht erhitzt	färbt die Weingeist-flamme gelb	Natrium (so werden a l l e Natriumsalze auf Natrium geprüft).
1 Messerspitze mit 2 ccm Salzsäure über-gossen	Aufbrausen	Kohlensäure.
auf Sodagehalt: am einfachsten durch den Geschmack	—	darf nicht laugig schmecken, sonst sodahaltig.
ferner: 1 g Natrium bicarbonicum wird ohne Wärme nach und nach o h n e U m - s c h ü t t e l n in 20 ccm Wasser gelöst (vorsichtig und genau arbeiten!) Zu dieser Lösung werden 3 Tropfen Phenolphtalein-lösung gethan	die Flüssigkeit soll sich nicht gleich rot färben, oder eine bald ent- stehende rote Färbung durch Zusatz von vier Tropfen Salzsäure ver- schwinden	sonst ist das Natrium sodahaltig.
1 Messerspitze am Platindraht erhitzt	färbt die Weingeist-flamme gelb	Natrium.
dazu 2 ccm Chlorwasser und 3 ccm Chloro-form, durchgeschüttelt	das am Boden sich sam- melnde Chloroform er- scheint braunrot gefärbt	Brom.
auf Natrium	durch die gelbe Flamme	Natrium.
1 Stück (erbsengross) in 3 ccm Wasser gelöst, dazu 5—10 Tropfen Salzsäure	Aufbrausen	Kohlensäure.
Prüfung auf Natrium sulfuricum: ca. 500 g der Soda (kleine Stücke) werden zer-kleinert und davon 3 g in 10 ccm Wasser gelöst. Zu der Lösung fügt man 2—3 ccm Chlorbaryumlösung hinzu	es entsteht ein weisser Niederschlag, der aber auf Zusatz von 2 g Salz-säure v e r s c h w i n d e n muss	sonst Glaubersalz der Soda beigemengt.
auf Natrium	durch die gelbe Flamme	Natrium.
dazu 5 Tropfen Höllensteinlösung	weisser, käsiger Nieder-schlag von Chlorsilber, der in Salmiakgeist sich löst (Chlorsilber)	Chlor.
auf Natrium	durch die gelbe Flamme	Natrium.
dazu 2 ccm Chlorwasser und 3 ccm Chloro-form und schütteln	das am Boden befindliche Chloroform wird violett gefärbt	Jod.
Prüfung auf Salpetersäure (Identität) wie bei Kalium nitricum	—	Salpetersäure.
auf Natrium	durch die gelbe Flamme	Natrium.

Name	Charakteristik	Spez. Gewicht	Zu lösen
Natrium phosphoricum phosphorsaures Natrium Natriumphosphat	farblose, durchscheinende Krystalle	—	— 0,5 g in 5 ccm Wasser
Natrium sulfuricum Glaubersalz Natriumsulfat	farblose Krystalle, oder, wenn entwässert, weisses Pulver	—	— 0,5 g in 5 ccm Wasser
Natrium thiosulfuricum (Natrium subsulfurosum) unterschwefligsaures Natrium Natriumhyposulfit	farblose Krystalle	—	— 1 g in 5 ccm Wasser
Ätherische Öle und fette Öle			
Oleum Amygdalarum amararum Bittermandelöl	—	—	—
Paraffinum liquidum flüssiges Paraffin	farblose, klare, ölartige Flüssigkeit, ohne Geruch und Geschmack	0,880	—
Paraffinum solidum festes Paraffin	feste, weisse, kleinkrystallinische, geruchlose Masse	—	—
Pepsinum Pepsin	fast weisses Pulver, von brotartigem Geruch; zuerst süsslich, hinterher etwas bitterlich schmeckend	—	—
Phosphorus Phosphor	weissgelbliche Stangen, die vorsichtig unter Wasser aufbewahrt werden	—	—

Prüfung	Erscheinung	Nachweis
Prüfung auf Natrium	durch die gelbe Flamme	Natrium.
Zusatz von 10 Tropfen Höllensteinlösung	gelber Niederschlag von phosphorsaurem Silber	Phosphorsäure.
Prüfung auf Natrium	durch die gelbe Flamme	Natrium.
dazu 5—10 Tropfen Baryumnitratlösung	weisser, in Salpetersäure unlöslicher Niederschlag (von schwefelsaurem Baryt)	Schwefelsäure.
Prüfung auf Natrium	durch die gelbe Flamme	Natrium.
zur Lösung 10—20 Tropfen Salzsäure	Geruch nach verbranntem Schwefel (schweflige Säure) und Trübung nach einiger Zeit (Abscheidung von Schwefel)	unterschwefl. Säure
siehe Vorwort		
auf Blausäure: 2 Tropfen werden in 15 ccm Wasser gelöst, dazu 10 Tropfen Ferr. sulfuric.-Lösung, 1 Tropfen Liquor Ferri sesquichlor., 10 Tropfen Kalilauge und 10 Tropfen Salzsäure gegeben	wenn Blausäure zugegen: tiefblauer Niederschlag, der durch die Salzsäure nicht verschwindet	Blausäure.
auf Mirban-Öl oder Essenz: 10 Tropfen werden sehr vorsichtig mit 10 ccm Weingeist und 1 g Ätzkali zum Kochen erhitzt	bei reinem Bittermandelöl erscheint die Flüssigkeit weingelb; ist Mirban-Essenz zugegen, färbt sich die Flüssigkeit rotbraun (wie Tinct. Ratanhae)	Mirban-Essenz.
—	—	—
Schmelzpunkt	bei 74—80 ° schmelzend	—
—	—	—
—	—	—

Name	Charakteristik	Spez. Gewicht	Zu lösen
Plumbum aceticum Bleizucker Bleiacetat	farblose, durchscheinende Krystalle, nach Essigsäure riechend	—	0,5 g in 6 ccm Wasser
Pyrogallolum Pyrogallol	sehr leichte, weisse, glänzende Nadeln von bitterem Geschmack	—	0,2 g in 5 ccm Wasser 1 Messerspitze in 5 ccm Wasser
Sal carolinum facticinum künstliches Karlsbader Salz	weisses, trockenes Pulver, schmeckt salzig kühlend	—	—
Spiritus Weingeist	farblose, flüchtige Flüssigkeit	0,830—0,834	—
Spiritus aethereus Hoffmanns Tropfen	wie oben	0,805—0,809	—
Spiritus formicar. Ameisenspiritus	farblose, sauer riechende Flüssigkeit	0,894—0,898	—
Stibium sulfuratum aurantiacum Goldschwefel Antimonsulfid	orangegelbes Pulver	—	—
Stibium sulfuratum nigrum Spiessglanz (Antimon) Antimonsulfür	grauschwarzes Pulver	—	—

Prüfung	Erscheinung	Nachweis
die Hälfte der Lösung mit 3 ccm Schwefelsäure und 3 ccm Alkohol erhitzt	Geruch nach Essigäther	Essigsäure.
zur anderen Hälfte 5 ccm Schwefelwasserstoffwasser	schwarzer Niederschlag	Blei.
dazu 10 Tropfen Jodkaliumlösung	gelber Niederschlag	dto.
diese frisch bereitete Lösung wird mit 20 Tropfen Höllensteinlösung versetzt	es scheidet sich an der Glaswand der Probierröhre ein braunschwärzlicher, metallisch glänzender Belag ab von metallischem Silber	Pyrogallol.
1 Messerspitze mit 5 ccm Kalkwasser geschüttelt	violette Färbung, die aber bald ins Schwarzbraune übergeht unter Bildung von Flocken	dto.
1 Messerspitze in 10 ccm Wasser gelöst, giebt auf Zusatz von 2 ccm Baryumnitratlösung	einen weissen Niederschlag	schwefelsaure und kohlensaure Salze.
—	—	—
—	—	—
2 ccm mit 10 Tropfen Höllensteinlösung versetzt und erhitzt	die Glaswand der Probierröhre erscheint metallisch dunkel gefärbt von ausgeschiedenem Silber	Ameisensäure.
1 Messerspitze im Probierrohr erhitzt	es sublimiert gelber Schwefel und schwarzes Pulver (Schwefel-Antimon) bleibt zurück	Goldschwefel.
0,5 g in 5 ccm Salzsäure zuerst gelinde erwärmt, dann gekocht	Schwefelwasserstoffentwickelung	Schwefelverbindung.
die Lösung mit 10 ccm Wasser verdünnt, dazu 5 ccm Schwefelwasserstoffwasser	orangeroter Niederschlag	Stibium.

Name	Charakteristik	Spez. Gewicht	Zu lösen
Strychninum nitricum salpetersaures Strychnin Strychninnitrat	farblose Krystalle (nicht auf bitteren Geschmack prüfen), sehr giftig!	—	0,1 g in 10 ccm Wasser
Sulfur depuratum gereinigter Schwefel	gelbes, trockenes Pulver	—	—
Sulfur praecipitatum Schwefelmilch	gelblichweisses Pulver	—	—
Sulfur sublimatum Schwefelblumen	gelbes Pulver	—	—
Talcum Talkum, Speckstein	fettig anzufühlendes weisses Pulver	—	—
Tartarus boraxatus Borax-Weinstein	weisses, leicht feucht werdendes Pulver	—	— 1 g in 5 ccm Wasser
Tartarus depuratus Cremortartari, Weinstein Kaliumbitartrat	weisses, krystallinisches Pulver	—	—
Tartarus natronatus Natron-Weinstein, Seignette-Salz, Kalium- natriumtartrat	weisse Krystalle oder krystallinisches Pulver	—	—

Prüfung	Erscheinung	Nachweis
1 Körnchen mit 5 Tropfen Salzsäure in der Porzellanschale gekocht	Rotfärbung	Strychnin.
dazu 10—15 Tropfen Kali bichromicum-Lösung	rotgelbe Krystalle scheiden sich ab	dto.
diese Krystalle werden durch Abfiltrieren gesammelt und in einer Porzellanschale sofort (noch feucht) mit 3—5 Tropfen Schwefelsäure betropft	es entsteht eine vorübergehende blaue bis violette Färbung der Krystalle	dto.
angezündet	verbrennt mit bläulicher Flamme	Schwefel.
wie oben	wie oben	—
dto.	dto.	—
—	—	—
schmeckt sauer	—	—
Versetzen der Lösung mit 3 ccm Weinsäurelösung	nach kurz. Stehenlassen krystallinische Ausscheidung	Kalium.
1 Messerspitze am Platindrahtöhr mit 2 Tropfen Schwefelsäure befeuchtet, in die äussere Flamme gehalten	grüngesäumte Weingeistflamme	Borax.
1 Messerspitze auf dem Platinblech erhitzt	verkohlt unter Entwickelung von Karamelgeruch	Weinsäure.
schmeckt säuerlich und knirscht zwischen den Zähnen	—	—
1 g soll sich in 10 ccm Natronlauge vollständig lösen	—	Reinheit.
1 Messerspitze auf dem Platinblech erhitzt	verkohlt unter Entwickelung von Karamelgeruch	Weinsäure.
1 Messerspitze am Platindrahtöhr in die äussere Flamme gehalten	färbt die Flamme leicht violett	Kalium.
schmeckt mild salzig	—	—
1 Messerspitze auf dem Platinblech erhitzt	verkohlt unter Entwickelung von Karamelgeruch	weinsaures Salz.

N a m e	Charakteristik	Spez. Gewicht	Zu lösen
Thymolum Thymol	farblose durchsichtige Krystalle	—	—
Tragacanth Traganth	weisse, durchscheinende Blätter oder Stücke	—	—
Zincum oxydatum Zinkoxyd, Zinkweiss	weisses Pulver	—	—
Zincum sulfuricum Zinkvitriol, Zinksulfat	farblose Krystalle	—	1 g in 10 ccm Wasser

Prüfung	Erscheinung	Nachweis
riechen stark nach Thymian	—	—
0,2 g mit 20 Tropfen Schwefelsäure erwärmt	schön rosenrote Färbung	Thymol.
mit Wasser übergossen	quillt er auf	—
auf Kohle mit dem Lötrohr erhitzt	färbt es sich gelblich	Zinkoxyd.
1 g wird in 10 ccm verdünnter Essigsäure gelöst	es darf kein Aufbrausen stattfinden, sonst	kohlensaure Salze, wie Kreide etc. vorhanden.
diese Lösung wird mit 2 ccm Natronlauge versetzt	es bildet sich ein weisser Niederschlag, der auf Zusatz von mehr Natronlauge verschwindet	Zink.
	es darf auch kein Rückstand bleiben	sonst ist irgend eine andere Verunreinigung oder Verfälschung vorhanden.
diese Lösung wird mit Salmiakgeist neutralisiert (etwa 5—8 ccm). Zu der nun rotes Lackmuspapier bläuenden Flüssigkeit werden 5 ccm Schwefelwasserstoffwasser hinzugefügt	es darf die Flüssigkeit keine dunkle Färbung zeigen (nur weisser Niederschlag — Schwefelzink — sich bilden)	sonst sind andere, spez. Schwermetalle zugegen.
in diese Lösung eingetauchtes blaues Lackmuspapier	wird gerötet	Unterschied von dem ähnlichen Bittersalz.
zur Hälfte obiger Lösung 15—20 Tropfen Baryumnitratlösung	schwerer weisser Niederschlag	Schwefelsäure.
zur anderen Hälfte vorsichtig 15—20 Tropfen Natronlauge	weisser voluminöser Niederschlag, welcher auf Zusatz von mehr (etwa 5 ccm Natronlauge) verschwindet	Zink.

Bezeichnung

der in der Anleitung angegebenen Reagentien und deren
eventuelle Herstellung.

Nach dem

Deutschen Arzneibuch.

Acid. acetic. 90 %	wird durch Mischen von 100 g Acid. acetic. glac. (96 %) mit 6,6 g Wasser bereitet
Acid. acetic. dilut. 30 %	Käufliches Acid. acetic. dilut. Spez. Gewicht: 1,041.
Acid. carbolic. Karbolsäurelösung	1 g Karbolsäure in 19 g Wasser zu lösen.
Acid. chromic.	3 g Acid. chromic. in 97 g Wasser zu lösen.
Acid. hydrochloric.	Acid. hydrochlor. pur. Spez. Gewicht: 1,124.
Acid. nitricum	Acid. nitric. pur. Spez. Gewicht: 1,153.
Acid. nitric. fumans.	Die käufliche Acid. nitric. fumans
Acid. sulfuric.	Acid. sulfur. pur. Spez. Gewicht: 1,836—1,840.
Acid. sulfur. dilut.	50 g Wasser mit 10 g Acid. sulfur. pur. gemischt.
Acid. tannic.	1 g Acid. tannic. gelöst in 19 g Wasser und filtriert.
Acid. tartaric.	5 g Acid. tartaric. in 20 g Wasser zu lösen.
Äther	Spez. Gewicht: 0,720.
Alcohol absolut.	Spez. Gewicht: 0,800.

Alcohol amylicus	Amyl-Alkohol Spez. Gewicht: 0,814.
Ammon. carbon.	5 g (nicht verwittertes) Ammon. carbon. werden in einer Mischung von 15 g Wasser und 5 g Liq. Ammon. caust. gelöst.
Ammon. chlorat.	2 g Ammon. chlor. pur. in 18 g Wasser zu lösen.
Ammon. oxalic.	1 g Ammon. oxalic. in 19 g Wasser zu lösen.
Aqua bromata	gesättigte wässerige Bromlösung.
Aqua Calcariae	Kalkwasser.
Aqua chlorata	Chlorwasser.
Aqua hydrosulfur.	Wasser mit Schwefelwasserstoffgas gesättigt.
Aqua Jodi	gesättigte wässerige Jodlösung.
Argent. nitric.	1 g Argent. nitric. in 19 g dest. Wasser gelöst.
Baryum nitric.	1 g Baryum nitric. in 19 g Wasser gelöst.
Bismuth. subnitric.	als solches.
Chloroform	als solches.
Ferrum sulfuric.	5 g Ferr. sulfuric. in einer Mischung von 5 g Wasser und 5 g verdünnte Schwefelsäure zu lösen.
Hydrarg. bichlorat.	1 g Ätzsublimat (Hydr. bichlor. corros.) in 19 g Wasser zu lösen (Vorsicht!)
Kalium bichrom.	1 g Kali bichromic. in 19 g Wasser zu lösen.
Kalium ferricyanat.	1 g rotes Blutlaugensalz wird mit etwas Wasser schnell abgespült und dann in 19 g Wasser gelöst.
Kalium ferrocyanat.	1 g gelbes Blutlaugensalz in 19 g Wasser gelöst.
Kalium hypermang.	0,1 g Kal. hypermangan. in 100 g Wasser gelöst.
Kalium jodat.	2 g Jodkalium in 18 g Wasser gelöst.
Liq. Ammon. caust.	reiner Salmiakgeist. Spez. Gewicht: 0,960.
Liquor Ferri sesquichlor.	als solches.
Liquor Kalii acetici	5,0 Kalium carbon. werden in 5,0 g dest. Wasser gelöst und Acid. acetic. dilut. zugesetzt bis zur Neutralisation.
Liquor Kali caustici (volumetrici)	5,6 g Ätzkali werden in 994,4 g dest. Wasser gelöst.

Liq. Natri caustic.	reine Natronlauge. Spez. Gewicht: 1,168—1,172.
Liq. Plumbi subacetic.	Bleiessig.
Magnesium sulfuric.	2 g Magnesium sulf. pur. in 18 g Wasser zu lösen.
Natrium bicarbonicum	1 g Natr. bicarbon. pulv. unter leichter Bewegung (nicht heftig schütteln!) in 19 g Wasser zu lösen.
Natrium phosphoricum	1 g Natr. phosphoric. in 19 g Wasser zu lösen.
Solutio Phenolphtaleini	0,5 g Phenolphtalein in 50 g Weingeist zu lösen.
Solutio Jodi	1,0 Jod und 2,0 Jodkalium in 97 g Wasser gelöst.
Solutio Stanni chlorat.	schwer selbst darzustellen. Reagens für Arsen.
Spiritus	91 %. Spez. Gewicht: 0,830—0,834. (Spiritus rectificatissimus).

NB. Zur Herstellung der Lösungen ist stets Aqua destillata zu nehmen. Die Salzlösungen werden filtriert.